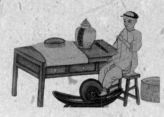

北方
常用药材炮制
研究与临床应用

姜海 刘松涛 孙延平 纪宝玉 编著

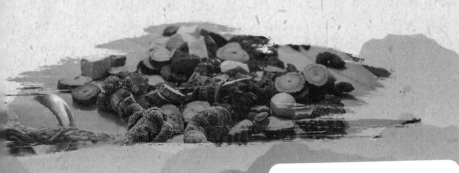

全国百佳图书出版单位
中国中医药出版社
·北 京·

图书在版编目（CIP）数据

北方常用药材炮制研究与临床应用/姜海等编著．—北京：中国中医药出版社，2022.5

ISBN 978 - 7 - 5132 - 7257 - 5

Ⅰ．①北…　Ⅱ．①姜…　Ⅲ．①中药炮制学 - 研究
Ⅳ．①R283

中国版本图书馆 CIP 数据核字（2021）第 213161 号

中国中医药出版社出版

北京经济技术开发区科创十三街 31 号院二区 8 号楼
邮政编码　100176
传真　010 - 64405721
三河市同力彩印有限公司印刷
各地新华书店经销

开本 880×1230　1/32　印张 11　字数 230 千字
2022 年 5 月第 1 版　2022 年 5 月第 1 次印刷
书号　ISBN 978 - 7 - 5132 - 7257 - 5

定价　48.00 元
网址　www.cptcm.com

服务热线　010 - 64405510
购书热线　010 - 89535836
维权打假　010 - 64405753

微信服务号　zgzyycbs
微商城网址　https：//kdt.im/LIdUGr
官方微博　http：//e.weibo.com/cptcm
天猫旗舰店网址　https：//zgzyycbs.tmall.com

如有印装质量问题请与本社出版部联系（010 - 64405510）
版权专有　侵权必究

编写说明

  炮制是制备中药饮片的一门传统制药技术，古时又称"炮炙""修事""修治"。中药炮制是按照中医药理论，根据药材自身性质，以及调剂、制剂和临床应用的需要所采取的制药技术，是中医药理论在临床用药上的具体表现，对保证临床用药安全、提高临床疗效具有重要的意义。中药炮制历史悠久、内容丰富，最早起源于原始社会，《灵枢·邪客》《素问·缪刺论》《五十二病方》等均有记载。中药炮制技术是我国非物质文化遗产的重要组成部分，传承和发展中药炮制对于维护我国中药自主知识产权，弘扬中华民族文化，树立文化自信具有重要作用。

  我国地形地势和气候条件复杂多样，根据地理位置和自然条件的差异，历代医药学家根据本地的药材资源、用药习惯、文化传统等，形成了独具地域特色的炮制理论和方法。

  本书概述了中药炮制技术发展的历史，分析了北方常用药材炮制特点，以及炮制对药物影响、炮制与临床疗效的关系。本书聚焦北方常用药材，按入药部位分章介绍单味药物历代炮制方法，在总结大量近年文献基础上总结炮制原理研究，并说明生品与炮制品的临床应用差异，为炮制科研工作者，临床医师提供较高的参考价值。

  本书共九章，第一章绪论，第二章炮制对药物和方剂的影响，第三章炮制与临床疗效的关系由姜海老师撰写，第四章根茎类药材的炮制由姜海、刘松涛、孙延平共同编写，第五章花类药材的炮制至第九章矿石类药材的炮制，以及索引的编制由纪宝玉老师负责。

　　由于时间关系和能力所限，本书存在纰漏之处，敬请读者见谅并提出宝贵意见。在本书撰写过程中，硕士研究生满文静、侯阿娇、王松、张佳旭、吕嘉皓、东娇娇和张世豪等同学协助完成多项基础工作，在此表示衷心感谢。

编　者

2022 年 3 月

目　录

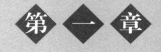

绪论

第一节　中药炮制概述

中药在制剂及配制成药之前，需要经过各种不同的方法进行加工处理。这种加工处理的过程，就叫作"中药炮制"。药物经炮制后，不仅可以提高药效、降低药物的毒副作用，而且方便存储，是中医临床用药的必备工序。中药炮制是中医学的重要组成部分，"炮制"在古代一名"炮炙"，或称"修治"。它是根据医疗和制剂需要，研究中药炮制理论、操作技术及其发展等内容的一门实用科学。"炮"和"炙"从字面上讲都离不开火，反映了古代的制药情况，而现代操作方法已经大大发展和改进。中药炮制不仅实践内容丰富，而且有它的科学依据。药材炮制方法是否合理，直接影响着药品质量的优劣。

一、中药炮制

（一）中药炮制的内涵

中药炮制是指根据中医药理论，按照辨证用药的需要和药物自身的性质及调剂制剂的不同要求所采取的一项传统制药技术。炮制，历史上又称"炮炙""制造""修治""修事"，其中，"炮制"和"炮炙"两个词较为常用。从字义上来看，"炮"和"炙"都离不开火，也代表着中药加工技术中两种火的处理方法。随着社会进步，药材加工处理技术也在不断发展，"炮炙"已不能确切反映和概括药材加工处理的全貌，故现代多用"炮制"一词。"炮"代表各种与火有关的加工处理技术，而"制"则代表各种更广泛的加工处理方法，包括药材的净选加工、饮片切制及炮制等过程。

（二）目的和意义

炮制是中药制备的重要环节。药材在用于治病之前，基本上均需要经过炮制。中药材大多为植物药，地下根茎部分多黏附泥土；地面上的枝、叶、花、果，多附有灰尘或夹有杂质；有些药材还留着非药用部分；整块整枝的植物类药材和质地坚硬的矿物类药材，不利于制剂；有腥臭气味的动物类药材，不便于服用；有副作用和有刺激性的药材，服后对肠胃有影响；有的药材未经处理不能发挥某种作用。基于以上情况，采用各种相应的方法对药材进行加工处理，可使问题得到解决，这说明炮制是有意义和作用的。然而，炮制的作用是通过炮制加工、去粗取精，以提高疗效、扩大应用范围，适应医疗的需要，因此炮制又是有目的的。归纳起来有以下几个方面。

1. 除去泥土、灰尘、杂质及非药用部分，使药物清洁纯净 药材中常混有泥沙、虫卵、霉变及其他非药用部位，入药前需挑出。如种子类药要去壳、去泥土，植物的根或根茎要除去泥沙等。根类药去芦头、皮类药去粗皮等均是为了使药洁净，用量准确，疗效可靠。另外，花椒应除椒目、麻黄应除根、莲子要去心等，是为了分离不同药用部位，确保药物质量。

2. 使药物容易粉碎和溶出有效成分，便于制剂　完整的药材经过切制以后，有效成分易于溶出，同时还有利于调剂、特殊炮制及储藏等。矿物类和介壳类药材一般经过烧煅后，便于粉碎和易于煎出有效成分。

3. 矫臭、矫味，便于服用　动物类或其他具有特殊臭味的中药，气味难以接受。炮制里的酒润、麸炒、醋炙等，通常具有矫臭、矫味作用。如五灵脂生品有腥臭味，不利于服用。醋炙后能引药入肝，增强散瘀止痛的作用，并可矫臭矫味，用于产后恶露不快、吐血、女性月经过多等症。僵蚕辛散之力较强，药力较猛，麸炒后疏风解表之力稍减，同时有助于除去生僵蚕虫体上的菌丝和分泌物，矫正气味，便于粉碎和服用。

4. 降低或消除毒性　有的药物由于其毒性或副作用太大，临床应用不安全，需要通过炮制以降低其毒性或副作用。川乌用浸、漂、蒸、煮、加辅料制等处理方法以降低毒性；大戟、商陆等用醋炙降低其毒性；斑蝥米炒，能大大降低毒性；苍耳子炒黄，可消除毒性。

5. 消除副作用　如常山酒炒可消除涌吐作用；何首乌经过煮制可消除致泻作用。柏子仁具有宁心安神、润肠通便等作用，如果用于宁心安神则需避免服后产生滑肠致泻的作用，通过去油制霜即可消除此副作用。

6. 缓和刺激性　如炒乳香、炒枳壳可以缓和对胃的刺激作用。山楂炮制后降低有机酸含量，可以缓和刺激性。苍术麸炒后可缓和燥性。

7. 改变药物的性能　药物各有其寒、热、温、凉性能，性味偏盛的药物在临床应用上会带来副作用，如太寒伤阳、太热伤阴、过酸损齿伤筋、过苦伤胃耗液、过甘生湿助满、过辛损津耗气、过咸助痰湿等。经过炮制可以改变其性能，适应不同的病情和体质的需要。如麻黄生用辛散解表作用较强，蜜炙后辛散作用缓和，止咳平喘作用增强；生甘草清热解毒，蜜炙后能补中益气；地黄生用性寒凉血，熟地黄则性温补血；蒲黄生用行血消瘀，炒炭则能止血。

8. 增强或发挥药物的作用　延胡索醋炙可发挥止痛功效。蜜炙百部、款冬花、紫菀，由于蜂蜜的协同作用，可增强其润肺止咳作用。一些种子类药物（决明子、芥子、紫苏子、青葙子等）种皮致密，不易煎出有效成分，炒后种皮爆裂，有效成分便于煎出。羊脂炙淫羊藿，可增强其治疗阳痿的效能。胆汁制南星，能增强其镇痉作用。

9. 引药归经　引药归经就是用某些辅料炮制，导致药物在一定的部位产生作用。如大黄本为下焦药，酒炒后能在头部产生清降火邪的作用；杜仲原系肾经药，盐水炒后能在肾经更好地发挥药效。

10. 便于调剂和制剂　矿物类、贝壳类及动物骨甲类药物，如自然铜、磁石、赭石、牡蛎、石决明、穿山甲、豹骨等，质地坚硬，难于粉碎，因此采用煅、煅淬和砂烫等方法使得药物质地酥脆，从而便于制剂和调剂。

二、中药炮制的起源

中药炮制是一门传统制药技术，它随着中药的应用而产生，又随中医临床的不断发展而成熟。追溯到原始社会，我们的祖先为了生存和繁衍，不得不在自然界到处寻找食物。他们在漫长的生活过程中，不免误食毒物而发生呕吐、腹泻等中毒现象。但有时也会因偶然吃了某些动植物而使原有的疾病减轻，甚至痊愈。经过长期实践，他们积累了经验，逐步对某些动植物的治疗作用有所认识，这就是最早的中药，故有"药食同源"的说法。古人在使用药物时，为了便于服用，产生了洗涤、打碎、劈成小块、用牙齿咬成碎粒等最简单的加工方法，即中药炮制的萌芽（净制、切制）。火的发现是中药炮制形成的关键。随着火的发现和利用，人类逐步从生食过渡到熟食，一些制备熟食的方法被应用于处理药物，产生了中药炮制的雏形（火制）。到了夏商时期，由于酒醋和油盐的发明，以及人们对烹调技术的掌握，丰富了用药经验，酒醋等作为辅料被应用于炮制药物，充实了中药炮制内容（辅料制）。

三、中药炮制的发展状况

1. 中药炮制技术的起始和形成时期 春秋战国至宋时期（前722—1279）中药炮制技术初步形成，除常用的炒、蒸、煮、煅外，还有制地黄、麸炒、作曲、作豉、作大豆黄卷等新法出现。此时期出现了我国第一部中药炮制专著《雷公炮炙论》，作者是魏晋南北朝时期雷敩，本书载药300种，对前人炮制经验进行了总结，首次出现炮制通则、使用辅料炮制药物等，为后世的中药炮制发展奠定了坚实的本草学基础。

2. 炮制理论的形成时期 金元、明时期（1280—1644）是中药炮制理论形成时期。元代王好古在《汤液本草》中提出酒制理论，元代的葛可久在《十药神书》中还提出炭药炮制理论，明代陈嘉谟在《本草蒙筌》中将前人理论进行总结，提出酒、醋、盐、姜、蜜等辅料能分别与不同药物作用，产生不同疗效理论。此时期的炮制学著作为明代缪希雍的《炮炙大法》，载药439种，对雷公炮制十七法进行了归纳和总结，初步形成了中药炮制理论，首次提出药物贮藏保管方法及炒炭存性等观点。

3. 炮制品种和技术的扩大应用时期　清代（1645—1911）是中药炮制品种和技术的扩大应用时期。此时期的代表著作为清代张仲岩的《修事指南》，载药232种，对清以前炮制方法进行了总结，系统地叙述了各种炮制方法，丰富了中药炮制理论。

4. 炮制振兴、发展时期　现代（1911年后）是中药炮制的振兴、发展时期，不仅对古代的炮制经验进行了继承和整理，还应用现代科学手段对炮制工艺和设备进行研究、改革和创新，使炮制理论和技术更加完善。

第二节　炮制流派概述

我国地势复杂多样，海拔自西向东逐渐下降，地形包括高原、山脉、河流、沙漠、海洋。历代医家根据本地地势与气候特点，积累了丰富的用药经验，形成了具有地域特色的炮制理论和方法，如江西的"樟帮"和"建昌帮"、北京的"京帮"，成都的"川帮"等。

北方地区多为旱地，环境特殊，气候也比较恶劣，但特别适合一些药材的生长，如防风、人参等。北方的炮制特色以"京帮"闻名，另外还有河南中药炮制技术和内蒙古中药炮制技术。

一、京帮中药炮制技术

（一）起源

京帮中药炮制技术发源于北京地区，包括北京和天津两地的传统中药炮制技术和经验，是全国主流炮制流派之一。北京同仁堂、甘肃兰州庆仁堂等老字号是著名的京帮代表。

（二）炮制工具

京帮切药用"高案刀"。高案刀切制的饮片大小适中，片形规整。可做到"陈皮一条线，凤眼鸡血藤，乌眼胡黄连，泽泻如银元，清夏不见边，川芎蝴蝶片，槟榔一百零八片"。京帮在中药饮片的蒸制器皿上多采用铜炖罐，铜与其他金属相比具有高导电、高导热性、耐腐蚀性、适宜的强度、易加工成形性和典雅庄重的颜色等特点。单味药物或多味药物均可在铜罐中进行配伍炮制，如北京同仁堂强调必须经过酒蒸制方能入药的药物，包括参茸卫生丸、乌鸡白凤丸、全鹿丸和安坤赞育丸等使用铜炖罐蒸制。

（三）所用辅料

京帮传统经验认为，乌豆汤可以解毒，因此用乌豆制成的豆腐可有效降低药物毒性，因此善用乌豆制成的豆腐炮制药材，如豆腐制附子。京帮还擅长采用药液炮制药材，如甘草水煎液、黄连水煎液、明矾水溶液等，通过这些辅料与被炮制药物的有毒成分互相结合，达到降低或消除毒副作用的目的。蜜多选用枣花蜜，其次选用荆条蜜，或甘肃岷县的当归蜜。因米汤能健脾养胃、双向调节脾胃功能，其在炮制辅料上的应用方法独特，如米汤煨制葛根，可以更好地降低药物燥性。

（四）炮制方法

在炮制方法方面，京帮饮片的姜制法除了姜煮制、姜炒制外，还有姜腌制。姜腌制常用的药材有半夏、天南星和白附子等，通过姜腌制能够较好地降低药材毒性；盐炙法除了盐水炒，还有盐粒炒，即用大青盐粒拌炒药物，也被认为是"烫"法的一种，适用于质地坚实并入肾经的饮片，如怀牛膝等。

二、河南中药炮制技术

古时禹州交通方便，药帮在禹州既有经济往来，又有中药炮制技术交流，形成了当地独特的炮制加工技艺，民间流传"十三帮一大片，不如怀帮一个店""药不到禹州不香"的说法。"北刀"——满月刀是河南炮制工具，朱青山老先生被授予河南省非物质文化遗产禹州传统中药炮制技艺传承人称号，切槟榔最高可切170片，"百刀槟榔"片薄如纸，一吹即飞；切半夏成"蝉翼半夏"，片片透光。蒸制是河南炮制的另一特点，地黄、山茱萸肉、黄精、何首乌等采用此法。作为四大怀药的地黄通过精制、浸泡、九蒸九晒80道工序后，达到"黑如漆，光如油，甘如饴"

的标准。全国80%~90%的朱砂出自河南，郑州瑞龙药业独有的"水飞雄黄、朱砂"专利炮制技术与设备，使用切割悬浮沉降的方法，水中连续作业，使朱砂质地细腻。

三、内蒙古中药炮制技术

蒙医药经过数百年的传承与发展，在治疗肠、胃、肝、胆和脾疾病方面已形成与其他医学迥然不同的特色。蒙药药材的炮制需要酒、醋、盐、奶、蜂蜜等辅助材料，有巴豆去油制霜法、斑蝥酒泡法、草乌浸泡法、煅淬寒水石、煅黑冰片等炮制方法。

四、樟帮中药炮制技术

（一）起源

樟帮发源于我国江西省樟树市，有1800多年的历史。樟树药商与新余、新干、峡江、丰城4县药商结成我国药业界名声大噪的"樟树药帮"。

（二）炮制工具

樟帮的中药炮制，提倡"制虽繁，不惜工"，一丝不苟，其精湛工艺切制的中药饮片因"薄如纸、吹得起、断面齐、造型美"而久负盛名，这都归功于樟帮的刀功。樟帮的刀具以铡刀、片刀、刮刀为主，尤其是片刀、铡刀面小口薄，轻便锋利，被称为樟刀，有着"老君炉中纯火青，练就樟刀叶片轻，锋利好比鸳鸯剑，飞动如飞饮片精"的赞誉。如可将1寸长的白芍切成360片，片片薄如白纸，被誉为"鬼斧神工、不类凡品"，"槟榔不见边，白芍飞上天"是樟帮药材切制中让当今世人眼前为之一亮的绝活。

（三）炮制方法

在炮制方法方面，特殊发酵工艺炮制的枳壳皮青、肉厚、色白、香味浓、果囊小、呈风眼状、质量好、疗效高，为枳壳中之上品。在降低饮片毒副作用方面，樟帮也有独特的炮制技艺，如尿制钱子（制伏水）、临江片（附子以姜做辅料采用特殊蒸制法炮制）等，经炮制后毒性降低的同时提高饮片疗效，确保了高效低毒饮片的临床应用。

五、建昌帮中药炮制技术

（一）起源

建昌帮发源于江西建昌府，即现今江西省南城县，是我国南方的一个古药帮，以擅长传统加工炮制，药材集散交易著称。

（二）炮制工具

在工具方面，切药刀与众不同，把长，面大，线直，刃深，吃硬，省力，可一刀多用。切片斜、薄、大、光。其创制的"雷公刨"相传发明已久，沿用至今。不仅效率高而且刨的药片大多为纵片，均匀美观。其他各种材质的特种工具，如枳壳榨、槟榔榉、香附铲、泽泻笼、茯苓刀、附子筛、麦芽篓、药坛、圆木甑等，均古朴简便，各得其所，运用有别。

（三）所用辅料

在辅料方面，谷糠作为辅料最具特色。如有谷糠煨、煅制药材，蜜糠炒制多种药材，同时谷糠还用于净选、润制、吸湿、密封养护等。其他辅料，如白矾、朴硝、童便、米泔水、硫黄、砂子等的运用也各有特色。

（四）炮制方法

建昌帮善于传统饮片加工，其独特的煨蒸煮炮制法也闻名于内外。建昌帮常以蒸代替润来软化药材，这是其独特蒸法炮制的体现；在降低毒性方面，多采取加入辅料后隔水蒸以替代煮法。建昌帮煨法是在"煻灰火炮炙""糠火炼物""糠火中煨熟"等各个时代的不同医家经验总结的基础上发展演变而来。此法以糠火的高温去其毒、油或燥等性，临床多有应用，如煨制附子以去毒、煨制生姜以减辛辣之性、煨制木香以去部分油质，煨制葛根以减辛、油之性等。

六、川帮中药炮制技术

川帮中药炮制技术发源于我国四川省，包括重庆、云南、贵州等中国西南地区，其中成都地区是川帮炮制技术的核心所在，以精益堂、庚鼎药房、同仁堂为代表，其炮制方法偏重于蒸制与复制。生大黄片用黄酒焖透，蒸制，晒七八成干，如此反复操作九次而得"九制大黄"；生半夏清水漂浸，分期加入明矾、石灰、皮硝等，历时两月有余制成"仙半夏"；生天南星粉与胆汁搅拌、发酵、阴干，再用黄酒蒸制可得"九转南星"；生附子用胆水浸泡后，经过煮、蒸、烤而制成"临江片"。

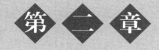

炮制对药物和方剂的影响

第一节 炮制对中药药性的影响

中药药性是指中药本身所具有的性质和作用，是中药独特理论体系的重要标志，是我国历代医家在长期医疗实践中，以阴阳、脏腑、经络等学说为基础，根据中药的各种性质及所表现出来的治疗作用，对中药性质与功能的高度概括。中药具有四气五味、升降浮沉、归经和有毒无毒等基本药性。中药经炮制后，其性能会发生改变。

一、炮制对四气五味的影响

中药四气五味的概括起源于《神农本草经》，书中记载："药有酸咸甘苦辛五味，又有寒热温凉四气。""四气"又称四性，即药物寒、热、温、凉四种药性，为中药作用于人体后产生的反应和效果的不同概括，即通过调节机体寒热变化起到纠正阴阳盛衰的作用。"五味"，指酸、苦、甘、辛、咸五种不同的味道，除此还有淡味或涩味。五味是中药本身具有的性能，也是药物滋味与功效相结合的一种归纳。为了能够满足临床用药需求，需要通过一定的炮制方法，制其太过，扶其不足。炮制对四气五味的影响大致有三种情况。

（一）通过炮制纠正药物原有性味

性味过盛的药物在临床上不利于治疗疾病，如太寒伤阳，太热伤阴，太辛耗气，太甘生湿，太酸损齿，过苦伤胃，过咸生痰。针对药性的偏胜，可通过炮制缓和其性味，以制其太过。用"以热制寒"及"以寒制热"来缓和药性的制法又称为"反制"，即用药性相反的辅料及药物进行炮制。如黄连性味苦寒，有伤中之弊，经性味辛热的辅料吴茱萸汁炮制，能降其大寒之性，即"以热制寒"。有研究表明，经炮制后，黄连中的生物碱种类无显著变化，但却增加了吴茱萸汁含有的酚酸类、苦味素类和生物碱类成分，上述成分的变化可能是萸黄连寒性缓和的物质基础。用咸寒的盐水来炮制辛热而燥的补骨脂，可以缓和补骨脂的辛燥之性，即"以寒制热"，大多数研究认为补骨脂炮制后可使香豆素类成分和黄酮类成分含量升高，使单萜酚类成分含量降低，但"雷公法"较其余炮制方法显著，这为研究补骨脂通过炮制增强疗效和缓和燥性的原理提供了理论基础。

（二）通过炮制增强药物原有性味

用"寒者益寒"及"热者益热"来增强药性的制法又称为"从制"，即用药性相近的辅料及药物进行炮制。有些药物药性比较缓和，需要通过炮制来增强药性，从而增强药物作用。如当归性味辛温，用辛热的酒炮制能增强活血通经的作用，但用于临床活血通络效果有时不太理想。研究表明，人体内氧自由基的增多是引起血瘀的重要因素之一，酒当归比生当归对氧自由基的清除效果更好。

有些药物药性已经很强，但临床用于某些重症、实症时，仍嫌其药力不够，需通过炮制增强其性味，进一步增强药力。如黄连尽管寒性凛冽，当临床上遇有大热之症，仍有嫌其寒性不足之时，需用苦寒的胆汁来炮制，更增强黄连苦寒之性，增加其清热泻火之力，此谓"寒者益寒"。研究表明，胆汁制黄连对大肠埃希菌的抑制作用明显强于其他制品，说明用胆汁制黄连可以增强其苦寒之性。

（三）通过炮制改变药物原有性味

有些药物经过炮制能够使原有性味发生明显的改变，产生新的功用，扩大了药物的用途。改变药物寒凉或温热之性的制法属于"反制"。如天南星辛温，善于燥湿化痰、祛风止痉。经胆汁炮制后胆南星性味转为苦凉，具有清热化痰、息风定惊的功效。有研究认为，这是由于胆汁中的成分浸入天南星内，从根本上影响了天南星的理化性质，使得胆南星的药性由温转寒。生地黄性味甘寒，具有清热凉血、养阴生津的作用，炮制成熟地黄后则转为甘温之品，具有滋阴补血的功效。有报道推测，地黄炮制过程中梓醇含量的降低是炮制前后药性改变的重要机制。

二、炮制对升降浮沉的影响

中药作用于机体的趋向用升、降、浮、沉表示，是中药的重要理论之一。升即上升提举；降，即下达降逆；浮，即向外发散；沉，即向内收敛。通常情况下，性味为寒凉、味酸苦咸的中药其作用为沉降，属阴；而性味为温热、辛甘的中药，其作用为升浮，属阳。中药的作用趋向也与四气五味、气味厚薄有关。李时珍曰："酸咸无升，辛甘无降，寒无浮，热无沉。"而《本草纲目》记载："升者引之以咸寒，则沉而直达下焦；沉者引之以酒，则浮而上至颠顶。"《本草备要》中描述："气厚味薄者，浮而升。味厚气薄者，沉而降。气味俱厚者，能浮能沉。气味俱薄者，可升可降。"

中药炮制后升降浮沉就会发生变化，"酒炒则升，姜炒则散，醋炒收敛，盐炒下行"。徐海波提出，中药升降浮沉具有固有性、特殊性、双向性、不显性和可变性，并指出炮制与配伍是改变升降浮沉的重要因素。如莱菔子生品以升为主，用于涌吐风痰，炒后则以降为主，长于降气化痰、消食除胀。又如柴胡，生品能升举阳气，醋制后则能疏肝解郁止痛，鳖血柴胡更能抑制升浮而收敛，盐水炒则下行。如原本作用于下焦的沉降之品大黄、黄柏之类，经酒制后作用向上，兼能清上焦之热。砂仁为行气开胃，化湿行脾之品，作用于中焦，经盐炙后可以下行温肾，治小便频数。药物的升降浮沉并非固定不变，可以通过炮制改变作用趋向，正如李时珍所说"升降在物，亦在人也"。

三、炮制对归经的影响

归经是指药物对机体某部位的选择性，即某药对某些脏腑或经络起作用或作用明显，而对其他脏腑或经络无作用或作用不明显。很多中药同时归几经，可以治疗几个脏腑或经络的疾病。药物经炮制后，对其中某一脏腑或经络的作用增强，而对其他脏腑或经络的作用相应的减弱，使其功效更加专一。中药炮制很多都是以归经理论作指导的，特别是某些辅料对药物归经有明显的影响，如醋炙入肝经、蜜炙入脾经、盐炙入肾经等。例如，益智仁入脾、肾经，具有温脾止泻、摄涎唾、固精缩尿的功效，盐炙后则主入肾经，专用于固精缩尿；知母入肺、胃、肾经，具有清肺、凉胃、泻肾火的作用，盐炙后主要作用于肾经，可增强滋阴降火的功效；青皮入肝、胆、胃经，用醋炒后可增强对肝经的作用；生地黄可入心经，以清热凉血为长，制成熟地黄后则主入肾经，以养血滋阴、填精益髓见长。

四、炮制对毒性的影响

历代本草书籍中，常在每味药物的性味之下标明其"有毒""无毒"。"有毒"和"无毒"也即是药物性能的重要标志之一。目前，对于毒性有两种定义：广义的毒性是指药物的偏性，即药物的寒、热、温、凉四性，而中医认为，人体的疾病最终可以归结为"阴阳失调"，而中药就是利用其偏性，即利用"毒"来纠正脏腑的偏胜偏衰；狭义的毒性是指药物的毒副作用，即患者服用药物后产生的不良反应，包括急性毒性反应、亚急性毒性反应、长期毒性反应及特殊毒性反应等。

毒性成分是中药产生毒副作用的物质基础。药物通过炮制，可以达到降毒或去毒的目的。中药毒性成分可以分为两种：一是毒性成分就是有效成分，治疗作用就是通过毒性成分产生的。如乌头、巴豆、马钱子、斑蝥等，通过炮制处理以制其毒。去毒常用的炮制方法有净制、水泡（漂）、水飞、加热、加辅料处理、去油制霜等。如蕲蛇去头，朱砂、雄黄水飞，川乌、草乌煮制，甘遂、芫花醋制等，均可去毒。二是毒性成分不是有效成分，治疗作用与毒性成分无关，一般将毒性成分去除，即可除去毒副作用。

如巴豆制霜后减毒是由于去掉了大毒的巴豆油和毒蛋白；半夏与白矾、生姜共煮，都为降低毒性；炮制有毒药物时一定要注意去毒与存效并重，不可偏废，并且应根据药物的性质和毒性表现，选用恰当的炮制方法。

五、炮制对补泻的影响

疾病有虚实之分，药物有补泻之异，"虚则补之，实则泻之"，这是中医治病的基本原则。某些中药生品寒凉清泻，经炮制后其泻下作用缓和，药性偏于甘温，作用偏于补益。其中"泻"包括两种情况，即清泻和降泻。清泻是指能够降低机体功能的作用，降泻是指直接的泻下作用。

1. 生清熟补   以生地黄为例，生地黄甘寒，为清热凉血之品，具有清热凉血、养阴生津的功效；熟地黄甘温，具有滋阴补血、益精填髓的功效，其性由寒转温，功效由清变补。

2. 生泻熟补   以何首乌为例，何首乌生品具有解毒、消痈、润肠通便的功效，经蒸制成为制首乌，味转甘厚而性温，具有补肝肾，益精血，乌须发，强筋骨的功效。

第二节   炮制对药物化学成分的影响

中药在炮制过程中会采用水浸、醋化等方法处理，使药材中含有的化学成分发生水解、氧化、异构化等反应，导致含量及理化性质发生变化。因此，研究中药炮制前后化学成分的变化，对于探讨中药炮制的原理具有非常重要的意义。中药材的化学成分复杂多样，对于有些中药而言，其中所含化学成分可能是起治疗作用的有效成分，也可能是无效甚至是有害的成分。目前中药中的化学成分主要总结为下列几类——生物碱类、苷类、挥发油、树脂、有机酸、油脂、无机盐等。这些成分经炮制，其变化是多种多样的，现分述如下。

一、生物碱类

生物碱是一类含氮的碱性有机化合物，大多数有复杂的环状结构，氮元素多包含在环内，有显著的生物活性，是中药材重要的有效成分之一，以豆科、防己科、毛茛科、夹竹桃科、茄科、石蒜科植物含量较高。研究发现，生物碱的药理活性众多，主要为抗肿瘤、抗炎镇痛、抗菌抗病毒、心血管作用、杀虫等。

生物碱难溶于水，与酸成盐后大多能溶于水，不溶于苯、氯仿、乙醚等非极性溶剂中，一些小的分子生物碱可以溶于有机溶剂。大多数生物碱在高温状态下会处于不稳定状态，温度过高，会使生物碱遭到破坏或分解，因此，在炮制过程中需要对炮制温度加以控制，对于有效成分容易在水中溶解的药物，应尽量采取少泡多润的方法，减少药物中有效成分的流失。如延胡索经醋制后，游离生物碱与醋酸作用生成醋酸盐，从而增加在水中的溶解度，有研究表明，用高效液相色谱法测定延胡索中不同炮制品延胡索乙素含量，其中以醋煮为最高。有些药材中含有的生物碱既是有效成分又是毒性成分，这类药物常采用砂炒、炙和水煮等炮制方法控制生物碱含量。例如乌头中的乌头碱毒性很强，采用长时间水煮可使乌头碱水解成乌头原碱，大大降低了毒性。

二、苷类

苷又称配糖体，是由糖或糖衍生物的端基碳原子与另一类非糖物质（称为配基或苷元）连接形成的化合物。苷大多数为无色、无嗅的结晶性物质，具有苦味，多易溶于水，可溶于乙醇。有些苷也可溶于乙酸乙酯和氯仿，但难溶于醚或苯。含有苷类成分的中药，通常同时含有各种专一分解苷的酶，在一定温度或湿度下，促使各种苷类化合物的分解。如苦杏仁具有降气止咳平喘、润肠通便的功效，主要成分为苦杏仁苷。苦杏仁苷可在肠道菌群的作用下分解生成氢氰酸，氢氰酸既是其有效成分，也是其毒性成分，少量的氢氰酸能抑制呼吸中枢而起镇咳平喘作用，但过量则引起中毒，严重者可发生呼吸衰竭而导致死亡。由于苦杏仁苷极易酶解生成易挥发的氢氰酸而逃逸，故炮制时必须尽量抑制酶的活性，即"杀酶保苷"，使苦杏仁苷含量稳定。又如，生黄芩中含有黄芩酶，而黄芩酶能够使黄芩苷被水解成黄芩苷元和葡萄糖醛酸，从而降低药效。研究表明，炮制可杀灭黄芩酶，有效提高黄芩苷的含量，而黄芩苷在225℃左右加热超过30分钟，其含量会快速下降直到趋于零，因此加热的温度绝不能太高。

三、挥发油

挥发油又称精油，是一类具有挥发性、可随水蒸气蒸馏出来的油状液体，大部分具有香气，如薄荷油、丁香油等。在常温下能挥发，加热则挥发加快。大多数比水轻，易溶于多种有机溶剂。含挥发油的中草药非常多，亦多具芳香气，尤以唇形科（薄荷、紫苏、藿香等）、伞形科（茴香、当归、芫荽、白芷、川芎等）、菊科（艾叶、茵陈、苍术、白术、木香等）、芸香科（橙、橘、花椒等）、樟科（樟、肉桂等）、姜科（生姜、姜黄、郁金等）等科最为丰富。中药挥发油是一类重要的有效成分，具有较强的药理活性，含挥发油的中草药或提取出的挥发油大多具有发汗、理气、止痛、抑菌、矫味等作用。

由于在炮制过程中加热等处理，常会使药材中所含的挥发油显著减少。据报道，采用土炒法、酒炒法炮制当归，生当归挥发油平均含量为 0.5%，酒当归挥发油平均含量为 0.55%，土炒当归挥发油平均含量为 0.4%。因此，当归炮制过程中要注意控制温度。

对于某些药物，通过炮制以减少挥发油的含量是为减轻其副作用。如乳香炮制的主要目的是去除对肠胃有刺激性的挥发油，同时能引药入经，增强活血止痛、收敛生肌作用。

四、鞣质（单宁）

鞣质是一类复杂的酚类化合物，广泛存在于植物界，具有涩味和收敛性。鞣质具有收敛止血、止泻、抗菌、保护黏膜等药理作用，有时也用作生物碱及重金属中毒的解毒剂。炮制对含鞣质类药物的成分是有影响的。如槐花生品长于清热凉血，槐花炭的止血作用最强，有文献报道鞣质含量为炒槐花＞醋炙槐花＞生品槐花＞槐花炭，且鞣质百分含量随炮制温度升高而增加，但温度达到一定程度时其百分含量开始逐渐减少。

鞣质能溶于水，特别是易溶于热水，故水制含鞣质类的药材时，应尽量采取少泡多润的方法，也要注意不用热水淘洗含鞣质的药物。鞣质同时能溶于乙醇，故辅料炮制时多用酒制，以增强疗效。炮制鞣质类药物还要注意，应尽量避免使用铁器。

五、树脂

树脂是一类极为复杂的混合物。它在植物体内常是一种透明或棕黄色的液体，当流出体外或暴露于空气中，逐渐变成半透明或不透明的固体，有时为稠厚的液体。树脂不溶于水，可溶于乙醇和醚、氯仿等有机溶剂。树脂在医疗上有防腐、消炎、镇静、解痉、止血、利尿等作用，并可作为硬膏剂的基质。乳香的主要成分为挥发油、树脂及树胶等，其中五环三萜类化合物是乳香中最具特征的有效成分，经炮制可去掉部分芳香油和树脂，缓和其药性。

六、油脂

油脂的主要成分是高级脂肪酸的甘油酯，存在于各种植物的器官中，尤其在种子类药材中含量最高。油脂通常具有润肠通便的作用。如蓖麻油能刺激肠道，使其蠕动而有泻下的作用，郁李仁、火麻仁具有润肠通便的作用。在医疗上，为了防止油脂润肠致泻的作用过猛，或者临床上根本不需要润泻，因此对不同的药物采取不同的炮制方法。例如柏子仁去油制霜，可降低滑性或渗泻作用；巴豆去油使其含油量不超过 10%，以减低毒性并缓和峻泻作用；牵牛子在炮制后非常利于脂肪类油脂、浸出物的析出。

七、有机酸

在植物界，酸味的果实中有机酸含量较多。有机酸大多能溶于水和乙醇，特别是低分子的有机酸能大量溶于水，故水制时应尽量少泡多润。对含有有机酸一类的药材多用酒制。有机酸对金属有一定的腐蚀性，所以在炮制这类中草药时，不宜采用金属容器，以防容器腐蚀，药物变色、变味，失去疗效或产生副作用。如含维生素 C 较多的药材可用来防治维生素 C 缺乏症，提纯的枸橼酸、酒石酸常用于清凉饮料的制备。植物中的有机酸可因加热而被破坏。如现代药理研究认为，山楂中水溶性有机酸具有消食开胃的作用，而山楂生品中有机酸含量较高，对胃肠刺激作用大，炮制后一定程度上降低了总有机酸的含量，减轻了对胃肠的刺激作用。

八、无机盐

植物、矿物及贝壳类药材中均存在无机盐，如石膏含有硫酸钙，朴硝含有硫酸钠，牡蛎含有碳酸钙等。夏枯草中含有水溶性无机盐（约 3.5%，其中约 68% 是氯化钾），因此夏枯草就不宜水制。炉甘石主要成分为碳酸锌，一般不生用，煅制后 $ZnCO_3$ 分解为 ZnO 而使炉甘石具有抑菌作用。矿物类药多用煅后醋淬以增强疗效，因醋淬后往往可产生醋酸盐，如赭石煅后醋淬可生成醋酸铁等。

第三节　炮制对药物毒效成分的影响

毒性中药对于防治疾病具有非常积极的意义，特别是在诊治疑难重症方面发挥了重大作用。随着对毒性中药研究的深入，科学合理的炮制方法能够降低减毒增效，保证毒性中药的临床治疗。目前主要有水浸泡、水飞法、净制、加热、去油压霜、加辅料等炮制解毒方法。

一、水浸泡解毒法

根据中药材的毒效成分易溶解于水中的特性，按照规定时间进行漂洗、浸泡等操作。在这一过程中，部分毒性成分会溶解在水中，达到减毒的作用。川乌属于大毒类中药，在制川乌炮制的浸泡工序中，双酯型生物碱（新乌头碱、次乌头碱、乌头碱）含量降低，从而降低药物毒性。如商陆在经过淋润软化的炮制过程中，毒性成分商陆素在水溶液中溶解、水解，降低了商陆的毒性。

二、水飞法炮制解毒

水飞法是指将一些不溶于水的矿物药，根据药材粉末在水中悬浮性能的不同，制备出细腻的药材粉末。如朱砂，主要成分为硫化汞（HgS），毒性很大，水飞法能够去除毒性很大的可溶性汞盐，纯净药物，保证临床应用安全；雄黄，主要成分是二硫化二砷（Hg_2S_2），加热处理会氧化为剧毒类成分三氧化二砷（Hg_2O_3），应采用水飞法进行炮制，净化药物，降低雄黄毒性。

三、净制解毒法

净制解毒法是指对毒性中药的毒性部位进行剔除，剩余毒性较小或者无毒性的部位入药的方法。如巴戟天药材的木心中铅元素含量比较高，对其进行炮制时，需将木质心完全去除，再供临床使用；再如蕲蛇药材的毒性成分聚集在头部，炮制时需将头部去除，保证临床使用的安全性。

四、加热解毒法

加热炮制法是指经过炒制、煨制、砂烫、蒸煮、焯法等方法对毒性成分进行加热破坏，减少毒性成分含量，或者促使毒性成分转化，以起到减毒的作用。如乌头类药材的毒性成分为双酯型生物碱，经过煮制后，极毒的双酯型生物碱 C8 位上的乙酰基水解或者分解，得到毒性较小的苯甲酰单酯型生物碱，再进一步，C14 位上的苯甲酰基水解或者分解，得到毒性更弱的乌头原碱。又如，马钱子的毒性成分为番木鳖碱和马钱子碱，经过热处理（砂烫）后，毒性成分的结构被破坏，毒性成分含量降低，马钱子的毒性得到降低。中药苍耳子的毒性蛋白质含量经炒制处理后降低，从而保证临床用药的安全性。苦杏仁、桃仁等中药含有苦杏仁苷等毒性成分，一般采用焯法，在加热处理过程中，毒性成分大量溶出，毒性大大降低。如水蛭毒性成分为水蛭素，其毒性成分应为容易挥发的成分，在对水蛭进行煨制处理后，选择加热滑石粉进行处理，水蛭素的分子结构被破坏，有效降低了水蛭药材的毒性。

五、去油压霜解毒法

一些油脂含量较高的毒性中药，炮制时多选用去油压霜解毒法，使毒性成分得到有效去除，降低药材毒性。如巴豆的油脂含量高达 40% ~ 60%，采用去油压霜炮制方法能够将巴豆药材中的毒性蛋白进行去除，有效降低毒性成分的含量。

六、加辅料炮制解毒法

辅料炮制解毒法是指通过加入甘草、蜂蜜等辅料，使毒性中药的毒性成分分解，降低毒性成分的含量，保证临床用药的安全性。如生半夏在浸泡后，取生姜切片煎汤，加白矾共煮，白矾水能够对半夏中的毒性成分进行分解，降低毒性成分的含量；再如含黄酮苷的毒性中药芫花、广豆根等，加醋炮制后，毒性成分芫花酯苷的含量降低；再如商陆毒性成分为商陆毒素（三萜皂苷）和组织胺，炮制后，商陆毒素的含量降低，作用机制可能为皂苷类成分与醋酸反应生成醋酸盐进而改变毒性成分的结构，达到降低毒性、增强疗效的作用。经常食用的豆腐也具有解毒作用，解毒机制是豆腐中的蛋白质能够与生物碱、重金属等发生络合作用，而生成没有毒性作用的沉淀物，如豆腐煮藤黄，豆腐中所含的碱性蛋白质能够与藤黄酸发生中和反应，降低藤黄的毒性。

第四节　炮制与方剂疗效的关系

中药是中医治病的物质基础，而中医运用中药又常常

是组成复方应用，故药物的炮制方法通常根据组方需求
而定。

一、提高方剂疗效

在成方中，各药选用什么炮制品是由方剂的功效决定
的。中医在临床治疗疾病时，选方用药和炮制品的选用需
根据患者的具体情况而定。为了确保临床疗效，通常可以
从下述几个方面着手。

（一）增强方剂中药物的作用

方中药物需经过炮制，使其有效物质易于溶出或利于
保存，并调整其药性，发挥各自的长处。如三子养亲汤中
的紫苏子、白芥子、莱菔子均需炒黄。中医认为，治痰以
顺气治标，健脾燥湿治本；但气实而喘者，以顺气降逆治
本，治痰为标。三子养亲汤的适应证恰好是气实而喘，痰
盛懒食，故本方的功效是降气平喘，化痰消食。紫苏子炒
后辛散之性减弱，而温肺降气作用增强，其降气化痰、温
肺平喘之功明显；白芥子炒后过于辛散耗气的作用有所缓
和，温肺化痰作用增强；莱菔子炒后由升转降，功效由涌
吐风痰而变为降气化痰、消食除胀。方中所用的炮制品均
与病证相符，可使全方降气平喘、化痰消食作用增强。又
如，痛泻要方（白术、白芍、陈皮、防风）主治肝旺脾虚
的腹痛泄泻，由于脾虚运化失常，故腹痛肠鸣泄泻，泻必
腹痛而脉弦是其主症。《医方考》曰："泻责之脾，痛责之
肝，肝责之实，脾责之虚，脾虚肝实，故令痛泻。"其病机
是"先因脾虚，后受肝侮，脾受肝制，导致肝旺脾虚"。中

医的治病原则是实则泻之、虚则补之，故立此泻肝补脾之
法。方中白术健脾补中为主药，生白术健脾燥湿力强，土
炒可增强补脾止泻之能，又可避免气滞脾胀，更适合该方
病机。白芍泻肝缓急以止痛，本来用其酸寒泻肝恰好，但
又恐其酸寒伤其脾阳（一般脾虚偏寒，多指脾阳虚），故白
芍原方要求炒用，以缓其酸寒，使其泻肝而不伤脾阳。陈
皮原方要求炒制，根据《本草蒙筌》所载"炒者取芳香之
性"。陈皮炒后香气更浓，取其芳香醒脾，疏利气机，以达
理气和中之效。防风原方生用，取其散肝疏脾、能生脾阳
之效。但久泻不止或肠风下血，可用炒防风或防风炭。炒
或炒炭后，降低了其祛风之能而增强了止泻或止血效果。
由此可见，方剂中的药物经炮制后能突出中医治病优势，
提高方剂疗效。

（二）保证方中各药比例准确，充分发挥配伍后的
综合疗效

这主要是通过净制工序来解决。如山茱萸的核、金樱
子的毛核、巴戟天的木心、关黄柏的粗皮（栓皮），均为非
药用部分，而且占的比例较大，若不除去，势必使该药在
方中的实际比例减小，不能很好发挥全方作用。又如，二
妙散具有清热燥湿的功效，是治疗湿热下注的基础方，方
中黄柏苦寒，清热燥湿，是主药；苍术苦温，燥湿健脾，
既祛已成之湿，又杜湿邪之源。方中黄柏若为关黄柏，不
除去粗皮，就等于减少了黄柏的实际用量。

（三）增强对病变部位的作用

某些中药对多个脏腑、经络有作用，临床上使用这些

药物时可能会导致药物作用分散，甚至对未病部位产生不良反应。为了使药物集中在病变部位发挥疗效，常常加入辅料炮制，使其对病变部位的作用增强，而对无关部位的作用减弱。这样既能突出方剂对病变脏腑的治疗作用，又不至于影响其他无关的脏腑。方剂的主治脏腑虽然不是各药归经的简单相加，但方中药物归经的变化对全方的作用是有明显影响的。如缩泉丸，方中的益智仁入脾经，兼入肾经；山药主入脾经，兼入肺、肾经；乌药主入肾经，兼入脾、肺、膀胱经。益智仁盐炙后则主入肾经，为方中君药，具有温肾纳气、固涩小便的作用。三药合用，使全方作用侧重于肾，兼能顾脾。肾气足，则膀胱固，同时健后天之脾又可益先天之肾。

（四）突出临床需要的药效，提高全方的临床疗效

由于中药通常是一药多效，但在方剂中并不需要发挥该药的全部作用，特别是在不同方剂中，同一药物所起的作用并不一样。如麻黄在麻黄汤中起发汗解表、宣肺平喘作用，故原方生用，并要求去节，取其发汗平喘作用强；在越婢汤中，用麻黄意在利水消肿，故生用而未要求去节，取其利水力较强而性兼发泄；在三拗汤中，麻黄主要起宣肺平喘的作用，故原方注明不去节（亦云不去根节），取其发散之力不太峻猛，梁代陶弘景还认为"节止汗"。若表证不明显者，临床常用蜜炙麻黄，不仅增强止咳平喘之功，而且可以减弱发汗之力，以免徒伤其表；若患者为老人和小儿，表证已解，喘咳未愈而不剧者，可考虑用蜜炙麻黄绒，能达到病轻药缓，药证相符的要求，并避免小儿服用

麻黄后出现烦躁不安，或老人服后引起不眠等弊端。柴胡在小柴胡汤中宜生用，且用量较大，取其生品气味俱薄、轻清升散、和解退热之力胜；在补中益气汤中，柴胡升阳举陷，不但用量宜小，且宜生用，取其轻扬而升或助他药升提之效；在柴胡疏肝散中，柴胡以醋炙为宜，取其升散之力减弱，而疏肝止痛之力增强。由此可见，组成方剂的药物通过恰当的炮制，因作用重点的变化，使全方的功用有所侧重，对患者的针对性更强，有利于提高方剂的疗效。

二、消减方中某些药物的不良反应，利于治疗

由于方中有的药物某一作用不利于治疗，往往影响全方疗效的发挥，就需要通过炮制调整药性，使其更好地适应病情的需求。

（一）消除药物本身不利于治疗的因素

有的药物在治病的同时，也会因其某一作用与证不符，给治疗带来不利影响。因此，需要通过炮制调整药性，趋利避害或扬长避短。如干姜性辛热而燥，长于温中回阳、温肺化饮。在四逆汤中用干姜生品，取其能守能走，力猛而速，功专温脾阳而散里寒，助附子破阴回阳，以迅速挽救衰微的肾阳。在小青龙汤中，用干姜生品，是取其温肺化饮，且能温中燥湿，使脾能散精，以杜饮邪之源。在生化汤中则需用炮姜，这是因为生化汤主要用于产后受寒，恶露不行，小腹冷痛等。因产后失血，血气大虚，炮姜微辛而苦温，既无辛散耗气、燥湿伤阴之弊，又善于温中止痛，且能入营血助当归、炙甘草通脉生新，佐川芎、桃仁

化瘀除旧，臻其全方生化之妙；若用生品，则因辛燥，耗气伤阴，于病不利。

（二）调整辅助药物的药性，制约方中主药对机体的不利影响

有的方剂中主药在发挥治疗作用的同时也会产生不良反应，为了趋利避害，组方时可加入某种辅助药物，但它并不直接起明显的治疗作用，而是制约主药的不良反应。如调胃承气汤为治热结阳明的缓下剂，芒硝、大黄均系大寒之品，易伤脾阳，又因二物下行甚速，足以泄热，方中用甘草不是泻火解毒，而是为了缓和大黄、芒硝速下之性，兼顾脾胃，所以甘草原方要求炙用，取其甘温，善于缓急益脾。传统观点认为，陈皮和脾理胃不去白，理肺气则去白。在补中益气汤中，陈皮原方注明不去白，其目的是更好发挥它理气醒脾的作用，使方中补气药补中而无滞气之弊。

三、调整方剂部分适应证，扩大应用范围

若组成方剂的药物不变，仅药物炮制加工方法不同，也会使方剂的功用发生一定的变化，改变部分适应证。例如，四物汤为最常用的补血基础方，为了适应患者病情的需要，除了加减变化外，还可通过炮制调整它的作用。若血虚而兼血热者，以生地代替熟地；血虚而兼瘀者，除了加大当归、川芎的用量外，二药还可酒炙。知柏地黄丸为滋阴降火之剂，若阴虚而下焦兼有湿热者，宜以生地代替熟地，以免过于滋腻恋湿，知母生用，存其苦味，虽然质

润，不致恋湿，黄柏生用，全其苦寒之性，能清热降火而燥湿，还可适当加重茯苓、泽泻用量；若纯属阴虚火旺者，则知母、黄柏宜用盐制，缓和苦燥之性，增强滋阴降火作用，泽泻亦宜盐制，取其泻热力增强，且利尿而不易伤阴，并宜减轻茯苓、泽泻用量。理中汤为温中益脾要方，凡中焦虚寒者均可应用，但不同情况应选用不同炮制品才能提高疗效。若中焦虚寒而兼有内湿者，除了可加炒苍术之类以外，宜用干姜，取其辛热而燥，能祛寒燥湿；若中焦虚寒，胃失和降，呕吐腹痛，或者阳虚出血，除了可加吴茱萸之类散寒止痛或者加阿胶、黄芪益气补血之外，还应以炮姜代替干姜，取其苦温而守，善于温中、止呕、止痛和温经止血，作用缓和而持久。若腹泻明显，方中白术宜土炒，增强健脾止泻的作用；若腹胀恶食，白术又宜炒焦，既可避免其壅滞之弊，又可开胃进食。甘草均宜炙用，取其甘温，补中益脾力强。

四、适应方剂的剂型要求，保证临床安全有效

每个方剂都要做成制剂才能供患者应用。剂型不同，其制备方法也不同，故对药物的炮制要求亦异。汤剂通常用炮制后的饮片配方。有些药物如黄芪、延胡索等，在汤剂中多要求蜜炙或醋制，但若制备黄芪注射液、延胡索乙素片等，则可直接用洁净的生品提取有效成分。川乌、附片等在汤剂或浸膏片中，因要经过加热煎煮，故可直接用制川乌、制附片配方；但用于丸剂，因是原粉服用，又不再加热，则需将川乌、附片用砂烫至体泡色黄，称为炮川乌、炮附片，一方面利于粉碎，更重要的是为了进一步降

低毒性，保证用药安全。半夏在不同制剂中的炮制要求也不一样，如藿香正气散中的半夏，若作汤剂，则用常规炮制的半夏即可；若做藿香正气丸，则炮制半夏时要严格控制麻味；若做藿香正气水，则用生半夏即可。

参考文献

［1］周根群．中药炮制和用法对药物作用的干预价值探析［J］．光明中医，2019，34（11）：1625 - 1627.

［2］匡海学．中药化学［M］．北京：中国中医药出版社，2003：322.

［3］柏云娇，于淼，赵思伟，等．生物碱的药理作用及机制研究［J］．哈尔滨商业大学学报（自然科学版），2013，29（1）：8 - 11.

［4］裴勇．浅析中药炮制及用法对药物的影响［J］．光明中医，2018，33（22）：3400 - 3402.

［5］江国荣，禤雪梅，潘雪莲，等．不同炮制方法对中药延胡索中有效成分含量的影响［J］．北方药学，2016，13（11）：5，121.

［6］姜婷，轩辕欢，付玲，等．准噶尔乌头中4种生物碱在炮制过程中的含量变化［J］．中成药，2016，38（12）：2641 - 2646.

［7］李贵海，刘青，孙付军，等．不同炮制方法对苦杏仁主要药效作用的影响［J］．中成药，2007，29（7）：1031 - 1034.

［8］胡晓丹，王美玲，王灿琦，等．黄芩酒制前后黄酮类成分含量变化及炮制机理［J］．食品安全导刊，2018（17）：19.

［9］高云涛．不同炮制方法对当归挥发油含量的影响［J］．中国现代药物应用，2012，6（8）：32 - 33.

［10］钟凌云，祝婧，龚千锋，等．炮制对麻黄发汗、平喘药效影响研究［J］．中药药理与临床，2008，24（6）：53 - 56.

［11］邢晶晶，曹婷婷，杨帆，等．鞣质类化合物研究的进展情

况［J］．黑龙江医药，2011，24（5）：776－780.

［12］朱洪剑，李鑫．不同炮制方法对槐花有效成分百分含量的影响［J］．哈尔滨商业大学学报（自然科学版），2018，34（4）：392－397，401.

［13］俞浩，毛斌斌，刘汉珍．炒炭对地榆中鞣质量及止血效果的影响［J］．中成药，2014，36（6）：1317－1320.

［14］张贺，马传江，辛义周，等．乳香炮制研究进展［J］．中南药学，2018，16（10）：1396－1400.

［15］杨滨，李化，赵宇新，等．山楂炮制前后有机酸含量的变化［J］．中国中药杂志，2004，29（11）：1057－1060.

［16］张金华，邱俊娜，王路，等．夏枯草化学成分及药理作用研究进展［J］．中草药，2018，49（14）：3432－3440.

［17］孟祥龙，马俊楠，崔楠楠，等．基于热分析的炉甘石煅制研究［J］．中国中药杂志，2013，38（24）：4303－4308.

［18］刘丽花．毒性中药炮制机制研究进展［J］．光明中医，2020，35（6）：956－958.

［19］王哲，谭鹏，刘红玉，等．浸泡程度对川乌炮制品传统质量及生物碱成分的影响［J］．中国实验方剂学杂志，2014，20（11）：7－9.

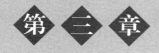

第三章

炮制与临床疗效的关系

第一节　炮制是中医用药的特点

中医非常重视人体自身的统一性、完整性及其与自然界的相互关系；同时也十分注意患者的个体差异。辨证施治是中医认识和治疗疾病的基本原则，从诊断到治疗的整个过程都需要考虑人体阴阳的盛衰，气血及脏腑的寒热虚实，气候、环境及生活起居对人体的影响。因此，治疗原则、选方用药都必须根据这些情况，针对患者的具体病证做出正确决定。但中药的药性和作用无有不偏，偏则利害相随，不能完全适应临床治疗的要求，这就需要通过炮制来调整药性，降低毒副作用，引导药力直达病所，使其升降有序，补泻调畅，解毒纠偏，发挥药物的综合作用，达到安全有效的治疗效果，所以中医临床处方运用的中药都是以炮制后的饮片配方。

中药由于成分复杂，常常是一药多效，但中医治病往往不需要利用药物的所有作用，而是需根据病情有所选择，只有通过炮制对药物原有的性能予以取舍，权衡损益，使某些作用突出、某些作用减弱，才能有针对性地发挥药物的治疗作用，力求符合疾病的实际治疗要求。疾病的发生、发展是多变的，脏腑的属性、喜恶、生理、病理也各有不同，用药时必须考虑这些因素。

如伤寒病，因最初感受寒邪而易损阳伤中，所以立方用药都要注意保存阳气和顾护脾胃。如甘草，尽管张仲景治伤寒传经热邪的白虎汤、调胃承气汤为清泄之剂，方中的甘草也要求炙用。因为方中用甘草之目的不是清热泻火而是顾护脾胃，防止石膏、知母或大黄、芒硝大寒伤中。再如治温病，由于开始感受的是热邪，热邪最易伤阴，所以吴鞠通用白虎汤治太阴温病，方中的甘草就要求生用。因温邪上受，首先犯肺，肺胃经脉相通，可顺传于胃，致使肺胃同病，其热势颇盛，用生甘草既可增强泄热作用，又能甘凉生津，兼和脾胃。又如苍术，为燥湿药。人体脾与胃互为表里，同居中焦，为后天之本，气血生化之源。但脾气主升，胃气宜降；脾喜燥恶湿，喜温恶寒，胃喜润恶燥，喜凉恶热；脾主运化，胃主受纳；脾病多虚寒，胃病多亢燥；健脾之药多温燥，养胃之药多凉润。治脾病的同时也应考虑胃腑的特点，才能使脾健胃和，共同完成腐熟水谷和运化水谷精微的任务。当脾虚内湿较盛时，苍术为常用药，但宜制用。因湿为阴邪，其性黏滞，难以速除；又因脾虚运化无权，水湿容易停滞中焦。反过来，湿盛又易困脾，降低脾土的运化功能。所以脾虚湿困的病证，病程较长，用药时间较久。苍术温燥之性甚强，虽能燥湿运脾，但久服过于温燥，容易伤胃阴，助胃热，顾此失彼。苍术制后燥性缓和，且有焦香气，健运脾土的作用增强，就能达到慢病缓治的用药要求。气候、环境不同，对用药要求也不同。如春季气候转暖，夏季气候炎热，腠理疏松，用药不宜过于燥热和辛散。秋季气候转凉，空气干燥，用药不宜过燥。冬季气候寒冷，腠理致密，用药不宜过于寒凉。北方气候干燥，用药偏润；南方气候炎热潮湿，用药不宜过于滋腻。北方人一般禀赋较强，要求药力较猛，若药力太弱，则药不胜病；南方人一般禀赋较弱，用药较清淡，若药力太猛，则易伤正气。为了适应气候、环境的差异，就需要通过炮制来调整中药的性能。如外感风寒，麻黄冬秋季宜生用，春夏季宜用麻黄绒；紫苏，秋、冬季宜用苏叶，取其发汗解表力强，夏季用苏梗，取其发散力弱，以免过汗，同时又能理气化湿。由此可知，中药必须经过炮制才能适应中医辨证施治、灵活用药的要求，而炮制是中医用药的一大特色，是提高临床疗效的重要环节。

第二节　炮制对临床疗效的影响

　古代医药不分家，很多医家既有丰富的临床经验，又对药物有深入研究，被称为医药学家。在运用中药时，他们非常注意观察药物的不同处理方法对疗效的影响。如明代《医学入门》在叙述栀子不同药用部位的功效时云："用仁去心胸热，用皮去肌表热，寻常生用。"清代《本草便读》又云："炒焦入血，炒黑则能清血分郁热。"清代《本经逢原》在论述香附各种炮制方法与疗效的关系时指出："入血分补虚，童便浸炒；调气，盐水浸炒；行经络，酒浸炒；消积聚，醋浸炒；气血不调，胸膈不利，则四者兼制；肥盛多痰，姜汁浸炒；止崩漏血，童便制炒黑；走表药中，则生用之。"由此可见，中药炮制品的功效是中医长期临床用药经验的总结，炮制工艺的确定是以临床需求为依据，炮制工艺是否合理，方法是否恰当，直接影响到临床疗效。因此，中药炮制与疗效的关系，在中医药文献中记载较多。如宋代《太平圣惠方》载："炮制失其体性，筛罗粗恶，分剂差殊，虽有疗疾之名，永无必愈之效，是以医者必须殷勤注意。"这里所述即中药炮制与疗效的关系。如果炮制不合法度，就会失去固有的性能，对临床治疗而言是有名无实，达不到治病的作用。明代《本草蒙筌》又载："凡药制造，贵在适中，不及则功效难求，太过则气味反失。"这说明严格掌握炮制质量标准（火候）的重要性。清代《修事指南》又载："炮制不明，药性不确，则汤方无准，而病症无验也。"这里也表明了炮制对治疗的重要作用。

一、净制的作用

中药原药材常常混有一些杂质或非药用部分，或各个部位作用不同，若一并入药，则难以达到治疗目的，甚至造成医疗事故。从古至今，医药学家对中药的净度都十分重视。如汉代《金匮玉函经》证治总例云："或须皮去肉，或去皮须肉，或须根去茎，又须花须实，依方拣采，治削，极令净洁。"此明确指出药用部位和净度的要求。《中国药典》炮制通则将净制列为三大炮制方法之一。例如，麻黄的茎具有发汗作用，而根具有敛汗作用；巴戟天的木心为非药用部分，且占的比例较大，若不除去，则用药剂量不准，降低疗效。有的原药材中还可能混有外形相似的其他有毒药物，如黄芪中混入狼毒、贝母中混入光菇子（丽江慈菇）、天花粉中混入王瓜根等，这些异物若不拣出，轻则中毒，重则造成死亡。

二、切制的作用

药材切制的目的是提高煎药质量，或者利于进一步炮制和调配。药材切制前需经过润泡等软化操作，使软硬适度，便于切制。但控制水处理的时间和吸水量至关重要。若浸泡时间过长，吸水量过多，则药材中的成分大量流失，降低疗效，且不利于饮片干燥，易引起霉变。若饮片厚度相差太大，在煎煮过程中会出现易溶难溶、先溶后溶等问题，煎煮得到的浸出物各成分含量多少不一，按照中医理论，将会"取气失味"或"取味失气"，达不到气味相得的要求。如调和营卫的桂枝汤，方中桂枝以气胜，白芍以味胜。若白芍切厚片，则煎煮时间不好控制。煎煮时间短，虽能全桂枝之气（性），却失白芍之味；若煎煮时间长，虽能取白芍之味，却失桂枝之气。该方中桂枝和白芍为主药，按照炮制的要求，均切成薄片，煎煮适当时间，即可达到气味共存的目的。

三、加热的作用

加热是中药炮制的重要手段，其中炒制和煅制应用最广泛。药物炒制，其方法简便，在提高疗效、抑制偏性方面有较大的作用。许多中药经过炒制可以产生不同程度的焦香气，收到启脾开胃的作用，如炒麦芽、炒谷芽等。白术生品虽能补脾益气，但其性壅滞，服后易致腹胀，炒焦后不仅能健运脾气，且无壅滞之弊，又能开胃进食。种子和细小果实类药物炒后不但有香气，而且有利于溶媒渗入药物内部，提高煎出效果。苦寒药物炒后，苦寒之性缓和，免伤脾阳，如炒栀子。温燥药或作用较猛的药经炒后可缓和烈性，如麸炒苍术、枳实。有异味的药物炒后可矫嗅矫味，利于服用，如麸炒僵蚕。荆芥生用发汗解表，炒炭则能止血。干姜与炮姜仅就温中散寒的作用而言，干姜性燥，作用较猛，力速，适于脾胃寒邪偏盛或夹湿邪者；炮姜则作用缓和持久，适于脾胃虚寒之证。由此可见，中药采用清炒或加辅料炒等法处理，能从不同途径改变药效，以满足临床用药的不同要求。煅制常用于处理矿物药、动物甲壳及化石类药物，或者需要制炭的某些药物。矿物药或动物甲壳类药物，煅后不但能使质地酥脆，利于粉碎和煎熬，而且作用也会发生变化。如白矾煅后燥湿、收敛作用增强；自然铜煅后可提高煎出效果，人发通常不入药，但煅炭后得到的血余炭则为有效的止血药。此外，如生地黄经加热蒸制成熟地黄，其性味、功效都发生明显的变化；川乌、草乌加热煮制后，其毒性显著降低，保证了临床用药安全有效；杏仁制后利于有效成分的保存；木香煨后实肠止泻作用增强等。

四、辅料（包括药汁）制的作用

中药经辅料制后，在性味、功效、作用趋向、归经和毒副作用方面都会发生某些变化，从而最大限度地发挥疗效。中药加入辅料用不同方法炮制，可借助辅料发挥协同、调节作用，使固有性能有所损益，以尽量符合治疗要求。如苦寒药通常气薄味厚，通过酒制，利用酒的辛热行散作用，既可缓和苦寒之性，免伤脾胃，又可使其寒而不滞，更好地发挥清热泻火作用。活血药酒制可使作用增强而力速，适于瘀阻脉络、肿痛较剧或时间较短需速散者。滋腻药气薄味厚，易影响脾胃的运化，酒制能宣行药势，减弱黏滞之性，使其滋而不腻，更易发挥药力。活血药醋制能使作用缓和而持久，提高疗效，适用于血脉瘀滞引起的出血证，如醋五灵脂；或积聚日久，实中夹虚，需缓治者，如醋大黄。温肾药以盐制，使气厚之药得到味的配合，达到"气味相扶"的目的，增强其补肾作用，如盐补骨脂。姜制药物可增强其化痰止呕的作用，如姜半夏、姜竹茹等。蜜制能增强止咳药或补气药的作用，如紫菀生用虽然化痰作用较强，但会泻肺气，仅适于肺气壅闭、痰多咳嗽的患者，肺气不足的患者，尤其是小儿服用后，可出现小便失禁。用甘温益气的蜜炼制后可纠正此弊，并能增强润肺止咳之功。药汁制可发挥辅料与主药的综合疗效，如吴茱萸辛热，以气胜，黄连苦寒，以味胜，用吴茱萸制黄连，一冷一热，阴阳相济，无偏胜之害，故萸黄连长于泻肝火以和胃气。总之，中药通过不同的方法和不同的辅料炮制后，可以从不同的途径、以不同的方式趋利避害，提高疗效。

第三节　临床选用炮制品的一般原则

在炮制品的选用方面，汤剂和中成药有所不同。由于中成药处方固定，适应范围较广，对药物的炮制要求也比较固定。汤剂通常都是根据患者的病情、身体素质和气候环境，随证遣方，随方用药，针对性较强，对药物的炮制要求也灵活多变，即便是同一方剂，用于不同情况，对药物的炮制要求也不尽相同。临床选用炮制品通常可以下面几点作为依据。

一、全面掌握各炮制品的药性和作用特点

药物经过炮制后，其性味、作用趋向、作用部位、功用、毒副作用等方面都将发生一定的变化，与生品有一定的差别，而且不同的炮制品之间也有一定的差异。临床应用时，既要掌握它们的共性，又要分辨它们的个性。如生当归、酒当归、土炒当归均有补血活血作用，其区别是：补血和润肠作用以生品力强，活血作用以酒当归力胜，土炒当归无滑肠作用。故血虚而大便实者，用生品；血虚而兼瘀滞者，用酒当归；血虚而又脾虚便溏者，则应选土炒当归。生荆芥和炒荆芥均有祛风作用，但生品发散力较强，炒制品发散力较弱，所以同样是用于疏风解表，无汗宜用生荆芥，有汗宜用炒荆芥；荆芥炭无辛散解表作用而有止血作用，故不用于表证而用于出血证。知母既可泻实火，又可清虚热，除配伍不同外，泻实火，清肺、胃之热宜生用，清虚热、泻相火可用盐炙品。故肺热偏盛或肺热咳嗽等宜用生品；骨蒸潮热、五心烦热、口燥咽干、盗汗等肾经虚热之证宜选用盐知母。

二、根据组方特点和用药意图选用炮制品

在临床上，除了以各炮制品的药效特点作为依据外，还应根据组方情况、用药意图，灵活变通。如凉血止血药，通常生品清热凉血作用较强，炒炭后则止血作用增强。按一般规律，凡血热较盛的出血患者宜用生品，出血量较多而血热又不太盛者宜选用炭药，但有时却需根据方剂的组

成情况和用药意图而定。如患者虽然血热较盛，但若方中已有足够的清热凉血药，而选用某药的目的是增强止血作用，该药仍宜炒炭；反之，虽然患者出血量较多，而血热又不太盛，但方中已有足够的固涩止血药，选用某药的目的是清热凉血，那么该药仍宜生用。又如七味白术散，为健脾止泻之方，葛根本以煨用为佳，可增强止泻作用；但若患者口渴烦躁，但欲饮水，此为久泻津伤而有虚热，葛根则应生用，既能生津止渴，又能鼓舞胃气上行而止泻。

只有突出中医辨证施治的优势，灵活变通，掌握中药的共性和不同炮制品的个性，增强其针对性、目的性，临床治病方能得心应手。

第四节　传统炮制理论的现代科学验证

中药传统炮制理论借助古代自然哲学，在长期临床用药实践中逐渐产生而形成，早已被中医临床所验证，但目前仅局限于中医药理论的解释，尚缺乏现代科学内涵的阐明。所以，必须用现代科学技术对炮制理论进行系统研究，以阐明其科学内涵，丰富和发展中药炮制理论。由于中西药理论和科研方法的差异，缺乏适合中医药学科自身特点的研究模式，要对炮制理论进行深入而有实效的研究，还有极大困难。到目前为止，对炮制理论的研究，针对炮制前后化学成分如何改变的研究较多，而对炮制理论的机制研究还十分欠缺。用现代科学技术对传统炮制理论的验证是十分必要的。

一、对"引药归经"炮制理论的验证

归经理论作为一种特殊的中药药性理论，是指药物对机体某部分的选择性作用，即某药对某些脏腑经络有特殊的亲和作用，因而对这些部位的病变起主要或特殊治疗作用，它反映了药物药效所在。中药的归经理论最早的论述见于《黄帝内经》，在其中提出了药物的五味对人体脏腑有一定的选择性，如《素问·宣明五气》曰："五味所入，酸入肝……咸入肾，甘入脾，是谓五入。"五脏对应的五色、五味对不同部位有选择性，如《素问·五脏生成》曰："色味当五脏，白当肺……黑当肾、咸。"

郭顺根等应用放射性自显影技术研究了川芎活性成分之一的川芎嗪在小白鼠体内细胞、组织、器官的定位分布。结果证实，川芎嗪标记物 3H – 川芎嗪的敏感靶器官是肝和胆囊，与川芎归肝、胆经的认识相符，表明川芎的活性成分川芎嗪的体内分布与川芎归经密切相关。张伟等实验发现菟丝子入肾经，可增强肾脏生理功能，延缓衰老，抗骨质疏松，提高免疫功能抗遗尿和具有性激素样作用；入肝经，可提高肝脏功能而抗肝损伤，肝开窍于目，可抑制白内障生成；入脾经，脾气健运，痰无所生，可降血糖血脂。

苦杏仁归肺、大肠经，焯制可增强润肠作用，制霜后则主入肺经，专于止咳化痰、降气平喘，且避免滑肠。柴胡醋炙时醋用量对柴胡肝保护作用有影响，且因醋主要含乙酸和还原糖等，经醋炙后，能增强入肝经，发挥收敛、散瘀止痛作用。如延胡索用醋炙，可使延胡乙素转为小分子的醋酸盐，增大溶解渗出，从而增强止痛作用。生姜性味辛温，含有挥发油、姜辣素等，能促进血液循环，刺激汗腺分泌，有发汗解表作用。如黄连经姜汁炙后，改变归经，引药入胃，增强清热止呕作用。

二、对"生熟异用"炮制理论的验证

中药"生熟"的概念始见于《神农本草经》。汉代张仲景在《金匮玉函经》中也提到"有须烧炼炮炙，生熟有定"，指出中药需要炮制，有生用、熟用之分。明代傅仁宇在《审视瑶函》中进一步提出"生熟异用"的观点，"药之生熟，补泻在焉，剂之补泻，利害存焉"，指出了"生泻熟补"理论。中药饮片由生至熟不仅在药性及外形上发生了变化，而且在化学成分、药效作用、复方应用等方面也发生了巨大改变，可以说，"生熟异用"是中医辨证用药的主要特色之一。中药材经过炮制加工后，所含的化学成分在"质"和"量"两方面都会发生一系列变化。化学成分的"质"和"量"变化是导致不同炮制品药性和药效差异的内在原因，也是不同炮制品"生熟异用"的物质基础。

通过建立生、干、炮姜药材的 UPLC 指纹图谱，发现其生熟品的总体成分存在较明显差异。对九蒸九晒及黑豆汁炖制何首乌的化学成分进行分析研究后，发现这两种何首乌炮制品中的反式二苯乙烯苷含量都明显下降，而游离大黄素、游离大黄素甲醚和总大黄素甲醚含量明显升高。采用 HPLC 法检测甘草经炮制后的成分变化，发现经过炮制后的甘草主成分含量较甘草饮片均有所下降，且随着炮制时间的延长，甘草饮片主要成分的损失量逐渐增加。采用 HPLC 法对生甘草、炙甘草和清炒甘草进行含量比较分析，结果发现炮制后的甘草中葡萄糖、果糖的含量增加，实验结果进一步证明甘草在炮制时，其所含的苷类成分部分水解为糖类。有研究采用 HPLC 法测定延胡索生品和醋炙品中 7 个生物碱类（四氢非洲防己碱、原阿片碱、延胡索乙素、黄连碱、巴马汀、小檗碱、去氢延胡索甲素）的成分含量，结果发现醋炙后的延胡索中延胡索乙素的含量发生了明显变化。

三、对"炭药止血"炮制理论的验证

中药炭药的使用距今已有两千年的历史。早期中药炭药应用广泛，如汉代有王不留行、桑根皮烧灰内服用于金疮，血余炭治小便不利。其后元代葛可久提出了"血见黑则止"的炭药止血理论，炭药品种大量增加，并多用于出血类疾病，自此，炭药的应用逐步集中在止血方面。经过临床应用实践和现代研究发现，有些中药制炭后确能产生或提高止血效果。例如干姜生用辛温逐寒，制成炭后辛味消失，长于止血温经，可用于各种虚寒性出血。荆芥生品用于解表散风，炒炭后产生止血作用，可用于便血、崩漏等证。而有些中药制炭后止血作用与生品比有所增强，如地榆炭止血作用较地榆增强。

中药制炭后会生成一定数量的活性炭，活性炭具有吸附、收敛作用，亦能促进止血。实验证明，活性炭可使凝血酶凝血时间由 20 秒缩短到 13 秒，如荷叶炭等。多数动植物体内含有钙元素，制炭后会产生可溶性钙离子，钙离子为凝血的促凝剂，因此中药制炭后产生的可溶性钙离子就有可能缩短凝血时间，而起到止血作用。又如血余炭中含有大量的钙离子和铁离子，除去二者的煎液则失去止血作用或使凝血时间明显延长。鞣质能收缩微血管，阻止血液外流，因此可达到止血的目的。有些中药制炭后，因为鞣质含量增加而使其止血作用增强，虽然鞣质具有止血作用，但并非所有含鞣质类成分的中药炒炭后鞣质含量均会增加，有些中药如艾叶、乌梅和大蓟等，炒炭后鞣质含量下降，其止血作用却有所增强，说明炭药止血并非单一方面的作用。一般情况下，炭药在炮制过程中，由于温度较高，会使其成分或组成比发生一定的变化，从而使其止血作用增强。如槐米炒炭后具有止血作用的成分槲皮素含量增加，而抗止血成分芦丁、异鼠李素的含量降低，使槐米炭止血作用增加。

但某些中药本身有很好的止血作用，制炭后不仅不能增加止血作用，反而降低原有的止血功效和其他作用。如有人认为，藕节炒炭后由于大部分天冬素及小部分鞣质被破坏，凝血作用不及生品，因此藕节用于止血不宜炒炭，宜生用。

参考文献

[1] 刘萍，王平，陈刚，等．中药归经理论的研究与思考 [J]．辽宁中医杂志，2010，37（12）：2339－2341.

[2] 戴缙，杨天仁．试述药物归经、引经药、药引、方剂归经的起源与关系 [J]．中医药学报，2018，46（1）：101－103.

[3] 杨红．炮制改变苦杏仁功效及归经的体内作用机制 [J]．亚太传统医药，2012，8（11）：37－38.

[4] 郭顺根，牛建昭，贲长恩，等．3H－川芎嗪在动物体内分布的放射自显影研究 [J]．中国医药学报，1989，4（3）：17－21，80.

［5］张伟，陈素红，吕圭源．菟丝子功效性味归经与现代药理学的相关性研究［J］．时珍国医国药，2010，21（4）：808－811.

［6］王瑾，梁茂新．中药归经现代研究的思路与方法［J］．世界科学技术（中医药现代化），2012，14（1）：1237－1241.

［7］韩燕全，陈芮，潘凌宇，等．中药"生熟异用"机理研究进展［J］．中医药临床杂志，2017，29（8）：1187－1192.

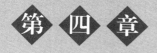

第四章

根茎类药材的炮制

柴 胡

【来源】 本品为伞形科植物柴胡 *Bupleurum chinense* DC. 或狭叶柴胡 *Bupleurum scorzonerifolium* Willd. 的干燥根。按性状不同，分别习称"北柴胡"和"南柴胡"。主要分布于东北、华北、西北、华东、湖北、四川。

【炮制历史沿革】 汉代有去芦，焙法 (《中藏》)。南北朝时期有"用须去须及头，银刀削去赤薄皮少许，以粗布拭净，锉用，勿令犯火，立便无效也"的记载 (《雷公》)。唐代有熬法 (《千金》)。元代有酒拌 (《丹溪》)，酒炒法 (《原机》)。明代有酒浸 (《发挥》)，醋炒 (《医学》)，炒法 (《一草亭》)，蜜水炒法 (《入门》)。清代有炙制 (《条辨》)，鳖血制法 (《长沙方歌括劝读》)。

现行有醋炙 (《中国药典》2020 年版)，鳖血制 (《中国药典》1963 年版)，酒炙 (《规范》)，炒制、制炭、蜜炙 (《河南》)，蜜麸制 (《贵州》)，酒麸制 (《樟树》)，胆汁制法 (《云南》) 等。

【炮制方法】

1. 净制 除去杂质和残茎，洗净，润透，切厚片，干燥。

2. 醋炙

（1）取柴胡片，加醋拌匀，闷透，置炒制容器内，炒至规定程度，取出，放凉。每 100kg 待炮制品，用米醋

20kg（《中国药典》2015 年版）。

（2）取北柴胡片，置热锅内，不断翻动，用文火炒，用醋喷洒，拌匀，至醋吸尽，取出晾凉，入库即得。每100kg 北柴胡片，用醋 20kg（《北京》）。

3. 鳖血制

（1）取柴胡片，置大盆内，淋入用温水少许稀释的鳖血，拌匀，闷润，置锅内用文火微炒，取出，放凉。每100kg 柴胡片，用活鳖 200 个取血（《中国药典》1963 年版）。

（2）取柴胡净片，用鳖血13%，黄酒25%拌匀，使之吸尽，晒干（《上海》）。

4. 酒炙　取柴胡片用黄酒拌匀，闷润至透，置锅内，用文火加热，炒干，取出放凉。每 100kg 柴胡片，用黄酒10kg（《规范》）。

5. 炒制

（1）取柴胡片置锅内，用文火炒至黄色为度，取出，放凉（《河南》）。

（2）取柴胡净片，清炒至微焦（《上海》）。

6. 制炭　取柴胡片置锅内，用武火炒至外呈黑色，内呈黑褐色为度，喷洒凉水适量，灭尽火星，取出，晾一夜（《河南》）。

7. 蜜炙　先将蜂蜜置锅内，加热至沸，倒入柴胡片，用文火炒至深黄色，不粘手为度，取出，放凉。每 100kg柴胡片，用炼蜜 24kg（《河南》）。

8. 蜜麸制　将锅放在大火上烧至微红，取适量蜜制麦麸撒入锅内，浓烟起时，将柴胡片倒入，迅速炒动至柴胡

呈黄棕色时，立即取出，筛去麦麸，摊开晾凉。每 100kg
柴胡片，用蜜制麦麸 12.5kg（《贵州》）。

9. 酒麸制　取柴胡片，加黄酒拌匀，闷润 2～3 小时，
待酒被吸尽后，先将锅烧热，撒入麦麸，待冒烟时投入柴
胡片，要不断翻动，炒至药物表面略转黄色为度，筛去麦
麸，放凉。每 100kg 柴胡片，用黄酒 15kg，麦麸 15kg
（《樟树》）。

10. 胆汁制　先将药放在锅内用文火炒热，边洒胆汁
边炒至干，呈黄褐色，取出放凉。每 100kg 柴胡片，加猪
胆汁 1kg，兑沸水适量（《云南》）。

【质量标准】

1. 北柴胡　本品呈不规则厚片。外表皮黑褐色或浅棕
色，具纵皱纹和支根痕。切面淡黄白色，纤维性。质硬。
气微香，味微苦。

2. 南柴胡　本品呈类圆形或不规则片。外表皮红棕色
或黑褐色。有时可见根头处具细密环纹或有细毛状枯叶纤
维。切面黄白色，平坦。具败油气。

3. 醋北柴胡　本品形如北柴胡片，表面淡棕黄色，微
有醋香气，味微苦。

4. 醋南柴胡　本品形如南柴胡片，微有醋香气。

5. 鳖血柴胡　本品形如柴胡片，色泽加深，有血
腥气。

【炮制作用】柴胡生用升散作用较强，多用于解表退
热。醋炙后能缓和升散之性，增强疏肝止痛的作用，适用
于肝郁气滞的胁肋胀痛、腹痛及月经不调等症。鳖血制后
能抑制升浮之性，增强清肝退热、截疟的功效，可用于骨

蒸劳热，午后潮热及疟疾。酒炙后引药上行，增强其解表和里，升阳解郁的作用。蜜炙后缓和发散作用，增强其补中的功效。炒制可缓和其发散作用。炒炭主要用于止血。《本草述钩元》云："上升用根，酒渍。中行下降用梢，宜生。外感生用。内伤升气，酒炒三遍。有咳汗者，蜜水炒。"《本经逢原》云："入解表药生用，清肝炒熟用。"

【炮制研究】对柴胡生品及酒、醋、蜜炙品的挥发油进行定性定量比较，结果表明，挥发油的含量顺序为：蜜柴胡＞醋柴胡＞酒柴胡＞生柴胡，柴胡生品及酒、醋、蜜炙品的皂苷进行定性定量比较，得到总皂苷含量为：蜜柴胡＞酒柴胡＞醋柴胡＞生柴胡，且北柴胡生品柴胡皂苷 a 的含量最高，清炒品含量最低，对柴胡不同炮制品（生品、醋柴胡、酒柴胡）中的多糖以苯酚-硫酸法测定，结果生柴胡中多糖含量最多。

【临床应用】

1. 生用　生柴胡常与黄芪、人参、升麻等配伍，共同补脾益气、升举阳气。多用于发汗解表。

2. 醋炙用　醋柴胡与枳壳、香附、川芎等配伍，功能疏肝解郁、行气止痛，用于肝气郁结或肝热所致月经不调、胸胁胀痛、瘰疬等。

3. 鳖血制用　鳖之介类阴，血为阴液，可缓柴胡劫夺之性、减弱升浮之性，增强填阴滋血、抑制浮阳作用，故可用于疟疾发热、热入血室、骨蒸劳热、午后潮热等证。

4. 蜜炙用　蜂蜜具有补中缓急、润肺止咳、解毒作用。蜜炙柴胡可缓解其升阳劫阴、增强健脾和胃作用。适用于脾胃不足或身体虚弱的患者。

【参考文献】

［1］王秦勇，王德松．不同炮制方法对柴胡功用的影响［J］．中医药导报，2003，9（8）：42-42.

［2］口维敏．炮制对柴胡药效的影响及临床运用规律［J］．时珍国医国药，2006，17（10）：142-143.

［3］王丽娜，汪巍，徐驰，等．柴胡醋制前后抗炎作用比较研究［J］．中成药，2013，35（5）：1079-1087.

［4］赵晶丽，高红梅．北柴胡不同炮制品疏肝利胆药效作用初探［J］．中国实验方剂学杂志，2013，19（16）：235-238.

［5］孙慧敏．柴胡醋制前后的化学及药理比较研究［D］．太原：山西大学，2015.

［6］王雪芹，赵洋，汪新体等．醋炙柴胡的化学成分及药理作用研究进展［J］．药物评价研究，2018，4（1）：163-168.

［7］蔡伟杰．柴胡不同炮制方法对药效的影响和临床运用［J］．北方药学，2015，12（12）：96.

［8］张艳，邱云．柴胡炮制的现代研究进展［J］．湖南中医杂志，2015，31（7）：197-200.

［9］刘素兰．柴胡的炮制与临床效用［J］．上海中医药杂志，2012，46（10）：62-63.

当　归

【来源】 本品为伞形科植物当归 *Angelica sinensis*（Oliv.）Diels 的干燥根。主产于甘肃、云南、四川等省。

【炮制历史沿革】 南齐有炒法（《鬼遗》）。南北朝时期有酒浸法（《雷公》）。唐代有酒洗（《银海》），去芦法（《理伤》）。宋代有微炒（《圣惠方》），炙、熬令香、细切醋炒（《博济》），米拌炒（《总录》），醋浸一宿，炙令黄焦（《总微》），酒拌（《妇人》），酒炒法（《宝产》）。明代有吴茱萸制、生地黄汁浸焙、煨制、盐水炒（《普济方》），火化存性（《奇效》），姜汁渍（《蒙筌》），米泔浸（《婴童》），煅存性（《医学》），姜汁炒法（《入门》）。清代有酒蒸（《本草汇》），酒煮、童便制（《本草述》），黑豆汁制（《良朋》），半酒半醋炒（《玉尺》），土炒老黄色（《医案》），粳米炒、芍药汁炒（《得配》），酒炒黑法（《害利》）等。

现行有酒制（《中国药典》2020 年版），土制、制炭（《规范》），炒制、油制（《甘肃》），蜜炙法（《河南》）等。

【炮制方法】

1. 净制 除去杂质，洗净，润透，切薄片，晒干或低温干燥（《中国药典》2015 年版）。

2. 切制

（1）抖净泥灰，择去油黑枯硬者，置潮湿土地上让其回润，横铡成薄片，晒干或晾干（《四川》）。

（2）当归头：取净当归，洗净，稍润，将当归头部切 4～6 片，晒干或低温干燥（《规范》）。

（3）当归身：取切去归头、归尾的当归，切薄片，晒干或低温干燥（《规范》）。

（4）当归尾：取净当归尾部，切薄片，晒干或低温干燥（《规范》）。

3. 酒制

（1）酒炙：取待炮制品，加黄酒拌匀，闷透，置炒制容器内，用文火炒至规定的程度时，取出，放凉。每 100kg 待炮制品，用黄酒 10～20kg（《中国药典》2020 年版）。

（2）酒润

①先将当归淘洗，去净泥土杂质，即时晒干后，每100kg当归加白酒10kg，拌匀浸吸，吸浸1小时左右，切圆片，晾干后即成（《云南》）。

②取当归片，用黄酒或白酒拌匀，置容器内闷润。成品为黄棕色薄片，气香而浓。每当归片100kg，用酒10kg（《宁夏》）。

（3）酒蒸：取当归加黄酒拌匀，润2小时，蒸12小时，晒至八成干，闷润切片。每当归100kg，用黄酒12.5kg（《集成》）。

4. 土制

（1）取当归片，用伏龙肝细粉炒至表面挂土色，筛去多余土粉，取出，放凉。每100kg当归片，用伏龙肝细粉20kg（《规范》）。

（2）先将灶心土置锅内炒至灵活状态，倒入当归片用中火炒至外呈焦黄色，内呈微黄色，闻到当归香气，取出，筛去土，放凉。每100kg当归片，用灶心土50kg（《河南》）。

（3）取赤石脂细粉于锅内，用文火加热，炒至呈灵活状态时，加入预先用清水喷至微润的当归片，拌炒至当归片挂上粉色，取出，筛去细粉，放凉。每100kg当归片，用赤石脂细粉30kg（《实用中药炮制》）。

5. 炒制

（1）炒黄：将当归片用文火炒至全部呈黄色时，出锅，摊开，晾凉（《甘肃》）。

（2）炒焦：取全当归片，置热锅内，不断翻动，用武火炒至焦黄色，喷洒清水少许，灭尽火星，取出晾凉，入库即得（《陕西》）。

6. 制炭　取当归片置锅内，用中火加热，炒至焦褐色，喷淋清水少许，灭尽火星，取出，凉透（《规范》）。

7. 蜜炙　先将蜂蜜置锅内，加热至沸，倒入当归片，用文火炒至深黄色，不粘手为度，取出，放凉。每100kg当归片，用炼蜜18kg（《河南》）。

8. 油炙　将当归片用植物油（香油、豆油等）拌匀，用文火微炒，出锅，晾凉。每100kg当归片，用植物油3kg（《甘肃》）。

【质量标准】

1. 当归　本品呈类圆形、椭圆形或不规则薄片。外表皮浅棕色至棕褐色。切面浅棕黄色或黄白色，平坦，有裂隙，中间有浅棕色的形成层环，并有多数棕色的油点，香气浓郁，味甘、辛、微苦。

2. 酒当归　本品形如当归片。切面深黄色或浅棕黄色，略有焦斑。香气浓郁，并略有酒香气。

【炮制作用】　当归生品质润，长于补血，调经，润肠通便。酒制后能增强活血补血调经作用，多用于血瘀经闭、痛经、风湿痹痛等。土炒后，既能补血又不致滑肠，适用于血虚便溏的患者。炒炭后，以止血和血为主，可用于崩漏下血，亦治月经过多。《钧元》有"上行酒浸一宿，治表酒洗片时，血病酒蒸。有痰姜制，若入吐衄崩下药中，须醋炒过，少少用之，多则反能动血"；《得配》有"头止血，尾破血，身和血。酒洗，吐血醋炒，脾虚粳米或土炒。治痰姜汁炒。止血活血童便炒。恐散气，芍药汁炒"的阐述。

【炮制研究】挥发油含量，当归尾比当归头高，但挥发油中藁本内酯含量却以当归尾中最低。当归不同炮制品中挥发油含量顺序为：酒当归＞生当归＞土炒当归；阿魏酸含量以当归尾最高，当归身次之，当归头最低。当归不同炮制品中阿魏酸含量为：生当归≈酒当归＞当归炭；当归及其炮制品的还原性糖、水溶性糖和水溶性多糖的含量：酒炒当归最高，当归炭最低；当归头中的钙、铜、锌最高，为当归身、当归尾中的 1.5～6.8 倍，当归尾中钾、铁含量高，为当归头或当归身的 1.5～2 倍。炭化后镍、钙含量增加，其他元素均有下降。

【临床应用】

1. 生用

（1）血虚便秘：常与桃仁、生地黄、火麻仁等同用，具有润肠通便的作用，用于血少不能润泽、肠中枯燥、大便秘结，如润肠丸（《沈氏尊生书》）。

（2）儿枕痛：常与延胡索、五灵脂、蒲黄等同用，具有活血止痛的作用，用于产后儿枕痛、腹中有块、上下时动、痛不可忍，如当归玄胡索汤（《万氏女科》）。

（3）妇人血崩：当归头常与地榆、远志肉、酸枣仁（炒）等同用，用于妇人血崩、血去过多、心神恍惚、战栗虚晕者，如复元养荣汤（《保元》）。

2. 酒制用

（1）月经不调：常与白芍、熟地黄（酒洒蒸）、川芎同用，用于冲任虚损、血虚血滞、月经不调、脐腹痛、崩中漏下、血瘕块硬、时发疼痛、妊娠胎动不安、血下不止及产后恶露不下、结生瘕聚、少腹坚痛、时作寒热，如四物汤（《局方》）。

（2）血瘀经闭：常与川芎、桃仁、红花等同用，具有活血调经的作用，用于血瘀经闭、痛经、产后腹痛，如桃花四物汤（《金鉴》）。

（3）风湿痹痛：常与羌活、炙黄芪、防风等同用，具有活血通痹的作用，用于风湿相搏、身体烦痛、项臂痛重、举动艰难及手足冷痹、腰腿沉重、筋脉无力，如蠲痹汤（《杨氏家藏方》）。

3. 土炒用

（1）血虚便溏：常与芍药、生姜、炙甘草等同用，具有补血和中的作用，用于血虚而兼湿盛中满、脾胃虚弱、大便溏泄。

（2）面黄肌瘦：常与白术（土炒）、党参、扁豆（炒）等同用，具有健脾补血的作用，用于小儿久病、面黄肌瘦、头发稀少，如补脾汤（《揣摩有得集》）。

4. 炒炭用

（1）崩中漏下：常与棕榈炭、龙骨、香附同用，具有和血止血的作用，用于冲任不固、崩中漏下，亦治月经过多，如当归散（《儒门》）。

（2）吐血：常与丹参、生地黄炭、川牛膝炭等同用，具有和血止血的作用，用于贪色过度或劳神用力太过吐血，如丹参归脾汤（《揣摩有得集》）。

【参考文献】

［1］龙全江，吴国泰，朱书强．油当归炮制前后润肠通便作用研究［J］．甘肃中医学院学报，2006，23（1）：51－53．

［2］邓红娟．当归不同炮制品抗自由基与脂质过氧化活性研究

［D］. 兰州：甘肃农业大学，2009.

　　［3］王志强. 炮制对当归临床作用的影响［J］. 河南中医，2011，31（8）：929-930.

　　［4］席淑华，石延榜. 当归的炮制及有效成分研究［J］. 中国现代药物应用，2008，2（4）：50-51.

　　［5］高逢喜，周用相. 不同炮制方法对当归成分阿魏酸的影响［J］. 中国医院药学杂志，1989，9（8）：363-364.

　　［6］王彦超. 当归不同炮制品多糖含量的比较及其对血虚模型鸡造血机能的影响［D］. 石家庄：河北农业大学，2012.

　　［7］刘艺莹. 醋当归的炮制工艺及作用研究［D］. 武汉：湖北中医药大学，2019.

　　［8］钟立甲，张文泉，华永丽，等. 代谢组学方法评价当归不同炮制品挥发油抗大鼠急性炎症作用的研究［J］. 中国中药杂志，2016，41（11）：2061-2069.

　　［9］杨朝雪，姚万玲，纪鹏，等. 当归不同炮制品挥发油对大鼠 LPS 急性炎症的影响［J］. 中药材，2016，39（8）：76-81.

　　［10］薛文新. 基于代谢组学的当归及其不同炮制品多糖对肝损伤保护作用的研究［D］. 兰州：甘肃农业大学，2012.

　　［11］韩四九. 中药当归的炮制及应用药理［J］. 北方药学，2019，16（11）：194-195.

黄　芩

【来源】　本品为唇形科植物黄芩 *Scutellaria baicalensis* Georgi 的干燥根。主产于黑龙江、辽宁、内蒙古、河北、河南、甘肃、陕西、山西、山东、四川等地。

【炮制历史沿革】　唐代有酒洗、酒炒、炒制、去黑心法（《银海》）。宋代有烧淬酒（《普本》），微炒（《局方》），煅存性（《洪氏》），姜汁制（《三因》），炒焦法（《妇人》)。元代有去芦(《脾胃论》),米醋浸炙七次(《瑞竹》),去腐(《精义》),酒浸焙(《宝鉴》),姜汁炒、土炒法(《丹溪》)。明代有去枯朽(《要诀》),童便炒(《入门》),炒紫黑、醋炒、猪胆汁炒(《保元》),陈壁土炒(《正宗》),米泔浸炙法(《济阴》)。清代有皂角子仁、侧柏制(《大成》),吴茱萸制(《本草述》),水炒(《钩元》),煮熟酒炒(《逢原》),柴胡制、芍药制、桑白皮制、白术制(《指南》),烧存性(《释谜》),酒炒半焦(《医案》),酒炒黑法(《傅青主》)等。

现行有酒制(《中国药典》2015 年版),制炭(《规范》),酒麸制(《贵州》),蜜炙、姜汁炙、炒制法(《集成》)等。

【炮制方法】

1. 净制　除去杂质,置沸水中煮 10 分钟,取出,闷透,切薄片,干燥;或蒸半小时,取出,切薄片,干燥(注意避免暴晒)。

2. 酒制

(1)酒炒:取黄芩片,加酒拌匀,闷透,置锅内,用文火炒干,取出,放凉。每 100kg 黄芩片,用黄酒 10kg(《中国药典》2015 年版)。

(2)酒润:取黄芩片,加酒润 1 小时,至酒被吸尽,晒干或晾干。每 100kg 黄芩片,用黄酒 12.5kg(《集成》)。

(3)酒煮:取黄芩加白酒润透,加水与药面平,微火煮干,取出,当天切 6mm 厚的片,晒干。每 100kg 黄芩,用白酒 10kg(《集成》)。

(4)酒蒸:取黄芩加米酒或再加沸水拌匀,放置 2 小时，至酒被吸尽，蒸 1~2 小时至软，晒干或焙干。每100kg 黄芩，用米酒 6.25kg，沸水 2.5kg（《集成》）。

3. 制炭　取黄芩片置锅内，用武火加热，炒至黑褐色时，喷淋清水少许，灭尽火星，取出，凉透（《规范》）。

4. 蜜炙　先将蜜熔化过滤，再加热至起泡，加入黄芩片，炒至微黄色；或再喷水，搅至水干时，再炒至黄色，不粘手为度，立即取出晾干。每黄芩片 100kg，用蜜 25kg（《集成》）。

5. 姜炙　取黄芩片，加姜汁与水拌匀，用微火焙干水气，晒干。每 100kg 黄芩片，用生姜 20kg（《集成》）。

6. 酒麸制　取黄芩片，用酒润透，晾至半干。将锅放在大火上烧至微红，取适量蜜制麦麸洒入锅内，浓烟起时，将黄芩片倒入，迅速炒动至老黄色，立即取出，筛去麦麸，摊开晾凉。每 100kg 黄芩片，用酒 12.5kg，蜜制麦麸12.5kg（《贵州》）。

7. 炒制

（1）炒黄：取黄芩片，在热锅（120℃）内炒黄为度（《集成》）。

（2）炒焦：取黄芩片，用大火炒至全焦，或用微火炒至焦黄，边缘微黑色（《集成》）。

【质量标准】

1. 黄芩　本品为类圆形或不规则形薄片。外表皮黄棕色或棕褐色。切面黄棕色或黄绿色，具放射状纹理。

2. 酒黄芩　本品形如黄芩片。略带焦斑，微有酒香气。

【炮制作用】生黄芩清热泻火解毒力强，用于热入气分，湿热黄疸，乳痈发背。酒制入血分，并可借酒升腾之力，用于上焦肺热及四肢肌表之湿热；同时，因酒性大热，可缓和黄芩的苦寒之性，以免伤害脾阳。黄芩炭以清热止血为主，用于吐血衄血，崩漏下血。黄芩蒸制或沸水煮的目的在于使酶灭活，保存药效，又能软化药材，便于切片。《钩元》云："寻常生用，或水炒去寒性亦可。上行酒浸切炒；下行便浸炒；除肝胆火，猪胆汁拌炒。更有用吴萸制芩者，欲其入肝散滞火也。"

【炮制研究】采用液相色谱法测定黄芩经炮制后黄芩苷的含量由高到低的顺序为：生品黄芩＞酒黄芩＞黄芩炭。采用硫酸苯酚分光光度计测定生黄芩、酒蒸黄芩、酒黄芩、炒黄芩、焦黄芩、黄芩炭共 6 种炮制品中多糖及总糖的含量由高到低的顺序为：炒黄芩＞酒黄芩＞生品黄芩＞酒蒸黄芩＞焦黄芩。

利用气相–质谱（GC – MS）分析方法比较了黄芩炒炭前后挥发油成分的含量变化，黄芩炒炭后挥发性成分含量有所下降，主要色谱峰的强度减弱，挥发性成分组成发生改变，但炒炭后挥发油成分尚存。

采用磷钼钨酸/干酪素–分光光度法及亚甲基蓝–分光光度法分析比较生黄芩及黄芩炭的鞣质含量及炭素吸附力的大小。结果表明，黄芩炒炭后鞣质含量显著下降，而炭素吸附力明显上升。

应用电感耦合等离子体质谱（ICP – MS）技术测定了酒黄芩炮制前后微量元素的变化，发现黄芩酒制后，对人体的有危害的砷、镉、汞、铜、铅这 5 种微量元素没有增加且均符合行业规定。而水煎过程中各微量元素的溶出率呈现上升的趋势。

【临床应用】

1. 生用　偏于清热燥湿，多用于湿热病症，如湿温、黄疸、泻痢、热淋等证。常与滑石、通草、豆蔻、栀子等配伍。

2. 酒制用　偏于清肺热，多用于肺热咳嗽、痰多、气喘。常与半夏、天南星、贝母、石膏等配伍。

3. 炒用　偏于清热泻火安胎，多用于气分热造成的胎动不安。常与白术、当归等配伍。

4. 炒炭用　偏于清热止血，多用于内热旺盛，迫血妄行所致的吐血、咳血、衄血、便血等。常与生地黄、白茅根、三七等配伍。

【参考文献】

［1］朱伟.黄芩炮制沿革的研究［J］.时珍国医国药，2002，13（2）：112.

［2］范玉兰，李红.不同的炮制方法对黄芩作用及疗效的影响［J］.河北中医药学报，2000，15（4）：35.

［3］鲍建伟，张金龙，徐晓华.炮制对黄芩抗氧化作用的影响［J］.中国药学杂志，2002，37（9）：661－663.

［4］顾正位.黄芩炮制沿革及炮制品现代研究进展［J］.山东中医杂志，2013，32（3）：211－212.

［5］李艳玲，樊克峰，汤法银，等.黄芩不同炮制品抗炎镇痛作用比较研究［J］.中兽医医药杂志，2010，29（3）：51－52.

［6］杨志军，杨秀娟，张金保，等.不同来源黄芩炮制品的解热作用比较研究［J］.中国现代应用药学，2017，34（1）：16－19.

［7］叶代望，康四和.炮制对柴芩口服液药效的影响［J］.中成药，1999，21（11）：572－573.

［8］宋霄宏，眘日增.炮制对黄芩体外抗菌作用的影响［J］.

中药材, 1988, 12 (5): 34.

[9] 应群芳, 张慧华. 黄芩不同炮制品的体外抑菌作用研究
[J]. 山东中医杂志, 2007, 26 (10): 711-712.

[10] 成龙, 马丹, 施峰文. 黄芩的不同炮制法对临床作用的影
响 [J]. 中国医药指南, 2015 (10): 216-217.

[11] 张树勇, 崔浩. 黄芩的药理研究现状 [J]. 伤残医学杂
志, 2005, 13 (2): 54.

[12] 李秀贤. 从化学成分变化及检测看黄芩炮制的质量控制
[J]. 广州化工, 2017, 45 (20): 22-24.

甘　草

【来源】 本品为豆科植物甘草 *Glycyrrhiza uralensis*
Fisch.、胀果甘草 *Glycyrrhiza inflata* Bat. 或光果甘草 *Glycyrrhiza glabra* L. 的干燥根及根茎。主产于内蒙古、甘肃、新
疆等地。

【炮制历史沿革】 汉代有炙法 (《玉函》), 炒法 (《金
匮》)。南北朝时期有酒浸蒸、酥制、炮令内外赤黄法
(《雷公》)。唐代有蜜制法 (《千金翼》)。宋代有炙黄色、
炒令黄、炒令紫黑色、炒存性 (《博济》), 纸裹醋浸, 令
透火内慢煨干, 又浸如此七遍 (《苏沈》), 浆水制 (《证
类》), 油制、猪胆汁制、盐水制 (《总录》), 蜜炒, 炒
(《局方》), 黄泥裹煨法 (《朱氏》) 等。元代有湿纸裹煨
法 (《活幼》)。明代基本上沿用前代的方法, 并增加炮后
麸炒 (《普济方》), 水炙 (《醒斋》), 姜汁炒、酒炒法
(《必读》)。清代有粳米拌炒 (《得配》), 酒炒半黑 (《大
全》), 乌药汁制法 (《从众录》)。

　　现行有蜜炙 (《中国药典》2020 年版), 蜜酒制 (《实

用中药炮制》），麸制（《集成》），炒制法（《河南》）等。

【炮制方法】

1. 净 制　除去杂质，洗净，润透，切厚片，干燥（《中国药典》2015 年版）。

2. 蜜炙

（1）先将炼蜜加适量开水稀释后，加入净甘草片拌匀，闷透，置锅内用文火炒至黄色至深黄色，不粘手时取出，晾凉。每 100kg 甘草片，用炼蜜 25kg（《中国药典》2020 年版）。

（2）先将蜂蜜置锅内，加热至沸，倒入甘草片，用文火炒至深黄色，不粘手为度，取出，放凉。每 100kg 甘草片，用炼蜜 30kg（《河南》）。

（3）取净甘草片，先入锅炒热，再加入炼蜜用微火炒炙，以炙至老黄色，显光亮，蜜已渗入药内，不粘手为度。每 100kg 甘草片，用炼蜜 25kg（《四川》）。

（4）取甘草片，先将蜂蜜入锅加热，以蜂蜜炼成起鸡眼大小的蜜泡时，倾入甘草片，用微火拌炒，至蜜被甘草全部吸收，取出放炕筛内，置簸制（圆形）炕笼上，用木炭火烘干至表面金黄色，干爽光亮不粘手为度。冷却，搓散。每 100kg 甘草片，用蜂蜜 30kg（《樟树》）。

（5）先将炼蜜与甘草片拌匀，闷透备用。预热烤箱 140℃时，将铺好甘草片的烤盘放入烤箱，烤制 30 分钟，停止加热 10 分钟后取出。每 100kg 甘草片，用炼蜜 25kg（《烤制法》）。

3. 蜜酒制　取酒稀释炼蜜加入甘草片中，拌匀，闷润至蜜液被吸干，置锅内用文火加热，炒至棕黄色，不粘手时取出，放凉。每 100kg 甘草片，用炼蜜 30kg，酒 5kg（《实用中药炮制》）。

4. 炒制

（1）取甘草片置锅内，用文火炒至深黄色为度，取出，放凉（《河南》）。

（2）取甘草净片，清炒至微焦（《上海》）。

5. 麸制　先将麦麸炒热，加入甘草，炒 20～30 分钟，至甘草断面呈黄色，筛去麦麸，再用水洗去麦麸，12 小时后，切片即可（《集成》）。

【质量标准】

1. 甘草　本品呈类圆形或椭圆形厚片。外表皮红棕色或灰棕色切面略显纤维性，中心黄白色，有明显放射状纹理及形成层环，传统称为"菊花心"。质坚实，具粉性。气微，味甜而特殊。

2. 炙甘草　本品形如甘草片。外表皮红棕色或灰棕色，表面黄色至深黄色，微有光泽，略有黏性，气焦香，味甜。

【炮制作用】　生甘草味甘性偏凉，长于泻火解毒，化痰止咳。蜜炙后味甘性偏温，以补脾和胃、益气复脉力胜。《普济方》有"生甘平，炙甘温，纯阳，补血养胃"；《得配》有"泻心火，败火毒，缓肾急，和络血，宜生用，稍止茎中痛，去胸中热，节能消肿毒，和中补脾胃，粳米拌炒，或蜜炙用"的阐述。

【炮制研究】甘草各炮制品主要色谱峰峰面积之中，蜜炙甘草＞甘草＞清炒甘草＞清炒拌蜜甘草，以蜜炙甘草主要色谱峰的峰面积之和最大。因此认为这可能为蜜炙后增强药效作用的物质基础，并可将主要色谱峰峰面积作为指标控制蜜炙程度。

【临床应用】

1. 生用　长于清热解毒，缓急止痛。于治疗外感热病或内伤热病的方剂中，可达清热解毒的功效。

2. 炒用　甘入补脾，能缓，故汤液用此以健中焦，如桂枝汤类、小柴胡汤类等。又炒用仅去其寒凉之性，无碍胃留湿之患。能补中焦脾土而不伤，再有甘缓不滞之性，能令和胃气自降。

3. 蜜炙用　性温而不燥，在补中气之余又能润肺止咳。常用于治疗内伤咳嗽，或其他阴损疾病方中。对于治疗内伤疾病，若中焦脾胃大虚，或药物峻猛，或药物寒热错杂明显者，取其重甘缓之用也。

【参考文献】

［1］张玉龙，王梦月，杨静玉，等. 炙甘草化学成分及药理作用研究进展［J］. 上海中医药大学学报，2015，29（3）：99－102.

［2］王明喜，石志强. 生甘草炙甘草临证应用考辨［J］. 实用中医内科杂志，2005，19（4）：383.

［3］刘雅茜. 蜜炙对甘草化学成分及药理作用的影响［D］沈阳：沈阳药科大学，2010.

［4］孙付军，周倩，王春芳，等. 甘草炮制前后药效学比较［J］. 中国实验方剂学杂志，2010，16（14）：115－118.

［5］Majima T, Tani T, Yamada T, et al. Pharmaceutical evaluation of liquorice before and after roasting in mice［J］. Journal of Pharmacy and Pharmacology, 2004, 56（5）：589－595.

［6］张燕丽，孟凡佳，田园，等. 炙甘的化学成分与药理作用研究进展［J］. 化学工程师，2019，33（8）：60－63, 66.

丹　参

【来源】本品为唇形科植物丹参 *Salvia miltiorrhiza* Bge. 的干燥根及根茎。主产于安徽、河北、四川、江苏等省。

【炮制历史沿革】唐代有熬令紫色法（《千金》）。宋代有去芦头（《圣惠方》），剉炒令黑黄、微炙（《总录》），焙法（《宝产》）。明代有酒洗（《入门》），酒浸（《原始》），酒润焙（《通玄》），微炒法（《瑶函》）。清代有酒炒（《辨义》），猪心血拌炒（《害利》），酒蒸法（《笔花》）等。

现行有酒炒（《中国药典》2020年版），酒麸制（《贵州》），醋制（《陕西》），米制（《北京》），猪心血制（《上海》），鳖血制（《集成》），炒制（《江苏》），炒炭法（《河南》）等。

【炮制方法】

1. 净制　除去杂质及残茎，洗净（《中国药典》2020年版）。

2. 切制

（1）润切：洗净，润透，切厚片，干燥（《中国药典》2020年版）。

（2）蒸切：取原药材，洗净润透，蒸过，切片即可（《集成》）。

3. 酒制

（1）取丹参片，用黄酒拌匀，闷透，置锅内用文火炒干，取出，放凉。每100kg丹参片，用黄酒10kg（《中国药典》2020年版）。

（2）把丹参片放入锅内，用文火炒至微黄色，再喷洒黄酒炒干，取出摊晾即得。每100kg丹参片，用黄酒12.5kg（《中药加工》）。

4. 酒麸制 取丹参片，加酒拌匀，润一夜，摊开晾干，再按麸炒法炮制。或取丹参片，按麸炒法炮制后，趁热将酒均匀喷上，摊开晾冷。每100kg丹参片，用酒12.5kg（《贵州》）。

5. 醋炙 取丹参片，加醋拌匀，微润，置锅内用文火微炒，取出晾干。每100kg丹参片，用醋10kg（《陕西》）。

6. 猪心血制 每100g丹参净片，用猪心3只取血，加黄酒30g拌匀，使之吸尽，干燥（《上海》）。

7. 鳖血制

（1）取鳖血与黄酒，与丹参片拌匀，至全部吸干后，再晒干。每10kg丹参片用鳖血、黄酒各1kg（《集成》）。

（2）取丹参片，滴加鲜鳖血拌匀，至丹参片透红即可。每10kg丹参片，用鳖血适量（《集成》）。

8. 米制 取丹参片，先用水湿锅，将米撒贴锅内，加热至米冒烟时，把丹参片倒入锅中，不断翻动，至丹参片由红转深紫色，出锅，筛去米粒，冷却后入库即得。每100kg丹参片，用米20kg（《北京》）。

9. 炒制 取净丹参片，用文火炒至紫褐色，有焦斑，取出（《江苏》）。

10. 制炭 取丹参片置锅内，用武火炒至外呈黑色，内呈焦黑色为度，喷洒凉水适量，灭尽火星，取出，晾一夜（《河南》）。

【质量标准】本品根茎短粗，顶端有时残留茎基。根数条，长圆柱形，略弯曲，表面棕红色或暗棕红色，粗糙，具纵皱纹。老根外皮疏松，多显紫棕色，常呈鳞片状剥落。质硬而脆。气微，味微苦涩。

【炮制作用】丹参多生用。生品祛瘀止痛、清心除烦力强，并能通行血脉，善调妇人经脉不匀，因其性偏寒凉，故多用于血热瘀滞所致的疮痛、产后瘀滞疼痛、经闭腹痛、心腹疼痛及肢体疼痛等。酒制后，缓和寒凉之性，增强活血祛瘀、调经之功，并能通行血脉，善调妇人经脉不匀，多用于月经不调、血滞经闭、恶露不下、心胸疼痛、癥瘕积聚等。

【炮制研究】丹参主要含以丹参酮ⅡA为主的脂溶性丹参酮类和以丹酚酸B为主的水溶性酚酸类化合物。加热处理后丹参炮制品中的丹参酮ⅡA的含量以及经水洗处理后丹参炮制品中的丹酚酸B的含量均明显降低。在生产实践中发现，丹参饮片的质量参差不齐，用饮片投料的成品中丹参酮ⅡA和丹酚酸B的含量很难控制，而炮制过程对丹参药材质量有较大的影响。

【临床应用】

1. 生用

（1）心腹诸痛：常与檀香、砂仁同用，具有行气祛瘀止痛的作用，用于心痛、胃脘诸痛，如丹参饮（《时方歌括》）；若与白檀香、砂仁同用，用于心腹诸痛属半虚半实，如丹参饮（《医学金针》）。

（2）乳肿、乳痈：常与赤芍、白芷同用，用于乳肿、乳痈、毒气焮肿热赤、攻刺疼痛及乳核结硬不散，如丹参膏（《局方》）。

（3）冠心病：常与川芎、红花、降香、赤芍同用，具有增加冠状动脉血流量、降低心肌耗氧量、对抗心肌缺血、抑制血小板凝集等作用，用于冠心病心绞痛，如冠心Ⅱ号（《新编药物学》）。

2. 酒制用

（1）癥瘕积聚：常与牡丹皮，干漆、牡蛎等同用，可增强消癥破结的作用，用于气血阻滞、瘀血内停、日久渐积的腹内结块，或胀或痛等。

（2）风湿痹痛：常与秦艽、威灵仙、独活等同用，具有活络通痹的作用，用于风寒湿邪痹阻经络、郁而化热、关节肿痛，如独活散（《普济方》）。

【参考文献】

［1］陈琴华，王招玉，熊琳，等. 丹参的炮制工艺及分析方法研究［J］. 中医药导报，2016，22（12）：54 - 57.

［2］王冬梅. 影响丹参在复方中功效发挥方向的多因素研究［D］. 成都：成都中医药大学，2014.

［3］易延逵. 丹参、大黄炮制品主要成分及活血祛瘀作用的对比试验研究［D］. 长沙：湖南中医学院，2001.

［4］张伟，尹震花，彭涛，等. 丹参不同炮制品 α - 葡萄糖苷酶抑制活性［J］. 世界科学技术 - 中医药现代化，2013，15（6）：1348 - 1352.

［5］王培卿，孔祥密，康文艺. 丹参生品及炮制品的抗氧化活性研究［J］. 天然产物研究与开发，2014，26（7）：1132 - 1135，1042.

大 黄

【来源】 本品为蓼科植物掌叶大黄 *Rheum paimatum* L. 、

唐古特大黄 *Rheum tanguticum* Maxim. ex Balf. 或药用大黄 *Rheum officinale* Baill. 的干燥根和根茎。主要分布于东北、华北、西北、华东、湖北、四川。

【炮制历史沿革】汉代有去黑皮、炮熟、酒浸（《玉函》），酒洗（《伤寒》），蒸制（《金匮》）等法。唐代有炒微赤、熬令黑色（《千金》），湿纸裹煨（《颅囟》），醋煎（《食疗》）法。宋代增加九蒸九曝、酒洗炒、酒浸炒、蜜水浸焙、醋炒、姜汁炙（《总录》），湿纸裹蒸（《普本》），酒洗蒸、酒巴豆蒸炒（《药证》），酒浸蒸（《百问》），醋浸蒸（《博济》），麸煨蒸（《三因》），童便制（《苏沈》），米泔浸炒（《活人书》）等方法。金元时期有面裹蒸（《儒门》）、酒浸后纸裹煨（《瑞竹》）、醋浸后湿纸裹煨（《宝鉴》）、烧存性（《十药》）、面裹煨（《保命》）等法。明清时期又增加酒煮（《普济方》）、醋煮（《医学》）、醋煨（《准绳》）、黄连吴茱萸制（《保元》）、韭汁制（《说约》）、石灰炒（《治全》）等炮制方法。

【炮制方法】

1. 净制　取原药材，除去杂质，大小分开，洗净，捞出，淋润至软后，切厚片或小方块，晾干或低温干燥，筛去碎屑。

2. 酒炙　取大黄片或块，加黄酒喷淋拌匀，稍闷润，待酒被吸尽后，置炒制容器内，用文火炒干，色泽加深，取出晾凉，筛去碎屑。每 100kg 大黄片或块，用黄酒 10kg。

3. 熟大黄

（1）取大黄片或块，置木甑、笼屉或蒸制容器内，隔水加热，蒸至大黄内外均呈黑色为度，取出，干燥。

（2）取大黄片或块，加黄酒拌匀，闷 1～2 小时至酒被吸尽，装入炖药罐内或适宜的蒸制容器内，密闭，隔水加热，炖 24～32 小时，至大黄内外均呈黑色时取出，干燥。每 100kg 大黄片或块用黄酒 30kg。

4. 制炭　取大黄片或块，置炒制容器内，用武火加热，炒至外表呈焦黑色时，取出晾凉。

5. 醋炙　取大黄片或块，加米醋拌匀，稍闷润，待醋被吸尽后，置炒制容器内，用文火加热，炒干，取出，晾凉，筛去碎屑。每 100kg 大黄片或块，用米醋 15kg。

6. 清宁片　取大黄片或块，置煮制容器内，加水满过药面，用武火加热，煮烂时，加入黄酒（100∶30）搅拌，再煮成泥状，取出晒干，粉碎，过 100 目筛，取细粉，再与黄酒、炼蜜混合成团块状，置笼屉内蒸至透，取出揉匀，搓成直径约 14mm 的圆条，于 50～55℃低温干燥，烘至七成干时，装入容器内闷约 10 天至内外湿度一致，手摸有挺劲，取出，切厚片，晾干。每 100kg 大黄片或块，用黄酒 75kg、炼蜜 40kg。

【质量标准】

1. 大黄　本品为不规则厚片或块，黄棕色或黄褐色，中心有纹理，微显朱砂点，习称"锦纹"，质轻，气清香，味苦而微涩。

2. 酒大黄　本品形如大黄片，表面深棕色或棕褐色，偶有焦斑，内部呈浅棕色，质坚实，略具酒香气。

3. 熟大黄　本品形如大黄块，表面黑褐色，质坚实，有特异芳香气，味微苦。

4. 大黄炭　本品形如大黄片，表面焦黑色，内部深棕色或焦褐色，质轻而脆，有焦香气，味微苦。

5. 醋大黄　本品形如大黄片，表面深棕色或棕褐色，断面浅棕色，略有醋香气。

6. 清宁片　本品为圆形厚片，乌黑色；有香气，味微苦、甘。

【炮制作用】生大黄，苦寒，沉降，气味重浊，走而不守，直达下焦，泻下作用峻烈，攻积导滞，泻火解毒力强。用于实热便秘，高热，谵语发狂，吐血，衄血，湿热黄疸，痈疮肿毒，里急后重，血瘀经闭，产后瘀阻腹痛，癥瘕积聚，跌打损伤；外治烧烫伤等。酒炙后，其泻下作用稍缓，并借酒升提之性，引药上行，以清上焦实热为主，用于血热妄行之吐血、衄血及火邪上炎所致的目赤肿痛。熟大黄，经酒蒸后，泻下作用缓和，减轻了腹痛之副作用，并增强了活血祛瘀的作用，用于瘀血内停、腹部肿块、月经停闭等。大黄炭，泻下作用极微，并有止血作用，用于大肠有积滞的大便出血及热邪伤络，血不循经之呕血、咯血等出血证。醋大黄泻下作用稍缓，以消积化瘀为主，用于食积痞满、产后瘀滞、癥瘕癖积等。清宁片，泻下作用缓和，具缓泻而不伤气、逐瘀而不败正之功，用于饮食停滞、口燥舌干、大便秘结之年老、体弱、久病患者。

【炮制研究】大黄经酒炙和酒蒸后，游离型蒽醌含量有所升高，结合型蒽醌含量有所降低。在酒大黄和熟大黄中苯丁酮苷及苷元类含量变化不大，而在大黄炭中苯丁酮苷类含量降低，苯丁酮苷元类含量升高；酒大黄和大黄炭中的总黄酮含量下降；大黄经炮制后没食子酸含量在不同炮制品中有不同程度升高。

【临床应用】

1. 生用

（1）大便秘结：常与芒硝、厚朴、枳实等同用，具通腑泄热攻下作用，用于温热病热结便秘、高热不退、神昏谵语，如大承气汤（《伤寒论》）。

（2）湿热黄疸：常与茵陈、栀子同用，用治伤寒七八日、身黄如橘子色、小便不利、腹微满之证，如茵陈蒿汤（《伤寒论》）。

2. 酒制用

（1）酒炙

①上焦热证：常与黄芩、黄连同用，能增强清上焦湿热作用，可治热病时疫、头痛壮热，如三黄栀子豉汤（《张氏医通》）。

②湿热痢疾：常与黄芩、黄连、黄柏、炒枳实、姜厚朴等同用，可治湿热痢疾兼有食积者，如三黄枳朴丸（《幼科发挥》）。

③里急后重：单用大黄酒浸半日煎，去渣，分二次服，用治泻痢久不愈，脓血稠黏，里急后重，日夜无度，如大黄汤（《卫生宝鉴》）。

（2）酒蒸

①跌打仆坠：常与丁香、血竭、儿茶等同用，用于跌打仆坠、损伤闪挫、瘀血疼痛，如正骨紫金丹（《医宗金鉴》）。

②眼生翳障：大黄（酒蒸），常与黄芩（酒炒）、红花、当归、栀子（酒炒）、木贼等同用，用治眼胞壅肿、瘀

血凝滞不散、渐生翳者，如大黄当归散（《张氏医通》）。

③小儿惊热：大黄（蒸），常与生甘草、朴硝同用，用治小儿惊热涎风、二便不通，如大黄朴硝汤（《证治准绳》）。

3. 炒炭用

（1）呕血、咯血、便血：常与茜草根、侧柏叶、棕榈皮等同用，增强涩血止血作用，用于热邪伤络、血不循经和呕血、咯血等出血证，如十灰散（《十药》）。

（2）鼻衄：大黄碾碎成粉末，过筛后炒制成炭，外用，治疗鼻衄有明显的止血效果。

（3）噤口痢（下利脓血）：常与金银花炭、白术、黄芩等同用，用于噤口疫痢、腹痛下利脓血、口渴烦躁、噤口呕吐，如双炭饮（《近代中医流派经验选集》）。

4. 醋炙用

（1）癥瘕瘀积（产后瘀血腹痛）：常与虻虫、三棱、红花、川芎等同用，具有化瘀消积的功效，用于燥气入下焦、搏于血分成瘕及疟母癥结不散、妇人痛经闭经、产后瘀血腹痛、跌打损伤、瘀滞疼痛等证，如化癥回生丹（《温病条辨》）。

（2）癖积疼痛：常与三棱、川芎同用，用于气机凝滞、癖积疼痛，如三棱散（《杂病源流犀烛》）。

（3）胎衣不下：单用大黄拌醋熬成膏，用于产后恶血冲心或胎衣不下、腹中血块，亦治马坠内损等证（《千金》）。

【参考文献】

[1] 黄晓红. 不同炮制方法对大黄泻下、解热、抗炎作用的影响研究 [J]. 现代医药卫生，2017，33（14）：2123 - 2124，2128.

　　[2] 曾隆勇. 不同炮制方法对大黄泻下、解热、抗炎作用的影响 [J]. 世界最新医学信息文摘, 2017, 17 (2): 151, 143.

　　[3] 郑秀妹, 夏丽珍, 杨义雄. 不同炮制方法对大黄泻下、解热、抗炎作用的影响 [J]. 临床合理用药杂志, 2017, 10 (10): 91-93.

　　[4] 周立, 贾俊, 刘裕红. 不同炮制方法对肿瘤大鼠应用大黄解热抗感染作用的影响 [J]. 中华肿瘤防治杂志, 2018, 25 (S2): 3-4.

　　[5] 何美菁, 孟祥龙, 王明芳, 等. 大黄、地榆、牡丹皮炒炭过程中热解反应机制的分析 [J]. 中国实验方剂学杂志, 2017, 23 (22): 1-8.

　　[6] 郭东艳, 王梅, 唐志书, 等. 大黄炒炭前后化学成分变化及止血作用的实验研究 [J]. 时珍国医国药, 2010, 21 (12): 3152-3153.

　　[7] 易延逵. 丹参、大黄炮制品主要成分及活血祛瘀作用的对比试验研究 [D]. 长沙: 湖南中医药大学, 2001.

　　[8] 童延清. 酒大黄延缓慢性肾衰的远期疗效观察 [J]. 中国中医药信息杂志, 2002, 9 (6): 49-50.

　　[9] 黄政德, 蒋孟良, 易延逵, 等. 酒制丹参、大黄对大鼠血小板功能及抗凝血作用的研究 [J]. 中成药, 2001, 23 (5): 341-342.

黄　芪

　　【来源】本品为豆科植物蒙古黄芪 *Astragalus membranaceus* (Fisch.) Bge. var. *mongholicus* (Bge.) Hsiao 或膜荚黄芪 *Astragalus membranaceus* (Fisch.) Bge. 的干燥根。主产于山西、甘肃、黑龙江、内蒙古等省区。

　　【炮制历史沿革】汉代有去芦法 (《金匮》)。南北朝时期有蒸法 (《雷公》)。唐代有蜜浸火炙法 (《银海》)。宋代有炙 (《史载》), 焙制 (《药证》), 盐水浸焙、酥炙

（《总录》），捶扁蜜刷炙（《局方》），无灰酒浸（《传信》），
盐汤润蒸、蜜水浸蒸（《背疽方》），盐水拌炒（《妇人》），
炒制（《痘疹方》），蜜水拌炒法（《扁鹊》）。元代有盐蜜
水涂炙法（《活幼》）。明代有蜜酒煮（《普济方》）、酒炙
（《医学》）、酒炒（《纲目》）、姜汁炙（《仁术》）、米泔拌
炒（《准绳》）、桂汤蒸法（《保元》）。清代有防风汁、北
五味子汁制（《新编》），乳制、煨制（《尊生》），醋炒、
白水炒（《解要》），人乳制七次（《拾遗》），川芎、酒制、
蜜酒拌炒（《从众录》），九制黄芪（《增广》），米炒法
（《时病》）等。

　　现行有蜜炙（《中国药典》2020 年版），炒制、酒蜜炙
（《实用中药炮制》），米制（《云南》），盐炙（《河南》），
麸制（《上海》），酒炙、盐麸制法（《集成》）等。

【炮制方法】

1. 净制　除去杂质，大小分开，洗净，润透，切厚
片，干燥（《中国药典》2015 年版）。

2. 蜜炙

（1）先将炼蜜加适量沸水稀释后，加入待炮制品中拌
匀，闷透，置炒制容器内，用文火炒至规定程度时，取出，
放凉。每 100kg 待炮制品用炼蜜 25kg（《中国药典》2020
年版）。

（2）取蜂蜜文火炼沸，兑清水适量，将黄芪倒入拌匀，
炒成黄色以不粘手为度，出锅，摊开，晾凉。每 100kg 黄
芪，用蜂蜜 30kg（《甘肃》）。

（3）取净黄芪片，先将药物炒热，再加蜜拌匀炙透，
至老黄色为度。每 100kg 黄芪片，用炼蜜 25kg（《四川》）。

3. 酒蜜制　用酒稀释炼蜜，加入黄芪片中拌匀，闷润至蜜被吸干，置锅内用文火加热炒至深黄色、不粘手时取出，放凉。每100kg黄芪片，用炼蜜25kg，酒5kg（《实用中药炮制》）。

4. 酒炙　取黄芪加米酒拌匀，放1小时后炒之即可。每100kg黄芪，用米酒12.5kg（《集成》）。

5. 盐炙　将黄芪片与盐水拌匀，闷润至盐水尽时，置锅内用文火微炒，取出，放凉。每100kg黄芪片，用食盐1.8kg，加水适量，化开澄清（《河南》）。

6. 米制　取米放入锅内炒黄，然后放入黄芪片，拌炒至黄色，取出，筛去米，晾凉。每100kg黄芪片，用米20kg（《云南》）。

7. 麸制　取黄芪净片，用麸皮拌炒至微黄色，筛去麸皮（《上海》）。

8. 盐麸制　取麸片炒热后，加入黄芪片炒热，筛去麸片，加盐水喷匀，用微火烘干。每100kg黄芪片，用盐3.75kg，水与麸片适量（《集成》）。

9. 炒制　取黄芪片置锅内，用文火加热炒至黄芪深黄色，略具焦斑，取出放凉（《实用中药炮制》）。

10. 烤制　将炼蜜与黄芪片拌匀，闷透备用。预热烤箱到100℃时，将铺好黄芪片的烤盘放入烤箱，烤制1小时，停止加热10分钟后，取出。每100kg黄芪片，用炼蜜25kg（《烤制法》）。

【质量标准】

1. 黄芪　本品为类圆形或椭圆形的厚片，外表皮黄白色至淡棕褐色，可见纵皱纹或纵沟。切面皮部黄白色，木部淡黄色，有放射状纹理及裂隙，有的中心偶有枯朽状，黑褐色或呈空洞。气微，味微甜，嚼之有豆腥味。

2. 炙黄芪   本品为圆形或椭圆形的厚片，直径 0.8 ~ 3.5cm，厚 0.1 ~ 0.4cm。外表皮淡棕黄色或淡棕褐色，略有光泽，可见纵皱纹或纵沟。切面皮部黄白色，木部淡黄色，有放射状纹理和裂隙，有的中心偶有枯朽状，黑褐色或呈空洞。具有蜜香气，味甜，略带黏性，嚼之微有豆腥味。

【炮制作用】   黄芪生用长于益卫固表，托毒生肌，利尿退肿。蜜炙黄芪甘温而偏润，长于益气补中。盐炙后引药入肾，用于崩带淋浊。米炒后可增强补中益气、健脾止泻的作用。《求真》云：“血虚，肺燥，捶扁蜜炙。发表生用。气虚肺寒，酒炒。肾虚气薄，盐汤蒸润，切片用。”

【炮制研究】   炮制后，酒黄芪毛蕊异黄酮含量显著高于生黄芪、炒黄芪；酒黄芪、生黄芪中芒柄花素含量均显著高于炒黄芪，酒黄芪中毛蕊异黄酮 $-7-O-3-D-$ 葡萄糖苷含量显著高于生黄芪、炒黄芪，其中炒黄芪含量最低；酒黄芪、生黄芪中芒柄花素 $-7-O-3-D-$ 葡萄糖苷含量显著高于炒黄芪。炒黄芪、酒黄芪中水溶性糖含量均显著高于生黄芪，炒黄芪中还原性糖含量显著高于酒黄芪、生黄芪；炒黄芪、酒黄芪中多糖含量均显著高于生黄芪。

【临床应用】

1. 生用

（1）卫气不固：常与牡蛎、麻黄根等同用，能固表敛汗，可用于卫气不固、自汗时作，如牡蛎散（《局方》）。

（2）风水证：常与防己、白术、甘草同用，能补气固表，健脾利湿，可用于汗出恶风、身重水肿、小便不利，如防己黄芪汤（《金匮》）。

2. 制用

（1）脾胃虚弱：常与人参、升麻、柴胡、白芍等同用，能补中益气、升阳举陷，可用于脾胃虚弱、食欲不振、少气懒言、体倦乏力或中气下陷之久泻脱肛、子宫下垂等，如补中益气丸（《中国药典》2020年版）。

（2）崩漏：常与当归、党参、炒白术等同用，具益气摄血之功，可用于脾气失摄、崩漏下血，如归脾丸（《中国药典》2020年版）。

【参考文献】

［1］丁喜炎，季琳，程雪，等．不同硫熏替代技术的黄芪药材对小鼠免疫功能影响研究［J］．中国中药杂志，2016，41（15）：2819 - 2823.

［2］蔡金坊，代云桃，肖永庆，等．系统评价蜜炙对黄芪药效物质基础的改变［J］．中国实验方剂学杂志，2016，22（8）：47 - 52.

［3］葛秀允，孙立立．蜜炙对黄芪饮片免疫活性的影响［J］．西部中医药，2019，32（4）：5 - 7.

［4］赵薇，冼小敏．黄芪不同炮制品对脾虚小鼠胃肠功能的影响与多糖含量的相关性分析［J］．中国当代医药，2017，24（20）：145 - 147.

［5］刘武平．基于代谢组学技术的蜜炙黄芪炮制特征成分的药效学研究［D］．广州：广东药科大学．2017.

［6］廖婧竹．蜜炙黄芪有效部位的分离及其抗炎活性研究［D］．广州：广东药科大学．

［7］金佳丽，苏行，姚馨怡，等．炙黄芪对阿霉素所致小鼠蛋白尿的预防作用［J］．中华中医药学刊，2013(3)：504 - 506，708.

地　黄

【来源】 本品为玄参科植物地黄 *Rehmannia glutinosa* Libosch. 的新鲜或干燥块根。主产于河南、河北、山东、浙江等省，以河南温县、博爱、武陟等地产者为道地药材。

【炮制历史沿革】汉代有蒸制后绞汁法（《金匮》）。南齐有蒸焙法（《鬼遗方》）。梁代有得清酒良（《集注》）。南北朝时期有酒拌蒸法（《雷公》）。唐代有熬、熟蒸三、五遍（《千金翼》）；酒浸焙、酒蒸焙、酒，蒸炒、酒炒（《银海》）；蜜煎法（《食疗》）。宋代有烧令黑（《圣惠方》），以醋微炒（《博济》）蒸九遍，用酒制造（《史载》）泥固入罐内，煅（《总录》），酒洒、九蒸九曝、焙干（《普本》），姜汁炒（《妇人》），在制熟地黄的质量上提出了"光黑如漆，味甘如饴糖"（《证类》）的要求。明代有盐煨浸炒（《普济方》），砂仁及酒拌蒸（《纲目》），砂仁、茯苓及酒煮 7 次，去茯苓不用法（《景岳》）。清代有青盐制、童便制（《得配》），蛤粉炒、红花炒（《医醇》），用人乳、粉山药拌蒸法（《治裁》）等。

现行有清蒸、酒蒸（《中国药典》2020 年版），制炭（《中国药典》2020 年版），酒、砂仁制（《规范》），酒、砂仁、陈皮制（《贵州》），酒、砂仁、陈皮、蜂蜜制（《云南》），酒、生姜、陈皮、砂仁制（《四川》），炒焦、酒炒法（《河南》）等。

【炮制方法】

1. 净制

（1）除去杂质，洗净，闷润，切厚片，干燥（《中国药典》2015 年版）。

（2）鲜地黄洗净，切去芦头，拭干，切短段（《上海》）。

（3）捣汁　取净鲜生地，捣烂，榨取其汁，称为生地汁，作临时配方用（《河南》）。

2. 清蒸　取生地黄，大小分档，加清水拌匀、润透，置适宜的蒸制容器内，用蒸汽加热蒸至黑润，取出，稍晾，拌回蒸液，晒至约六成干时，切厚片或块，干燥，即得（《中国药典》2020 年版）。

3. 制炭

（1）生地黄炭：取生地片，置锅内，用武火炒至发泡鼓起，喷淋清水，取出晾干（《中国药典》2020 年版）。

（2）熟地黄炭：炒炭取熟地黄片置锅内，用武火加热。炒至发泡鼓起，表面焦黑色，内部焦褐色，喷淋清水少许，灭尽火星，取出，晾干凉透（《规范》）。

4. 炒焦　取生地片或熟地片置锅内，用中火炒至微焦为度，取出，放凉（《河南》）。

5. 酒制

（1）酒炙：将生地片与黄酒拌匀，闷润至酒尽时，置锅内用中火炒，至微焦为度，取出，放凉。每 100kg 生地片，用黄酒 12kg（《河南》）。

（2）酒浸：取生地片，用黄酒浸透，晾干。每 100kg 生地片，用黄酒 18.75kg（《集成》）。

（3）酒炖：取生地黄，加入黄酒，置适宜的容器内，密闭，隔水或用蒸汽加热炖透，或炖至酒吸尽，取出，晾晒至外皮液稍干时，切厚片或块，干燥，即得。每 100kg 生地黄，用黄酒 20～30kg（《中国药典》2020 年版）。

6. 砂仁制　将熟地黄用砂仁细粉拌匀。每 100kg 熟地黄，用砂仁细粉 3kg（《甘肃》）。

【质量标准】

1. 地黄　本品为类圆形或不规则的厚片。外表皮棕黑色或棕灰色，极皱缩，具不规则的横曲纹。切面棕黑色或乌黑色，有光泽，具黏性。气微，味微甜。

2. 熟地黄　本品为不规则的块片、碎块，大小、厚薄不一。表面乌黑色，有光泽，黏性大。质柔软而带韧性，不易折断，断面乌黑色，有光泽。气微，味甜。

【炮制作用】　生地黄性寒，为清热凉血之品。以清热凉血、养阴、生津见长。经蒸制成熟地黄后，药性可使由寒转温，味由苦转甜，功能由清转补。熟地黄质厚味浓，滋腻碍脾，酒制后其性转温，主补阴血，并可借酒力行散，起到行药势、通血脉的作用。生地黄炭入血分，凉血止血。熟地黄炭以补血止血为主。《证类》有"干地黄《本经》不言生干及蒸干，方家所用二物别，蒸干即温补，生干则平宣，当依此，以用之"；《纲目》有"盖地黄性泥，得砂仁之香而窜，合和五脏冲和之气，归宿丹田故也"；《得配》有"鲜用则寒，干用则凉。上升，酒炒。痰膈，姜汁炒。入肾，青盐水炒。阴火咳嗽，童便拌炒"的阐述。

【炮制研究】　不同地黄炮制品中梓醇的平均含量依次为：鲜地黄＞生地黄≥熟地黄；毛蕊花糖苷平均含量依次为：鲜地黄（0.2430%）≥生地黄（0.0531%）≥熟地黄（0.0257%）。

【临床应用】

1. 鲜用

（1）吐血不止：常与牡丹皮、焦山栀子、桃仁等同用，具有清营凉血、止血的作用，用于秋瘟证、热盛伤营、吐血不止，如新加桃仁承气汤（《秋瘟证治要略》）。

（2）肝风上扰：常与羚羊角片（代）、双钩藤、生白芍等同用，具有平肝息风、清热止痉的作用，用于肝风上扰、头晕胀痛、耳鸣心悸、手足躁扰，如羚角钩藤汤（《重订通俗伤寒论》）。

2. 生用

（1）阴虚发热：常与熟地黄、生姜汁同用，具有滋阴清热的作用，用于肝脾血虚发热盗汗口渴、体倦骨痛、筋脉拘挛，如地黄煎（《妇人》）。

（2）津枯便秘：常与玄参、麦冬同用，具有润肠通便的作用，用于阴虚火旺、灼伤阴液、津枯便秘，如增液汤（《温病条辨》）。

（3）热毒斑疹：常与牡丹皮、木通、紫草茸等同用，具有解毒化斑的作用，用于热毒发斑，斑色红如胭脂或见紫黑者，如解毒化斑汤（《寿世保元》）。

3. 熟用

（1）冲任虚损：常与当归、川芎、白芍同用，具有补血调血作用，用于冲任虚损、月经不调、脐腹疼痛、崩中漏下、血瘕块硬、时发疼痛、妊娠胎动不安、血下不止，以及产后恶露不下、结生瘕聚、少腹坚痛、时作寒热，如四物汤（《局方》）。

（2）眼目昏花：常与车前子（酒蒸）、白芍、当归（酒浸）等同用，具有养肝明目的作用，用于肝血不足、眼目昏花、视物不明或多眵泪，如养肝丸（《济生方》）。

4. 炒炭用

（1）咯血、衄血：常与大蓟、侧柏叶、荷叶炭等同用，具有清热止血的作用，用于吐血、咯血、衄血、唾血、痰中血、胸中积血、两胁刺痛、阴虚咳嗽，如八宝治红丹（《处方集》）。

（2）肠风便血：常与地榆炭、侧柏炭、黄连等同用，具有凉血止血的作用，用于肠风下血、痔疮出血、血色鲜红，如止红肠澼丸（《疡科选粹》）。

5. 熟炭用

崩中漏下：常与艾叶炭、炮姜炭、棕榈炭等同用，具有补血止血的作用，用于冲任虚损、崩中漏下及血虚出血证。

【参考文献】

［1］吴金环，顾红岩，喇孝瑾，等．地黄与熟地黄对糖尿病小鼠血糖血脂的影响［J］. 中国实验方剂学杂志，2011，17（8）：161 - 163.

［2］段卫娜，张振凌，孔莹莹，等．地黄不同炮制品组成的增液汤降低糖尿病大鼠血糖血脂作用的对比研究［J］. 中国实验方剂学杂志，2013，19（6）：187 - 191.

［3］李娴，卫向龙，石延榜，等．比较不同制炭方法炮制的熟地黄炭对小鼠出血、凝血时间的影响［J］. 中医学报，2012，27（3）：67 - 68.

［4］李娴，卫向龙，王娜，等．炒生地黄炭、熟地黄炭对小鼠出、凝血时间的影响［J］. 中药材，2012，35（1）：984 - 986.

［5］甄汉深，李公亮，张同心，等．地黄炒炭前后止血作用的比较［J］. 中成药研究，1985（12）：20.

［6］梁爱华，薛宝云，王金华，等．鲜地黄与干地黄止血和免疫作用比较研究［J］. 中国中药杂志，1999，24（11）：663 - 666.

［7］崔瑛，房晓娜，王会霞，等．地黄不同炮制品补血作用研究［J］. 时珍国医国药，2009，20（1）：20 - 22.

［8］安红梅，史云峰，胡兵，等．熟地黄对 D - 半乳糖衰老模型

大鼠脑衰老的作用研究 [J]. 中药药理与临床，2008，24（3）：59 – 60.

[9] 戈瑚瑚，张雯，花成，等. 清蒸地黄炮制过程中化学成分和抗氧化活性变化的研究 [C]∥中国食品科学技术学会年会暨东西方食品业高层论坛，2009：2.

[10] 郑晓珂，侯委位，段鹏飞，等. 熟地黄提取物体外免疫调节作用实验研究 [J]. 中国药学杂志，2012，47（24）：1995 – 1999.

[11] 梁颖，徐绍娜，徐放，等. 熟地黄多糖对环磷酰胺诱导小鼠的抗突变作用研究 [J]. 中医药信息，2010，27（4）：110 – 112.

[12] 柳祚勤，桂蜀华，夏荃，等. 不同炮制加工的熟地黄对雌性大鼠排卵功能的影响 [J]. 中国实验方剂学杂志，2018，24（13）：6 – 11.

[13] 沈丽琴，杨晗，李胜华，等. 地黄不同工艺炮制过程中主要活性成分的变化规律研究 [J]. 亚太传统医药，2019，15（10）：75 – 79.

[14] 郭阿莉. 不同炮制方法对地黄化学成分及药理作用的影响 [J]. 中国民间疗法，2019，27（4）：86 – 88，108.

牛　膝

【来源】 本品为苋科植物牛膝 *Achyranthes bidentate* Bl. 的干燥根。主产于河南等省。

【炮制历史沿革】 汉代有酒浸焙法（《中藏》）。晋代有酒渍服法（《肘后》）。南北朝时期有黄精汁制法（《雷公》）。宋代有烧为灰、用生地黄汁浸、微炙（《圣惠方》），酱水浸、无灰酒煮（《博济》），慢火炒（《宝产》），酒拌炒（《妇人》），酒洗、盐水炒法（《扁鹊》）。明代有茶水浸（《普济方》），酒蒸（《纲目》），甘草水制法（《保元》）。清代有盐酒炒（《尊生》），童便炒（《得配》），炒炭、酒炒炭法（《治裁》）等。

现行有酒制（《中国药典》2020 年版），盐制（《规范》），烫制、制炭（《上海》），炒制（《河南》），麸制法（《集成》）等。

【炮制方法】

1. 净制　除去杂质，洗净，润透，除去残留芦头，切段，干燥（《中国药典》2020 年版）。

2. 酒制

（1）取牛膝段，加黄酒拌匀，闷透，置炒制容器内，用文火炒至规定的程度时，取出，放凉。每 100kg 待炮制品，用黄酒 10～20kg。

（2）取怀牛膝片炒热，喷入黄酒焙干。每 100kg 怀牛膝片，用黄酒 12.5kg（《集成》）。

（3）先将怀牛膝片拣净杂质，每 100kg 怀牛膝片加白酒 3kg，喷洒均匀，盖严浸吸，15～30 分钟后，晾干，即成。也可原药吸酒，待软，切长节片（《汇典》）。

3. 盐制

（1）取牛膝片，加盐水拌匀，闷润至透，置锅内，用文火加热，炒干，取出放凉。每 100kg 牛膝片，用食盐 2kg（《规范》）。

（2）每 100kg 牛膝，3kg 盐用 12～15kg 清水溶化，加入怀牛膝片或段中，拌匀，润至盐水被吸干，取出，晒至九成干，置炒至灵活状态的细砂中，用武火继续翻炒，至牛膝鼓起立即取出，筛去砂，放凉（《实用中药炮制》）。

4. 烫制　取怀牛膝净片，用适量食盐，拌炒至鼓起，筛去食盐（《上海》）。

5. 麸制　将锅烧热，撒入麦麸，至冒烟时倒入怀牛膝炒至微黄（1～2分钟），筛去麦麸即可（《集成》）。

6. 炒制　取牛膝切后，置锅内，用文火微炒，取出，放凉（《河南》）。

7. 制炭　取怀牛膝净片，清炒至外焦褐色内呈老黄色（《上海》）。

【质量标准】

1. 牛膝　本品为圆柱形的段。外表皮灰黄色或淡棕色，有微细的纵皱纹及横长皮孔。质硬脆，易折断，受潮变软。切面平坦，淡棕色或棕色，略呈角质样而油润，中心维管束木部较大，黄白色，其外围散有多数黄白色点状维管束，断续排列成2～4轮。气微，味微甜而稍苦涩。

2. 酒牛膝　本品形如牛膝段，表面色略深，偶见焦斑。微有酒香气。

【炮制作用】牛膝生用长于活血祛瘀、引血下行。酒制后，能增强活血祛瘀，通经止痛作用。盐制后引药入肾，增强补肝肾、强筋骨的作用。炒炭后能入血分，可用于止血。《纲目》言："欲下行则生用，滋补则焙用，或酒拌蒸过用。"《便读》亦有"生者破血行瘀，盐炒酒蒸熟则强筋健骨"的阐述。

【炮制研究】采用热板法对牛膝不同炮制品进行镇痛作用研究，结果表明生牛膝、酒牛膝、盐牛膝、牛膝炭均有一定程度的镇痛作用，其中以酒制牛膝镇痛作用强而持久。殷玉生对牛膝不同炮制品的镇痛作用进行比较，结果表明牛膝炮制品有明显的镇痛作用，但酒牛膝、盐牛膝、生牛膝之间镇痛作用却无显著性差异。

吴国学等发现不同种类、不同乙醇含量酒炮制牛膝饮片均能不同程度地改善急性血瘀模型大鼠血液流变学指标，总体上 22% 黄酒制品 > 16% 黄酒制品 > 生品 > 56% 白酒制品 > 蒸馏水制品。

牛膝生品和炮制品的急性毒性结果显示，酒制牛膝后其毒性与生品接近，盐制后毒性明显增加。特殊毒性比较，牛膝酒制后可明显降低生品对 EBV 的激活作用，盐制后激活作用略有增加。张振凌等发现牛膝、酒牛膝饮片均有明显的滋补作用，同时还发现牛膝、酒牛膝有轻微的泻下作用。

【临床应用】

1. 生用

（1）鹤膝肿热作痛：常与防己、赤芍、秦艽等同用，具有活血通络、清热利湿的作用，用于湿热下注、鹤膝肿热作痛，如通络利湿汤（《马培之医案》）。

（2）湿热痹痛：常与黄柏（酒炒）、苍术同用，具有祛湿通痹的作用，用于湿热下注、两脚麻木或如火烙之热，如三妙丸（《医学正传》）。

2. 酒制用

（1）用于跌仆瘀血：常与川大黄、当归条、红花等同用，具有活血通络的作用，用于失力闪腰或跌仆瘀血及大便不通而腰痛，如调荣活络饮（《准绳》）。

（2）用于小便不利：常与附子、白茯苓、泽泻等同用，具有补肾温阳、利水退肿的作用，用于肾虚腰重脚肿、小便不利，如加味肾气丸（《重订严氏济生丸》）。

3. 炒炭用 吐血常与丹参、续断、生地黄炭等同用，用于贪色过度或劳神用力太过吐血，如丹参归脾汤（《揣摩有得集》）。

【参考文献】

[1] 陆兔林，毛春芹．牛膝不同炮制品镇痛抗炎作用研究［J］．中药材，1997（10）：507－509.

[2] 施锁平．牛膝不同炮制方法对镇痛作用的影响［J］．现代中药研究与实践，2003，17（4）：40－41.

[3] 殷玉生．怀牛膝的炮制方法探讨［J］．中成药，1989，11（12）：17－18.

[4] 张振凌，黄显峰，石延帮，等．牛膝酒牛膝饮片药理作用的比较研究［J］．中医药学刊，2005，23（7）：1222－1224.

[5] 吴国学，张振凌，赵丽娜．不同种类酒制牛膝对急性血瘀模型大鼠血液流变学的影响［J］．中华中医药杂志，2011，26（3）：498－500.

[6] 聂淑琴，薛宝云，梁爱华等．炮制对牛膝特殊毒性的影响［J］．中国中药杂志，1995（5）：275－278.

[7] 杨志雄，郑俊．牛膝炮制的综述［J］．广西中医学院学报，2008，11（2）：79－81.

白　芍

【来源】 本品为毛茛科植物芍药 *Paeonia lactiflora* Pall. 的干燥根。主产于浙江、安徽、四川等省。

【炮制历史沿革】 汉代有切制法（《伤寒》）。南北朝有蜜水，拌蒸法（《雷公》）。唐代有熬令黄（《千金》），炙法（《外台》）。宋代有剉炒令黄（《圣惠方》），炒令赤色（《三因》），炒焦（《妇人》），焙、制（《普本》），煮制（《总微》），酒炒法（《扁鹊》）。元代有酒浸（《汤液》），酒制、烧灰存性（《丹溪》），米水浸炒法（《世医》）。明代有童便炒（《普济方》），煨制（《奇效》），煅存性（《医学》），醋炒（《纲目》），姜汁浸（《仁术》），陈米炒（《宋氏》），姜炒（《粹言》），酒蒸法（《大法》）。清代有炒黑、川椒拌炒（《本草述》），盐水炒（《良朋》），酒拌（《金鉴》），肉桂汤浸炒（《条辨》），土炒法（《时病》）等。

现行有炒黄、酒制（《中国药典》2020 年版），炒焦、土制（《中国药典》2020 年版），醋炙（《规范》），麸制（《江苏》），酒麸制（《贵州》），煨制（《樟树》），制炭（《河南》），盐炙（《集成》）等。

【炮制方法】

1. 净制　白芍洗净，润透，切薄片，干燥（《中国药典》2020 年版）。

2. 炒制

（1）炒黄：取白芍片，置热锅内，用文火炒至微黄色，取出，放凉（《中国药典》2020 年版）。

（2）炒焦：取白芍片，置锅内用中火炒至表面焦褐色，断面焦黄色为度，取出，放凉；炒焦时易燃者，可喷淋清水少许，取出，再炒干（《中国药典》2020 年版）。

3. 酒制

（1）取白芍片，加黄酒拌匀，闷透，置锅内，用文火炒至微黄色，取出，放凉。每 100kg 白芍片，用黄酒 10 ~ 20kg（《中国药典》2020 年版）。

（2）取白芍片，置热锅内，不断翻动，用文火炒至微黄色，喷洒，黄酒，拌匀，稍闷，取出晾凉。每 100kg 白芍片，用黄酒 10 ~ 15kg（《宁夏》）。

4. 土制

（1）取伏龙肝细粉，置锅内炒热，加入白芍片，炒至外面挂有土色，取出，筛去土，放凉即得。每100kg白芍片，用伏龙肝细粉20kg（《中国药典》1963年版）。

（2）取白土炒热，将白芍片倒入，炒成微黄色时，出锅，筛去白土，摊开，晾凉。每100kg白芍片，用白土20kg（《甘肃》）。

5. 醋炙　取白芍片，用米醋拌匀，稍闷后置锅内，用文火加热，炒干，取出放凉。每100kg白芍片，用米醋15kg（《规范》）。

6. 麸制

（1）将锅烧热，撒入少量麸皮，待冒白烟时加入净白芍片，炒至，黄色，取出，筛去麸皮。每100kg白芍片，用蜜炙麸皮5~10kg（《江苏》）。

（2）用武火将锅烧热，撒入麸皮，俟发出浓烟时，取白芍片倒入，炒成微黄色时，出锅，筛去麸皮，摊开，晾凉。每100kg白芍片，用麸皮10kg（《甘肃》）。

7. 酒麸制

（1）取白芍片，均匀喷上酒，润一夜，晾干。将锅放在大火上烧，至微红，取蜜炙麦麸洒入锅内，起浓烟时，将白芍片倒入，迅速炒至，黄色，立即取出，筛去麦麸，摊开晾凉。每100kg白芍片，用酒12.5kg，蜜炙麦麸12.5kg（《贵州》）。

（2）取白芍片，加麦麸炒黄，筛去麦麸，趁热均匀喷入白酒，闷后晾干。每100kg白芍片，用白酒12.5kg，麦麸适量（《集成》）。

8. 制炭 取白芍片置锅内，用武火炒至外呈黑色，内呈黑褐色为度，喷洒凉水适量，灭尽火星，取出，晾一夜（《河南》）。

9. 盐炙 取白芍片，用微火炒至外皮显焦黑色，喷入盐水即可。每 100kg 白芍片，用食盐 3kg，水适量（《集成》）。

10. 煨制 取净白芍，用温水浸 2～3 小时，润过夜，用糠头（谷壳）拌炒，炒至白芍外表显紫褐色，内部显深黄色或黄褐色，取出，筛去糠头，放凉，切瓜子片，晒干。亦有用黄草纸包裹生白芍，放水中浸湿，入木炭火灰中煨至纸干枯，取出晾干，除去灰屑，切片，晒干（《樟树》）。

【质量标准】

1. 白芍 本品为类圆形的薄片。表面淡棕红色或类白色，平滑。切面类白色或微带棕红色，形成层环明显，可见稍隆起的筋脉纹呈放射状排列。气微，味微苦酸。

2. 炒白芍 本品形如白芍片，表面微黄色或淡棕黄色，有的可见焦斑。气微香。

3. 酒白芍 本品形如白芍片，表面微黄色或淡棕黄色，有的可见焦斑。微有酒香气。

4. 土炒白芍 本品形如白芍片，表面土黄色，微有焦土气。

【炮制作用】白芍生品长于养血敛阴，平抑肝阳。酒炙后能降低酸寒之性，善于和中缓急，多用于胁肋疼痛、腹痛，产后腹痛尤须酒炙。炒白芍药性稍缓，以养血敛阴为主。醋炙后入肝收敛，可敛血止血、疏肝解郁。土炒后借土气入脾，增强柔肝和脾、止泻作用。炒炭后增强收敛作用，以止血为主。《纲目》有"今人多生用，惟避中寒者以酒炒用，入女人血药以醋炒耳"；《得配》有"伐肝生用，补肝炒用，后重生用，血溢醋炒"的阐述。

【炮制研究】白芍在硫黄熏蒸、发酵、切制、炒制、酒炙、醋炙过程中，没食子酸、1,2,3,4,6-五没食子酰基葡萄糖、氧化芍药苷、丹皮酚含量无明显变化规律，而儿茶素、芍药内酯苷、芍药苷、苯甲酰芍药苷、苯甲酸含量呈下降趋势。

【临床应用】

1. 酒制用

（1）血瘀腹痛：常与当归、桃仁、红花（酒炒）等同用，具有养血化瘀的作用，用于妇人血瘀形成在脐腹之下、作痛喜按、身体素虚者，如化瘀汤（《会约医镜》）；若与当归、川芎、五灵脂等同用，用于产后心腹痛、恶血不行或儿枕痛，如起枕散（《古今医鉴》）。

（2）脘腹挛痛：常与桂枝、甘草（炙）、生姜等同用，具有和里缓急止痛的作用，用于脘腹挛痛、喜温喜按，如小建中汤（《妇科发挥》）。

2. 炒用

（1）心腹疼痛：常与当归、川芎、延胡索（炒）等同用，具有活血化瘀、行气止痛的作用，用于小产后瘀血内阻、心腹疼痛或发热恶寒者，如当归川芎汤（《景岳》）。

（2）手足拘挛：常与续断（酒浸炒）、杜仲（姜汁炒）、防风等同用，具有养血祛风的作用，用于气血凝滞、手足拘挛、风痹等症，如三痹汤（《妇人良方》）。

3. 醋炙用

（1）尿血：常与生地黄、阿胶（蒲灰炒）、荆芥炭等同用，具有敛阴止血的作用，用于尿血、血色鲜红，如加减黑逍遥散（《医略六书》）。

（2）乳汁不通：常与当归（酒洗）、白术（土炒）、通草等同用，具有疏肝解郁、养血通乳的作用，用于产后郁结、乳汁不通，如通肝生乳汤（《傅青主》）。

4. 土炒用

（1）伏气飧泄：常与白术（土炒）、陈广皮、软防风、炮姜炭等同用，用治伏气飧泄洞泄及风痢（《时病》）。

（2）泄痢不已：常与东洋参、黄芪（米炒）、于潜术（土炒）、诃子等同用，用治泄痢不已、气虚下陷、谷道不合，肛门下脱（《时病》）。

【参考文献】

［1］刘皈阳，闫旭，李外，等．白芍不同炮制品中芍药苷含量及镇痛作用［J］．解放军药学学报，2005，21（3）：167 - 169，158.

［2］杨帆．酒白芍的炮制工艺、质量控制及其药效学研究［D］．武汉：湖北中医药大学，2008.

［3］江雁，张凌，熊贤兵，等．白芍不同炮制品对原发性痛经药效的比较研究［J］．时珍国医国药，2011，22（6）：1317 - 1318.

［4］连德明．白芍不同炮制品芍药苷含量测定及其镇痛作用的比较研究［J］．北方药学，2017，14（2）：136.

［5］王慧超，张威，李铁军，等．不同炮制法白芍制品的芍药苷含量检测对比及其镇痛效果研究［J］．陕西中医，2018，39（5）：672 - 674.

［6］李颖，魏新智．白芍不同炮制品的镇痛、镇静、抗炎作用比较［J］．辽宁中医药大学学报，2016，18（4）：39 - 41.

［7］孙秀梅，张兆旺，王文兰，等．白芍不同炮制品的成分分

析及对离体兔肠活动的影响（简报）［J］. 中国中药杂志，1990，15
（6）：24.

香　附

【来源】 本品为莎草科植物莎草 *Cyperus rotundus* L. 的
干燥根茎。秋季采挖，燎去毛须，置沸水中略煮或蒸透后
晒干，或燎后直接干燥。

【炮制历史沿革】 唐代有微炒（《理伤》）的炮制方法。
宋代有胆汁制（《总录》），蒸制（《洪氏》），水煮（《传
信》），制炭（《济生方》），酒炒、生姜汁泡后甘草浸焙、
米泔浸后蒜仁煮、酒便浸、石灰炒、童便浸后醋炒（《朱
氏》），童便、醋、盐水制（《疮疡》）等方法。元代有醋煮
（《活幼》），麸炒（《瑞竹》），童便浸、淡盐水浸炒（《丹
溪》）等法。明代有皂角水浸（《奇效》），米泔浸炒（《婴
童》），醋浸焙、童便浸炒（《万氏》），火炮（《医学》），
童便浸（《宋氏》），蜜水煮或醋、童便、酒汤各浸后烘干
（《保元》），酒醋浸烘（《景岳》）等方法。清代又增加蜜
水炒、醋洗焙（《本草述》），童便酒炒（《集解》），童便
浸后醋盐水拌炒（《全生集》），童便醋浸后和熟艾加醋炒
（《玉尺》），人乳拌（《要旨》）等炮制方法。更突出的是，
明清时期在辅料制方面增加较多，如四制香附有酒浸、泔
浸、童便浸、盐水浸之别，当炒（《仁术》），酒、醋、童
便、盐各浸后焙（《万氏》），醋、童便、酒、汤各浸后焙
（《回春》），酒、醋、童便、山栀煎汁各浸后炒（《准
绳》），酒、醋、姜、童便各炒（《串雅内》）等；五制香附
有酒、醋、酥、盐水、姜汁制（《大法》），童便、酒、醋、
盐、姜制（《治裁》）等；六制香附有艾、醋、盐、酥、童

便、乳制（《醒斋》），艾、醋、酒、盐、酥、童便制（《准绳》）；七制香附有童便、黄酒、醋、盐水、茴香汤、益智仁汤、萝卜汤浸，制毕焙干（《滇南》），当归酒浸、蓬术童便浸、丹皮艾叶米泔浸、乌药米泔浸、川芎延胡水浸、三棱柴胡醋浸、红花乌梅盐水浸后晒干，只取香附为末（《玉尺》），一制淘米水泡，二制陈酒泡，三制童便泡，四制盐水泡，五制牛乳泡，六制小扁黑豆煮，七制真茯神为末，炼蜜为丸（《增广》）；八制香附有酒、姜、土、醋、盐、童便、甘草、乳汁逐次制过（《拾遗》）等辅料制，共有近 50 种之多。

现在主要的炮制方法有醋炙、醋煮、醋蒸，酒、盐、姜合制和酒炙、炒炭等。

【炮制方法】

1. 净制　取原药材，除去毛须及杂质，碾成绿豆大粒块，或润透，切薄片，干燥，筛去碎屑。

2. 醋制

（1）取净香附粒或片，加定量的米醋拌匀，闷润至醋被吸尽后，置炒制容器内，用文火加热炒干，取出晾凉，筛去碎屑。

（2）取净香附，加入定量的米醋，再加与米醋等量的水，共煮至醋液基本吸尽，再蒸 5 小时，闷片刻，取出微晾，切厚片，干燥，筛去碎屑；或取出干燥后，碾碎。每 100kg 香附粒或片，用米醋 20kg。

3. 四制香附　取净香附粒或片，加入定量的生姜汁、米醋、黄酒、食盐水拌匀，闷润至汁液被吸尽后，用文火加热炒干，取出晾凉，筛去碎屑。每 100kg 香附颗粒或片，用生姜 5kg（取汁），米醋、黄酒各 10kg，食盐 2kg（清水溶化）。

4. 酒炙　取净香附粒或片，加入定量的黄酒拌匀，闷润至黄酒被吸尽，置炒制容器内，用文火加热炒干，取出晾凉。筛去碎屑。每 100kg 香附粒或片，用黄酒 20kg。

5. 制炭　取净香附，大小分档，置炒制容器内，用中火加热，炒至表面焦黑色，内部焦褐色，喷淋清水少许，灭尽火星，取出晾干，凉透，筛去碎屑。

【质量标准】

1. 香附　本品多呈纺锤形，有的略弯曲，表面棕褐色或黑褐色，有纵皱纹。切面色白或黄棕色，质硬，内皮层环纹明显。气香，味微苦。

2. 醋香附　本品形如香附片或粒，表面黑褐色。微有醋香气，味微苦。

3. 酒香附　本品形如香附片或粒，表面红紫色，略具酒气。

4. 四制香附　本品形如香附片或粒，表面深棕褐色，内部呈黄褐色，具有清香气。

5. 香附炭　本品形如香附片或粒，表面焦黄色，内部焦褐色。质脆，易碎。气焦香，味苦涩。

【炮制作用】香附生品能上行胸膈，外达肌肤，故多入解表剂，以理气解郁为主，用于风寒感冒、胸膈痞闷、胁肋疼痛等。醋炙后，能专入肝经，增强疏肝止痛作用，并能消积化滞，用于伤食腹痛、血中气滞、寒凝气滞、胃脘疼痛等。酒炙后，能通经脉、散结滞，多用于颓疝胀痛、小肠气及瘰疬流注肿块等证。四制香附，以行气解郁、调经散结为主，多用于胁痛、痛经、月经不调、妊娠伤寒、恶寒发热、中虚气滞的胃痛等证。香附炭，味苦涩，能止血，用于妇女崩漏不止等。

【炮制研究】 香附主要含有挥发油，油中主要成分为 α-香附酮、β-香附酮、芹子烯、广藿香酮。此外，还有黄酮类和萜类化合物。

香附经醋制后，总挥发油含量比生香附降低约35%。采用高效液相色谱法测定生香附、醋制香附乙醇提取液中 α-香附酮的含量，结果显示醋制香附溶出量较生品提高近20%，醋制品的水溶性浸出物含量亦明显高于生品，说明醋制香附有利于有效成分的煎出而增强疗效。香附炮制时，若只从浸出率和是否去毛须两方面考虑，可以不去毛须，以缩短炮制工艺。由于醋香附片浸出率最高，挥发油含量又较高，因而是香附最佳炮制品规格。香附醋制和酒炙后总皂苷含量比生品分别提高28.21%和22.48%。

醋制香附的解痉、镇痛作用明显优于生品。生香附、制香附均有降低大鼠离体子宫张力、缓解子宫痉挛以及提高小鼠痛阈的作用，但以醋香附作用较强，且醋蒸法优于醋炙法。比较醋香附、酒香附、生香附的水提液对大鼠痛经模型的影响，发现醋香附对大鼠子宫收缩有较强的抑制作用，子宫肌张力降低，收缩力减弱，痛经缓解，且作用较快，持续时间长。

以解痉、镇痛为指标，对香附生品和几种醋制饮片（醋蒸、醋煮、醋焖）进行实验比较，结果认为醋蒸香附的解痉和镇痛作用均最佳，明显优于生品。

【临床应用】

1. 生用

风寒感冒：常与紫苏、陈皮、苍术等同用，具有理气解表的作用，用于感冒风寒暑湿、呕恶泄利、腹痛及饮冷当风、头痛身热、伤食不化，如二香散（《世医》）；若与紫苏叶、陈皮、甘草（炙）同用，用于外感风寒、内有气滞、形寒身热、头痛无汗、胸脘痞闷、不思饮食，如香苏散（《局方》）。

2. 醋制用

（1）胃脘疼痛：常与高良姜（酒洗）同用，具有疏肝理气、温胃祛寒的作用，用于肝郁气滞、胃有寒凝、脘腹疼痛、喜温喜按、胸胁胀痛或痛经，如良附丸（《良方集腋》）；若与苍术（米泔水浸炒）、陈皮、厚朴（姜炒）等同用，用于伤食腹痛，如香砂平胃散（《金鉴》）；若与白术（麸炒）、橘皮、法半夏等同用，用于胃寒气滞、不思饮食、呕吐酸水、胃脘满闷、四肢倦怠，如香砂养胃丸（《中国药典》2020 年版）。

（2）胃脘胀痛：常与橘皮、枳实、砂仁等同用，具有行气止痛的作用，用于停乳停食、胃脘胀痛、呕吐泄泻、不思饮食，如香橘丹（《中药制剂手册》）。若与木香、砂仁、神曲（麸炒）等同用，用于脾胃不和、气滞停食、胸膈胀满、脘腹疼痛、饮食减少、消化不良，如香砂枳术丸（《中药制剂手册》）。

（3）疝气疼痛：常与乌药同用，具有散寒调气、破结止痛的作用，用于肝气失疏、流注不定、聚散无常、阴囊偏坠、时大时小、时作疼痛，如青囊丸（《韩氏医通》）。

（4）腹有血瘕：常与艾叶（醋炒）、当归（酒洗）、川芎等同用，具有行气解郁、破血通经的作用，用于妇人气滞血瘀、腹有血瘕、脐下胀痛或月经不行、发热体倦，如消积通经丸（《寿世保元》）。

（5）肚腹时痛：常与艾叶、当归（酒洗）、白芍（酒炒）等同用，具有温寒、理气、行血、止痛的作用，用于妇人子宫虚冷、带下白浊、面色萎黄、经脉不调、肚腹时痛、婚久不孕，如艾附暖宫丸（《仁斋直指方论》）。

（6）风湿痹痛：常与川乌（炙）、草乌（炙）、当归等同用，具有舒筋活络、散风止痛的作用，用于风湿痹痛、麻木不仁、四肢酸痛、半身不遂，如小活络丹（《北京市中药成方集》）。

3. 四制香附用

（1）经水不调：常与当归（酒浸）、白芍（炒）、熟地黄（酒制）等同用，具有行气解郁、调经的作用，用于妇女经水不调、赤白带下、日久不孕，如当归泽兰丸（《摄生众妙方》）。

（2）中虚气滞：常与党参、茯苓、春砂仁等同用，具有行气解郁、健脾和胃的作用，用于中虚气滞、饮食不化、呕恶胀满、胃痛、腹鸣、泄泻，如香砂六君丸（《重订通俗伤寒论》）。

（3）妊娠伤寒：常与新会皮、鲜葱白、紫苏等同用，具有理气发汗的作用，用于妊娠伤寒、恶寒发热、头痛鼻塞，如香苏葱豉汤（《重订通俗伤寒论》）。

（4）冲脉有伤：常与当归（酒洗）、阿胶（蛤粉炒）、益母草等同用，具有调经保胎的作用，用于妇人气血不足、冲脉有伤或受胎经二月而胎堕者，如千金保胎丸（《回春》）。

4. 酒制用

（1）癥疝胀痛：香附末 6g，海藻 3g，煎酒空心调下，具有通经脉、散结滞的作用，用于癥疝胀痛及小肠气（《濒湖集简方》）。

（2）瘰疬肿块：单用香附为末，酒和，量疮大小，做饼敷患处，以热熨斗熨之，具有散结滞、消肿的作用，用于瘰疬流注肿块或风寒袭于经络结肿而痛，若风寒湿毒，宜用姜汁作饼（《外科发挥》）。

（3）冲任两虚：常与熟地黄、白芍（炒）、续断（酒炒）等同用，具有调补冲任的作用，用于冲任两虚、不孕，如加味种子四物汤（《医略六书》）。

（4）血虚头痛：常与川芎、白芍、当归等同用，具有通经脉、补血的作用，用于血虚受风之头痛，如当归补血汤（《回春》）。

（5）儿枕痛：常与山楂、益母草、当归等同用，具有通经脉、散瘀止痛的作用，用于妇人产后儿枕血痛，如山楂益母草汤（《会约医镜》）。

5. 炒炭用

妇女崩漏：常与当归、白芍、赤芍等同用，具有和血止血的作用，用于妇女崩漏及月经过多证。

【参考文献】

［1］季宁平. 醋香附疏肝解郁药效物质基础研究［D］. 成都：成都中医药大学，2015.

［2］周莉江，严鑫，季宁平，等. 醋制香附不同提取部位对肝郁型胃肠功能紊乱大鼠胃肠运动的影响［J］. 中药材，2016，39

（1）：174 – 177.

　　［3］刘忠全. 醋炙法炮制香附增强疗效的作用研究 ［J］. 西部中医药, 2014, 27 （9）：27 – 29.

　　［4］郭慧玲, 王进诚, 胡律江, 等. 香附不同炮制品的抗炎镇痛作用比较 ［J］. 江西中医药大学学报, 2017, 29 （1）：74 – 75, 83.

　　［5］李淑雯, 胡志方. 香附醋制前后对 Caco – 2 细胞 P – 糖蛋白功能和表达的影响 ［J］. 中国实验方剂学杂志, 2013, 19 （16）：217 – 219.

　　［6］盛菲亚, 周莉江, 严鑫, 等. 香附醋制前后对肝气郁滞模型大鼠的影响 ［J］. 中成药, 2016, 38 （1）：156 – 159.

　　［7］李喆, 牛莉娜. 香附的炮制及临床应用研究 ［J］. 世界最新医学信息文摘, 2017, 17 （94）：96, 102.

　　［8］孙昌云, 潘小毛. 香附的炮炙与临床应用 ［J］. 中医药临床杂志, 2008, 20 （1）：69 – 70.

　　［9］黄开云, 张晓燕, 杨娜娜. 正交试验法优化香附醋炙新工艺 ［J］. 中国药师, 2013, 16 （4）：543 – 545.

山　药

　　【来源】 本品为薯蓣科植物薯蓣 *Dioscorea opposite* Thumb. 的干燥根茎。主产河南。此外, 湖南、湖北、山西、云南、河北、陕西、江苏、浙江、江西、贵州、四川等地亦产。

　　【炮制历史沿革】 对于山药的炮制方法,《历代中药炮制法汇典》（古代部分）载有 14 种炮制方法, 而《历代中药炮制法汇典》（现代部分）只收载了生品、麸炒品、土炒品、米炒品、蜜麸炒品和炒黄品 6 个品种; 分为净制、切制、火制和辅料制 4 大类, 其中净制主要以去皮为主,最早见于唐代的《食医心鉴》"刮去皮"。在唐宋时期，切制主要以捣碎或碾粉为主，如"拍令碎用"，清代主要以切片为主，如"水润，切片"，炮制以炒黄或清炒为主，如"半生半炒黄"，清代文献有炒焦和土炒法的记载。其中，炒黄法和土炒法沿用至今。其余还有火制、烘制、焙制、蒸制、酒制、药汁制、矾制、醋制、姜制、蜜制、乳制、盐制等方法。

现代对山药的炮制多采用麸炒、土炒、米炒、蜜麸炒、清炒等方法。

【炮制方法】

1. 净制　取山药片，除去杂质。为不规则的厚片，皱缩不平，切面白色或黄白色，质坚脆，粉性。气微，味淡、微酸。

2. 炒制

（1）麸炒山药：将炒制容器加热，至撒入麸皮即刻烟起，随即投入毛山药片或光山药片，迅速翻动，炒至表面呈黄色或深黄色时，取出，筛去麸皮，放凉。每100kg待炮制品，用麸皮10~15kg。

（2）土炒山药：取灶心土粉置锅内，用文火加热，炒至轻松时，加入山药片，拌炒至片外挂有土色，取出，筛去土，放凉。

（3）米炒山药：在热锅内加入山药片及米，炒至米呈黄色，取出，筛去米，放凉。每100 kg山药片，用麸量为30 kg。

（4）蜜麸炒：将锅烧热约180℃，撒入蜜制麦麸，炒至冒烟，倒入净山药片，再炒至微黄或金黄色，取出，筛去麸；或蜜水拌麦麸，微火炒干，加入山药片，炒至微黄色，取出，筛去麸，晾凉。依各地习惯不同，每100kg山药片，用蜜麸量为6.0~12.5kg。

（5）清炒：取净山药片，置锅内，用文火炒至微黄色，取出，晾凉。

【质量标准】

1. 山药　表面类白色或淡黄白色，质脆，易折断，切面类白色，富粉性。

2. 麸炒山药　本品形如毛山药片或光山药片，切面黄白色或微黄色，偶见焦斑，略有焦香气。

3. 土炒山药　本品表面土红色，粘有土粉，偶见焦斑，略具焦香气。

【炮制作用】

1. 山药　甘，平。归脾、肺、肾经。具有补脾养胃，生津益肺，补肾涩精等作用。常用于治疗脾虚食少，久泻不止，肺虚喘咳，肾虚遗精，带下，尿频，虚热消渴等症。

2. 麸炒山药　补脾健胃。用于脾虚食少，泄泻便溏，白带过多。炒制的目的，一是增强山药的补益作用，如《本草求真》："入滋阴药中宜生用，入补脾内宜炒黄用。"《得配本草》："入补药微炒。"《本草衍义》中也有较详细的论述："所以用干之意，盖生湿则滑，不可入药，熟则只堪啖，亦滞气。"二是增强山药引药入经的作用，如"入脾胃土炒"。

【炮制研究】山药主要含薯蓣皂苷元、皂苷、黏液质、氨基酸及淀粉等。薯蓣皂苷元也是合成甾体激素药物的原料。

土炒、清炒和麸炒能促进山药中薯蓣皂苷元的溶出（为生品的 2~3 倍）。土炒山药除 Co 元素以外，各种微量元素含量均较生品有大幅升高，而麸炒品中某些微量元素含量却降低。其游离氨基酸总含量亦是以山药的土炒品、麸炒品为最低。山药经炒制后，部分磷脂成分被破坏。麸炒后总糖含量有所增加。

研究表明，山药能刺激小肠运动，促进肠道排空，具有助消化作用；可降低血糖，预防和治疗四氧嘧啶引起的小鼠糖尿病；能增强机体免疫力、有显著的常压耐缺氧作用，以及滋补和延缓衰老的作用。

【临床应用】

1. 生用　山药以补肾生精，益肺阴为主，用于肾虚遗精、尿频，肺虚喘咳、阴虚消渴。如治虚劳不足的薯蓣丸（《金匮》）；治阴虚消渴的玉液汤（《参西录》）及治肾阴虚的六味地黄丸（《药证》）。

2. 炒制用

（1）梦遗精滑：常与白术（炒）、五味子（酒蒸）、杜仲（酒炒）、菟丝子（酒炙）等同用，用治脾肾虚损、不能收摄、梦遗精滑、身体困倦，如苓术菟丝丸（《景岳》）；若与芡实、金樱子、五味子等同用，具有益肾固精的作用，用治肾虚精关不固、梦遗滑精、腰酸腿痛，如必元煎（《景岳》）。

（2）白带绵下：常与白术（土炒）、车前子（酒炒）、白芍（酒炒）、人参等同用，具有补脾止带的作用，用治脾虚肝郁，湿浊下注，白带量多清稀、绵绵不断，倦怠便溏，面色白，如完带汤（《傅青主》）。

【参考文献】

［1］王海波，李忠保，李振国．山药炮制历史沿革的研究［J］．中医研究，2008，21（6）：22-25.

［2］郭三军．山药的炮制及研究［J］．中国误诊学杂志，2007，7（28）：6942-6944.

［3］王孝涛．历代中药炮制法汇典：现代部分［M］．南昌：江西科学技术出版社，1989.

［4］程林，陈斌，蔡宝昌．山药及其麸炒品水提液不同极性部位对脾虚小鼠胃肠功能的影响［J］．南京中医药大学学报，2006，22（3）：168-170.

［5］傅紫琴，蔡宝昌，卞长霞，等．山药及其麸炒品的多糖成分对脾虚小鼠胃肠功能的影响［J］．药学与临床研究，2008，16（3）：181-183.

［6］孔翠萍，柴川，崔小兵．山药不同炮制品对小肠收缩及对消化酶活性的影响［J］．中国民族民间医药杂志，2012，2（15）：62-63.

［7］刘应蛟，楚世峰，袁志鹰，等．HPLC法同时测定山药饮片、麸炒及土炒山药中尿囊素、腺苷和苯丙氨酸的含量［J］．时珍国医国药，2019，30（3）：62-64.

［8］郭灿，曾莉．山药炮制前后主要药理活性的对比研究［J］．环球中医药，2015，8（10）：1179-1181.

［9］侯婧霞，丁厚伟，朱星宇，等．不同加工工艺山药药效对比研究［J］．中药材，2019，42（1）：74-77.

［10］马晓莉，李鹏，韩波，等．山药加工炮制工艺研究［J］．医学研究与教育，2010，27（6）：64-68.

苍　术

【来源】 本品为菊科植物茅苍术 *Atractylodes lancea*

（Thunb.）DC. 或北苍术 *Atractylodes chinensis*（DC.）Koidz. 的干燥根茎。茅苍术主产于江苏、湖北、河南等省；北苍术主产于河北、山西、陕西、内蒙古等省区。

【炮制历史沿革】唐代有米泔浸炒、米泔浸去皮（《银海》），醋煮法（《理伤》）。宋代有剉炒、微炒（《圣惠方》），用慢火炒令黄色（《证类》），东流水浸十日、去黑皮、切片焙，麸炒，皂荚制（《总录》），与葱白同炒（《局方》），与青盐同炒（《总微》），土炒（《妇人》），与干木瓜、好酒煮，与干木瓜、盐水煮，与干木瓜、好醋煮，与干木瓜、川椒煮（《朱氏》）。金元时期有酒煮（《儒门》）；面炒，童便浸，无灰酒浸，乌头片、川楝子肉同苍术炒焦黄色，川椒、陈皮、破故纸制，用茴香、青盐、食盐制，葱白、盐制法（《瑞竹》）等。明代有蒸制，炒黑色，酒浸炒，用牵牛、茱萸、猪苓同炒（《普济方》）；炮刮去皮（《奇效》）；泔浸盐水炒（《明医》）；米泔浸后米醋炒令香黄色（《医学》）；用脂麻同炒（《纲目》）；姜汁炒（《仁术》）；油浸（《准绳》）；童便、人乳各浸三日，炒干（《保元》）；泔浸、牡蛎粉炒（《济阴》）；泔浸，拌黑豆蒸，又拌蜜酒蒸，又拌人乳蒸（《大法》）；芝麻拌蒸法（《通玄》）等。清代增加九蒸九晒（《集解》），米粉炒、糠拌炒（《辨义》），麻黄炒（《逢原》），土炒炭（《全生集》），炒枯（《吴鞠通医案》），土炒焦法（《霍乱》）等。

现行有麸炒（《中国药典》2020 年版），土制（《河南》），盐炙（《集成》），制炭（《天津》），蒸制法（《上海》）等。

【炮制方法】

1. 净制 除去杂质，洗净，润透，切厚片，干燥（《中国药典》2020 年版）。

2. 麸炒

（1）将炒制容器加热，至撒入麸皮即刻烟起，随即投入待炮制品，迅速翻动，炒至表面呈黄色或深黄色时，取出，筛麸皮，放凉。每 100kg 苍术片，用麸皮 10～15kg（《中国药典》2015 年版）。

（2）将锅放在大火上烧至微红，取适量蜜制麦麸洒入锅内，浓烟起时，将苍术片倒入，迅速炒动至深黄色，立即取出，筛去麦麸，摊开晾凉。每 100kg 苍术片，用蜜制麦麸 12.5kg（《贵州》）。

3. 炒制

（1）炒黄：取苍术片，置锅内，用文火炒至微黄色，取出，放凉（《中国药典》1977 年版）。

（2）炒焦：取苍术片，置锅内，以武火炒至焦褐色，取出，筛去灰屑（《湖北》）。

4. 制炭 取净苍术置锅内加热，用铁耙翻动均匀，炒至黑褐色，及时喷淋清水，取出，置容器内，搅动散热，候烟冒尽，待凉即得（《天津》）。

5. 米泔水制

（1）取苍术片，用米泔水喷洒湿润，置锅内用文火炒至微黄色；或取拣净的苍术，用米泔水浸泡后捞出，置笼屉内加热蒸透，取出，干燥即得（《中国药典》1963 年版）。

（2）取生苍术片，倒入刚煮沸的米泔水中淹没，浸泡

20～30 分钟或至不见朱砂点时捞出，晒干（《实用中药炮制》）。

6. 土制　先将灶心土置热锅内炒松，倒入苍术片，用中火炒至闻到苍术固有香气为度，取出，筛去土，晾凉。每 100kg 苍术片，用灶心土 30kg（《河南》）。

7. 盐炙　取苍术用大火炒至外皮焦黑色，加盐水，炒干取出。每 100kg 苍术，用盐 3kg，水适量（《集成》）。

8. 蒸制　取原只净茅术，润透，置蒸笼内，蒸至外黑内棕褐色，取出，晒至半干，切薄片，将蒸时所得汁水拌入，使之吸尽，干燥，筛去灰屑（《上海》）。

【质量标准】

1. 苍术　本品为不规则类圆形或条形厚片。外表皮灰棕色至黄棕色，有皱纹，有时可见根痕。切面黄白色或灰白色，散有多数橙黄色或棕红色油室，有的可析出白色细针状结晶。气香特异，味微甘、辛、苦。

2. 麸炒苍术　本品形如苍术片，表面深黄色，散有多数棕褐色油室，有焦香气。

3. 焦苍术　焦苍术表面焦褐色，有焦香气。

【炮制作用】苍术生品温燥而辛烈，化湿和胃力强，而且能走表祛风湿。麸炒后可缓和燥性，气变芳香，增强健脾燥湿的作用。炒焦后辛燥之性大减，用于固肠止泻。米泔水制后可缓其燥性，去掉部分油质，并能增强健脾作用。土炒后可增强其健脾止泻的作用。《本草纲目》有"苍术性燥，故以糯米泔浸去其油，切片焙干用，亦有用脂麻同炒，以制其燥者"的阐述。

【炮制研究】苍术主含挥发油，其中主要成分为苍术酮、苍术素、茅术醇及 β – 桉油醇等。苍术经炮制（清炒、麸炒、米油水制）后挥发油中各主要成分含量均明显减少，苍术挥发油对青蛙有镇静作用，并略使脊髓反射亢进，大剂量使中枢神经抑制，终致呼吸麻痹而死亡。采用 GC – MS 方法分析南北苍术炮制前后的超临界 CO 萃取物，结果表明，苍术经麸炒后，所含成分在质的方面变化不明显，但相对含量发生了变化，低沸点成分含量降低，高沸点成分含量上升。另有研究表明，南苍术和北苍术炮制（麸炒）前后 HPLC 特征图谱中成分的种类变化较小，主要是各成分的含量及成分间的比例关系差异明显，其中炮制后苍术素含量均明显降低。

有研究选用小鼠大黄致脾虚模型，观察苍术不同炮制品（麸炒、米泔水制）对其作用。结果各炮制品组较生品组均能明显增加脾虚小鼠体重，改善小鼠脾虚症状，抑制炭末在小肠中的推进率，减轻泄泻程度，延长游泳时间，且以麸炒及泄润炒的作用更为明显，而生品作用不明显，表明苍术麸炒与泄润炒品有较强的健脾作用。研究发现苍术提取物也可改善脾虚大鼠胃肠动力，调节胃肠激素的分泌及免疫功能，且麸炒苍术作用优于生苍术。

【临床应用】

1. 生用

风湿痹痛：常与薏苡仁、独活、川芎等同用，具有祛湿除痹的作用，用于风湿阻于经络、肢体关节疼痛、肌肤麻木不仁，如薏苡仁汤（《奇效》）。若与防风、黄柏、柴胡同用，用于湿热下注、腰腿疼痛，如苍术汤（《兰室秘藏》）。若与川黄柏、薏苡仁、怀牛膝同用，用于湿热下注、两足麻痿肿痛，如四妙丸（《成方便读》）。

2. 米泔水制用

（1）脚膝疼痛：常与黄柏（炒）同用，具有清热燥湿的作用，用于湿热下注、筋骨疼痛、脚膝无力、足膝红肿热痛或下部湿疮，以及湿热带下、淋浊等证，如二妙散（《丹溪》）。若与黄柏（酒拌炒）、川牛膝同用，用于湿热下流、两脚麻木或如火烙之热，如三妙散（《医学正传》）。

（2）满闷而吐：常与紫苏、厚朴（姜汁炒）、藿香等同用，具有化湿止呕的作用，用于湿气呕吐、胸前满闷、头重身重、面目水肿、呕恶而吐、口不渴、吐多痰涎，如香苏平胃散（《症因》）。若与白术（炒）、枳实（麸炒）、半夏等同用，用于诸积在胃、当心而痛、痞满嘈杂、恶心呕吐、嗳气吞酸，如无价金丹（《寿世》）。

（3）脾胃不和：常与陈皮、厚朴（姜汁炒）、炒甘草等同用，具有燥湿运脾的作用，用于脾胃不和、不思饮食、心腹胁肋胀满刺痛、呕哕恶心、噫气吞酸，如平胃散（《局方》）。若与云苓、白芍（炒黄）、川椒（炒出汗）等同用，用于寒湿困脾、泄泻久不愈者，如苍术丸（《景岳》）。

（4）痰喘咳嗽：常与白茯苓、当归、红花等同用，具有健脾养血、化痰消瘀的作用，用于受伤日久、脾气不足、营血亏损、痰瘀内阻、胸骨高起、痞气膨闷、痰喘咳嗽，如加减紫金丹（《金鉴》）。

（5）四时伤寒：常与厚朴（姜汁制）、藿香、半夏等同用，具有化湿解表的作用，用于四时伤寒、瘟疫时气、头痛壮热、腰背拘急、山岚瘴气、寒热往来、霍乱吐泻，如不换金正气散（《局方》）。若与人参、草果、茯苓等同用，用于外感风寒、内伤生冷、憎寒壮热、头目昏痛、肢体拘急及饮食伤脾、发为疟疾或脾胃虚寒、呕逆恶心，如人参养胃汤（《局方》）。若与藁本、香白芷、细辛等同用，用于外感风寒湿邪、头痛项强、发热憎寒、身体疼痛及伤风鼻塞声重，咳嗽头昏，如神术散（《局方》）。

（6）目生翳障：常与蝉蜕、黄连、枸杞子等同用，具有滋肝明目的作用，用于睑硬睛痛、目生翳障或肝肾不足所致的眼疾，如青盲、雀盲、眼目昏涩，如二术散（《准绳》）。

3. 炒制用

（1）胸膈胀满：常与香附、枳壳（麸炒）、山楂等同用，具有理气化湿、宽中和胃的作用，用于气滞湿阻、胸膈胀满、饮食减少，如宽中健脾丸（《入门》）。

（2）呕吐清水：常与白术（土炒）、半夏（姜制）、陈皮等同用，具有健脾化湿止呕的作用，用于呕吐清水如注，如二术二陈汤（《古今医统》）。

4. 炒焦用

（1）脾虚泄泻：常与蜀椒（炒）同用，具有健脾止泻的作用，用于湿阻中焦、脾虚泄泻以及飧泻久痢，如椒术丸（《保命集》）。方中苍术宜炒焦用为好。

（2）妇女带浊：常与土茯苓、萆薢、萹蓄等同用，具有除湿止带的作用，用于湿邪注于下焦的淋带白浊。

【参考文献】

［1］沙多依，杭永付，宋菲，等．北苍术炮制前后挥发油部位保肝作用比较研究［J］．现代中药研究与实践，2010，24（4）：41－43.

［2］塔西斯，张洁，杭永付，等．北苍术炮制前后水提液和多糖部

位保肝作用比较研究 [J]. 现代中药研究与实践, 2011, 25 (3): 45 – 47.

［3］王丹凤, 刘玉强, 才谦. 苍术麸炒前后健脾作用研究 [J]. 时珍国医国药, 2013, 24 (1): 155 – 156.

［4］季光琼, 肖波, 刘艳菊, 等. 苍术麸炒前后正丁醇部位对湿阻中焦证大鼠的药效学研究 [J]. 中成药, 2014, 36 (7): 1527 – 1529.

［5］肖波. 苍术炮制前后正丁醇部位药效学及化学成分对比研究 [D]. 武汉: 湖北中医药大学, 2014.

［6］孙雄杰. 苍术炒焦工艺及炒焦前后药效学与化学成分对比研究 [D]. 武汉: 湖北中医药大学, 2016.

［7］金传山, 甘恕潮, 琚金苗. 苍术不同炮制品健脾作用的观察 [J]. 中国中药杂志, 1999, 24 (10): 597 – 599.

［8］王金梅, 康文艺. 苍术及其麸炒品挥发油化学成分及抑制 α - 葡萄糖苷酶比较研究 [J]. 天然产物研究与开发, 2012, 24 (6): 790 – 792.

［9］叶红平. 苍术及其麸炒品对小鼠特异性免疫功能的影响 [J]. 当代医学 (学术版), 2008, 6 (7): 32.

［10］康文艺. 苍术及其麸炒品抗氧化活性研究 [J]. 精细化工, 2010, 27 (7): 664 – 666.

［11］于艳, 贾天柱, 才谦. 茅苍术及其麸炒品对胃溃疡大鼠抗炎作用的比较研究 [J]. 中国中药杂志, 2016, 41 (4): 705 – 710.

党　参

【来源】 本品为桔梗科植物党参 *Codonopsis pilosula* (Franch.) Nannf. 、素花党参 *Codonopsis pilosula* Nannf. var. *modesta* (Nannf.) L. T. Shen 或川党参 *Codonopsis tangshen* Oliv. 的干燥根。分布于东北及河北、河南、山西、陕西、甘肃、内蒙古、青海等地。

【炮制历史沿革】党参最早收入于清代本草，从清《本经逢原》《本草求真》中，开始有提到党参一药。在净制方面，采用"去梢"（《治全》）、"竹刀刮暴干"（《害利》）。炮制方面，有蜜炙（《治全》），严西亭在《得配本草》中提到"补肺，蜜拌蒸熟"，《时病论》中曰："米炒，治脾土虚寒泄泻。"

现代党参的炮制研究，包括净制及切制和炮制两个部分。党参净制及切制方法包括洗切、蒸切。1990 年版、1995 年版、2000 年版、2005 年版、2010 年版、2015 年版及 2020 年版《中国药典》党参切制均采用"切厚片"的切制方法。党参饮片的炮制方法仅有米制一种（《中国药典》2020 年版）。

【炮制方法】

1. 净制　除去杂质，洗净，润透，切厚片，干燥。

2. 米制

（1）取待炮制品，置炒制容器内，用米拌炒至表面深黄色，取出，筛去米，放凉。每 100kg 党参片，用米 20kg（《中国药典》2020 年版）。

（2）将米置锅内加热，喷水少许至米黏贴锅上，候烟冒出时，加入党参段，轻轻翻炒至显黄色，取出，放凉，去净米粒即得。每 100kg 党参段，用米 20kg（《规范》）。

（3）取小米用急火炒成微黄色时，将党参片倒入，改用文火炒成黄色，出锅，筛去米。每 100kg 党参片，用小米 20kg（《甘肃》）。

3. 蜜炙　取炼蜜用适量开水稀释后，加入党参片拌匀，闷透，置锅内，用文火加热，炒至黄棕色，不黏手时，取出放凉。每100kg党参片，用炼蜜20kg（《规范》）。

4. 酒炙　取党参用米酒拌匀，放置1小时，炒干或烘干，每100kg党参，用米酒20kg（《江西》）。

5. 土制　先将灶心土置锅内炒松，倒入党参段，用中火炒至表面呈土黄色，闻到党参香气为度，取出，筛去土，放凉。每100kg党参段用灶心土30kg（《河南》）。

6. 麸制　将锅以武火加热，撒入麸皮，候起烟时，投入党参片，不断翻动，炒至片面呈黄色，取出，筛去麸皮。每100kg党参片，用麸皮18kg（《湖北》）。

7. 炒制　取党参片或段于锅中，小火炒至微有焦斑，盛起，凉透（《江苏》）。

8. 蒸制　取党参置蒸具内，蒸至香气大出后约1小时，取出，切厚片或段，晒干（《实用中药炮制》）。

9. 蜜麸炒　先将铁锅烧至180℃，再将蜜麸撒入，待起浓烟，将党参片倒入，炒至微黄色，筛净蜜麸即可（《上海》《江西》）。

10. 赤石脂炒　先将赤石脂炒热，加入党参片或段，炒至赤石脂呈土红色为度（《成都》）。

【质量标准】

1. 党参　本品为类圆形的厚片。外表皮灰黄色、黄棕色至灰棕色，有时可见根头部有多数疣状突起的茎痕和芽。切面皮部淡棕黄色至黄棕色，木部淡黄色至黄色，有裂隙或放射状纹理。有特殊香气，味微甜。

2. 米炒党参　本品形如党参片，表面深黄色，偶有焦斑。

【炮制作用】生品甘平，具有健脾益肺，养血生津等作用。米炒后气味焦香，益气健脾作用增强。蜜炙取其甘缓，增强补中益气作用。土炒后能增强其健脾止泻的作用。麸炒后能增强和胃健脾的作用。

【炮制研究】党参主要含有皂苷、微量生物碱、菊糖及植物甾醇。对党参米炒前后化学成分对比研究发现，炮制后有新成分产生，经分离鉴定新增成分之一为5－羟甲基糠醛（5－HMF），党参多糖与阿魏酸等有机酸共同加热是生成5－HMF的主要途径。

党参补气，能提高人体非特异性免疫功能。药理研究表明，在提高小白鼠巨噬细胞吞噬能力和抗疲劳能力方面，蜜炙党参强于生党参和米炒党参，而米炒党参又弱于生党参，因此，蜜炙能增强党参补中的作用。

【临床应用】

1. 生用

（1）肺气亏虚：常与五味子、黄芪等同用，能补肺、敛肺，可用于咳喘气短、气怯声低，如补肺汤（《永类钤方》）。

（2）气血两亏：常与当归、熟地黄等同用，能气血双补，可用于气血双亏、形体羸瘦、倦怠乏力、面色无华，如两仪膏（《中药成方集》）。

（3）津气两伤：常与麦冬、五味子同用，能益气生津，可用于津气两伤、气短口渴者。

2. 米炒用

脾胃虚弱：与白术、陈皮、芍药、扁豆等同用，能增强补气健脾作用，可用于脾胃虚弱、食少便溏者。

3. 蜜炙用

中气下陷：常与炙黄芪、炒白术、炙甘草、蜜升麻等同用，有补中益气、升阳举陷的作用，可用于中气下陷、小腹坠胀、久痢脱肛、内脏下垂者，如参芪白术汤（《不知医必要》）。

【参考文献】

[1] 陈良胜. 党参炮制方法历史沿革及研究进展 [J]. 现代医药卫生，2013，29（14）：2143 – 2144.

[2] 罗春丽，陈海昕，王文娟，等. 不同工艺制备米党参抗应激反应及质量对比研究 [J]. 中国现代中药，2016，18（4）：501 – 504.

[3] 邹利，邱炳勋，刘珂，等. 党参米炒前后党参多糖与 5 – 羟甲基糠醛的变化及其对胃肠平滑肌运动的影响 [J]. 中草药，2017，48（1）：149 – 154.

[4] 涂守东. 党参炮制研究进展 [J]. 中医临床研究，2019，11（30）：126 – 127，144.

[5] 王梅，荆然，王越欣，等. 米炒党参的历史沿革及其现代炮制工艺、化学成分和药理作用的研究进展 [J]. 中国药房，2020，31（14）：1788 – 1792.

干　姜

【来源】 干姜为姜科植物姜 *Zingiber officinale* Rosc. 的干燥根茎。冬季采挖，除去须根及泥沙，晒干或低温干燥。

【炮制历史沿革】 汉代有火炮（《金匮》）法。宋代有烧存性、甘草水煮（《圣惠方》），炒令黑（《证类》），盐炒（《总录》），燀制、巴豆制（《局方》），黄泥裹煨、地黄汁炒（《妇人》），灶心土炒（《朱氏》）等多种炮制方法。明代增加硇砂炒（《奇效》），童便炒黑（《入门》），水浸火煨、慢火煨至极黑（《保元》）等法。清代又增加姜炭（《大成》）、炮姜炭（《全生集》）、酒蒸炮姜（《活幼》）

等炮制方法。

现在主要的炮制方法有砂烫、炒炭等。

【炮制方法】

1. 净制　取原药材，除去杂质，略泡，洗净，润透，切厚片或块，干燥，筛去碎屑。

2. 炮制　先将净砂置炒制容器内，武火加热，炒至灵活状态，再加入干姜片或块，不断翻动，炒至鼓起，表面棕褐色，取出，筛去砂，晾凉。

3. 制炭　取干姜片或块，置炒制容器内，用武火加热，炒至表面焦黑色，内部棕褐色，喷淋少许清水，灭尽火星，略炒，取出，晾干，筛去碎屑。

【质量标准】

1. 干姜片（块）　本品为不规则纵切片或斜切片，具指状分枝，外皮灰黄色或浅黄棕色，粗糙，具纵皱纹及明显的环节。切面灰黄色或灰白色，略显粉性，可见较多的纵向纤维，有的呈毛状。质坚实，断面纤维性。气香、特异，味辛辣。

2. 姜炭　本品形如干姜片（块），表面焦黑色，内部棕褐色，体轻，质松脆。味微苦，微辣。

【炮制作用】　干姜性热而偏燥，以温中散寒、回阳通脉、燥湿化痰为主，能守能走，故对中焦寒邪偏胜而兼湿者，以及寒饮伏肺的喘咳尤为适宜；又因力速而作用较强，故用于回阳复脉，其效甚佳。常用于脘腹冷痛、呕吐、泄泻、肢冷脉微、痰饮咳喘等证。炮姜苦、辛，温，辛燥之性不及干姜，温里之力也不如干姜迅猛，但作用缓和而持久，故长于温中止痛、止泻、温经止血，用于中焦虚寒的腹痛、腹泻和虚寒性吐血、便血、血崩等证。姜炭苦、涩，性温，归脾、肝经，其辛味消失，守而不走，功专止血温经；味苦涩，故固涩止血作用强于炮姜，而温经作用不及炮姜。临床多用于各种虚寒性出血，且出血较急，出血量较多者。

【炮制研究】　采用 HPLC 内标法，以萘为内标物，6 - 姜酚作为对照品，流动相为甲醇 - 0.1% 三氟乙酸水溶液，紫外检测波长为 218nm，测定干姜和炮姜中姜酚的含量，结果显示 6 批干姜和炮姜中，姜酚含量有较大差异，炮姜中 6 - 姜酚的平均含量为 0.265%，高于干姜中姜酚的平均含量 0.171%。

药理实验证明，生姜与干姜均无明显缩短小鼠凝血时间的作用，而炮姜、姜炭的醚提取物、水煎液和混悬液均有明显缩短小鼠凝血时间的作用，姜炭的凝血作用有随剂量增加而增强，且凝血时间有缩短趋势，这与中医临床应用炮姜、姜炭温经止血的经验相吻合。而对大鼠实验性胃溃疡的研究证明，炮姜具有明显抑制大鼠胃溃疡的作用，能使溃疡面缩小，减少疮面出血，加速溃疡愈合。

【临床应用】

1. 生用

（1）脾胃虚寒：常与人参、白术、炙甘草同用，具有温中祛寒、补气健脾的作用，用治脾胃虚寒、自利不渴、呕吐腹痛、四肢不温，如理中丸（《伤寒论》）。若与半夏同用，具有温胃止呕的作用，用治胃中有寒、干呕吐逆、吐涎沫，如半夏干姜散（《金匮》）。

（2）亡阳虚脱：常与炙甘草、生附子同用，具有回阳救逆的作用，用治阳气欲脱、四肢厥逆、下利清谷、脉微欲绝，如通脉四逆汤（《伤寒论》）。

（3）妊娠呕吐不止：常与人参、半夏同用，用治妇女妊娠呕吐不止，如干姜人参半夏丸（《金匮》）。

（4）痰饮咳喘：常与麻黄、芍药、细辛等同用，具有温肺止咳的作用，用治外感风寒、痰饮内停、恶寒发热、咳嗽痰白而稀、喘咳痰多，如小青龙汤（《伤寒论》），现用于慢性支气管炎、支气管哮喘、肺气肿等属外感风寒、内有停饮者。若与茯苓、五味子、细辛等同用，具有温肺化饮的作用，用于寒饮内停、咳嗽痰稀、喜唾、胸满喘逆，如苓甘五味姜辛汤（《金匮》）。

（5）吐血不止：单用干姜研末、童子小便调服，如（《千金》）。

（6）寒疝腹痛：常与蜀椒（炒去汗）、人参同用，具有祛寒止痛的作用，治心胸寒痛、呕不能食、寒疝腹痛，如大建中汤（《金匮》）。

2. 炮姜用

（1）脾胃虚寒：单用干姜（炮）研末，饮服，治中寒水泻，如（《千金方》）。若与附子（炮）、人参、白术、炙甘草同用，治脾胃虚寒、呕吐泄利、脘腹绞痛、心下逆满、手足厥寒、腹中雷鸣、饮食不进及霍乱转筋，如附子理中丸（《局方》）。若与高良姜同用，用治一切冷食所伤、心脾疼痛，如二姜丸（《局方》）。若与半夏、枯矾同用，用治风痰脾胃冷气、吐逆不止、饮食不下，如半夏丸（《圣惠方》）。若与半夏、人参同用，用治妊娠恶阻、胸中冷、腹痛、不能饮食、辄吐青黄汁，如半夏丸（《圣惠方》）。若与炒白术、炙甘草、丁香、人参同用，用于中脘停寒、喜辛物、入口即吐或哕，如理中加丁香汤（《丹溪》）。若与炮附子、红豆、硫黄同用，用治冷泻久作、滑肠不禁、不思饮食，如玉粉散（《宝鉴》）。

（2）痰饮：常与厚朴（姜）、半夏、附子等同用，具有温脾胃、消痰饮的作用，用治痰饮，如术附丸（《魏氏家藏方》）。

（3）心腹绞痛：常与附子（炮）、肉豆蔻、茴香等同用，用治气虚积冷、心腹绞痛、泄泻食少，如附子茴香汤（《仁斋直指》）。

3. 炒炭用 姜炭味苦、涩，性温。归脾、肝经。其辛味消失，守而不走，长于止血温经。其温经作用弱于炮姜，固涩止血作用强于炮姜，可用于各种虚寒性出血，且出血较急、出血量较多者，如治疗血崩的如圣散（《丹溪》）。或用干姜烧黑存性，为末，米饮调服，治血痢不止（《姚氏集验方》）。

【参考文献】

［1］王婷婷，钟凌云，徐婷．不同姜汁炮制黄连对小鼠止泻作用及胃肠动力的影响［J］．时珍国医国药，2017，28（8）：1876-1878.

［2］刘静，郭欣，黄娜娜，等．柴胡桂枝干姜汤治疗失眠的功效网络研究［J］．中草药，2019，50（21）：5145-5153.

［3］文建霞，王建，张璐，等．附子配伍干姜治疗心力衰竭的药理作用及机制研究进展［J］．中国医院用药评价与分析，2019，19（10）：1167-1170.

［4］崔国静，刘芳．干姜、炮姜与炮姜炭［J］．首都医药，2011，18（7）：52.

［5］高宇航，林雪妹，吴依娜，等．干姜五指方对脂溢性脱发小鼠毛发生长的影响［J］．中药新药与临床药理，2019，30（10）：1228－1232.

［6］卫聪．古法炮制姜炭指纹图谱的建立和药理活性的初步研究［D］．西安：西北大学，2019.

［7］苏曼，陈军，高洁，等．生姜炮制成干姜前后挥发油透皮吸收促进作用的比较研究［J］．中草药，2019，50（24）：5988－5994.

［8］贺玉琢．生姜炮制的研究：干姜的抗过敏活性成分［J］．国外医学（中医中药分册），1995，17（4）：41.

［9］周逸群，李瑞，吴萍，等．干姜历代炮制方法考证［J］．中华中医药杂志，2020，35（6）：2762－2767.

麻　黄

【来源】　麻黄为麻黄科植物草麻黄 *Ephedra sinica* Stapf. 中麻黄 *Ephedra intemedia* Schrenk et C. A. Mey. 或木贼麻黄 *Ephedra equisetina* Bge. 的干燥草质茎。秋季采割绿色的草质茎，晒干。

【炮制历史沿革】　汉代有去节、碎剉和煮数沸等炮制方法（《玉函》）。宋代增加杵末（《证类》），酒煎（《圣惠方》），清炒（《博济》），沸汤泡（《苏沈》），蜜炙（《衍义》）等法。元代又有炒黄、烧炭（《宝鉴》）。明代增有炒焦和姜汁浸制（《普济方》），炒黑（《一草亭》），沸醋汤浸（《仁术》），酒蜜拌炒焦法（《景岳》）等。清代有酒洗（《暑疫》）、酒煮（《得配》）。此时，其炮制方法已达20余种。

现在主要的炮制方法有蜜炙、制绒等。

【炮制方法】

1. 净制 取原药材，除去残根、木质茎等杂质，洗净，润透，切中段，干燥。

2. 蜜炙 取炼蜜用适量开水稀释后，加入麻黄段拌匀，闷透，置炒药锅内，用文火加热，炒至不粘手为度，取出放凉。每100kg麻黄，用炼蜜20kg。

【质量标准】

1. 麻黄 本品呈圆柱形的段。表面淡黄绿色至黄绿色，粗糙，有细纵脊线，节上有细小鳞叶。切面中心显红黄色。气微香，味涩、微苦。

2. 蜜麻黄 本品形如麻黄段。表面深黄色，微有光泽，略具黏性。有蜜香气，味甜。

【炮制作用】 生麻黄发汗解表，利水消肿作用力强，多用于风寒表实证和风水浮肿。蜂蜜性味甘平，具有甘缓润燥作用。麻黄经蜜炙后味甘而微苦，性温偏润，辛散发汗作用缓和，并能与麻黄的止咳平喘功效起协同作用，从而增强宣肺平喘止咳的效力，多用于表证较轻而肺气壅阻咳嗽气喘的患者。

【炮制研究】 研究证明，麻黄生品中挥发油的含量为0.1150%，而蜜炙麻黄和炒麻黄中挥发油的含量分别为0.055%和0.0655%。按炮制品计算，炙麻黄减少52%，炒麻黄减少33% ～ 43%。在蜜炙品中，具有平喘作用的 L－β－萜品烯醇、2,3,5,6－四甲基吡嗪、石竹烯及具有镇咳祛痰、抗菌、抗病毒作用的柠檬烯、芳樟醇等含量增高，进一步证明了麻黄经蜜炙后发汗作用降低，而平喘作用增强的传统经验。在清炒麻黄中，以上有效成分增加更明显，同时发现具有祛痰作用的菲兰烯，从而认为炒麻黄也具有蜜炙麻黄的作用。只是蜜炙麻黄对挥发油的影响较恒定，便于临床控制用量。实验显示，麻黄之根、节间、节、全茎各部分的总生物碱含量，无论是炮制品还是未炮制品均以节间含量最高，全茎次之，节再次之。各部分未炮制品的总生物碱含量均较炮制品为多，而各炮制品之间，除醋汤浸泡的节部稍例外，一般总生物碱含量均以醋汤浸泡品最多，温水浸泡品次之，生姜甘草泡品最少。实验结果证明，麻黄全草、节、去节各部位中2,3,5,6-四甲基吡嗪含量有明显差异，节>全草>去节，而L-α-萜品烯醇和总麻黄碱的含量为去节>全草>节。据文献报道，麻黄碱有拟肾上腺素、收缩血管等作用，其发汗作用可能是由于麻黄碱阻碍了汗腺导管对钠的重吸收，从而导致汗液分泌增加；而2,3,5,6-四甲基吡嗪有扩张血管、降低血压作用，古方中麻黄之所以去节，是否因为2,3,5,6-四甲基吡嗪有对抗麻黄碱阻碍汗腺导管对钠的重吸收作用，其作用机理尚须进一步探讨。麻黄经炮制后生物碱含量下降，其中以炒麻黄降低最多，蜜炙品次之；l-麻黄碱及d-伪麻黄碱含量均降低，其中也以炒麻黄降低较多，蜜炙品次之。

麻黄绒不管采取哪种方法制取，其有效成分均有不同程度地损失，主要损失其髓部的麻黄碱和伪麻黄碱，即止咳、平喘、祛痰、利尿作用降低，而皮部的挥发油成分并无多大损失，相对而言在同等剂量下有所提高，即发汗作用并没有降低，过筛去掉的粉末则为止咳、平喘、祛痰、利尿成分，另作入药。

麻黄毒性较小，其所含的麻黄碱毒性较伪麻黄碱大。

麻黄各部分之毒性大小并不与总生物碱含量之多寡成正比，其中以根之毒性最小，节的毒性最大。未炮制品之根、节间、节、全茎其毒性都比炮制品强。各炮制品间，除根部外，以温水浸泡品毒性最小且最方便，而总生物碱含量并不是最少。麻黄各部位在药理试验中致死原因稍有不同，根部毒性作用较慢，虚弱后死亡；节间及全茎则因兴奋过度反成为抑制作用而死亡；节部则因兴奋过度惊厥而死。

麻黄根与麻黄地上茎的药理作用完全相反，而节间、节与全茎的作用几乎相同。亦有报道称毒性大小与生物碱的含量有直接关系。

麻黄蜜炙后挥发油和总生物碱均减少。同时祝婧等人也证实蜜炙麻黄绒较麻黄作用缓和是由于麻黄总生物碱含量降低之故，故炙麻黄绒中麻黄总生物碱含量的高低取决于芯部是否去尽。麻黄各炮制品的生物碱含量依次为生品>麻黄绒>蜜麻黄>炒麻黄>蜜炙麻黄绒>生姜、甘草制麻黄>煅麻黄。经统计分析，生品与麻黄绒之间生物碱含量无显著性差异，而与其他炮制品之间生物碱含量有显著性差异。生姜、甘草制及煅制使生物碱含量下降更明显。

【临床应用】

1. 生用

（1）表实证：常与桂枝等同用，增强发汗解表作用，可用于外感风寒、头疼身痛、鼻塞、无汗，如麻黄汤（《伤寒论》）。或用于感冒风寒、鼻塞声重、语音不出或伤风伤冷、头痛目眩、咳嗽多痰、胸满气短，如三拗汤（《局方》）。

（2）风水浮肿：常与石膏、生姜等同用，以发越水气，可用于风水证、恶风、一身恶肿、发热或无大热、汗出或无汗、脉浮等，如越婢汤（《金匮》）。

2. 蜜炙用

（1）咳嗽气喘：常与杏仁、桔梗、前胡、紫苏子等同用，可用于咳嗽痰多、气逆不舒、两胁胀满、喘息抬肩。

（2）痰饮咳喘：常与干姜、细辛等同用，可用于咳嗽气喘、痰多清稀等。

【参考文献】

［1］袁为远，魏盼，包凯帆，等．麻黄－甘草药对抑制过敏性哮喘的效应及机制初探［J］．南京中医药大学学报，2020，36（1）：41－45.

［2］王晓明，许良葵，罗佳波．麻黄－桂枝药对抗炎、镇痛作用研究［J］．中药新药与临床药理，2020，31（2）：179－184.

［3］张秀明，罗佳波．麻黄、炙麻黄及麻杏石甘汤对小鼠自主活动的影响［J］．中药材，2010，33（2）：236－239.

［4］黄燕．麻黄炮制对平喘、发汗的效果影响分析［J］．中国医院用药评价与分析，2016，16（S1）：11－12.

［5］钟凌云，祝婧，龚千锋，等．炮制对麻黄发汗、平喘药效影响研究［J］．中药药理与临床，2008，24（6）：53－56.

［6］钟大志．炮制对麻黄发汗平喘效果的影响分析［J］．四川中医，2016，34（10）：43－45.

［7］祝婧，张萍，曾文雪，等．麻黄炮制的现代研究进展［J］．江西中医学院学报，2010，22（4）：99－100.

知　母

【来源】 本品为百合科植物知母 *Anemarrhena asphodeloides* Bge. 的干燥根茎。主要分布于黑龙江、吉林、辽宁、内蒙古、河北、河南、山东、陕西、甘肃等地。

【炮制历史沿革】南北朝时期有烧干法（《雷公》）。唐代有酒浸法（《银海》）。宋代有煨令微黄（《圣惠方》），炒（《宝产》），酒炒、酒拌炒黑（《妇人》），盐水炒（《扁鹊》），去毛、盐酒拌炒法（《疮疡》）。元代有酒洗（《脾胃论》），微炒出汗法（《瑞竹》）。明代有蜜水浸拌炒（《明医》）；炒黄色（《保婴》）；烧存性（《纲目》）；人乳汁、盐、酒炒（《回春》）；童便浸（《准绳》）；姜汁浸、人乳汁炒（《保元》）；童便炒（《正宗》）；蜜炙（《大法》）；盐水洗，盐水、酒、人乳、蜜四制法（《瑶函》）。清代又增加隔纸炒（《本草述》），姜汁煮蜜蒸为膏法（《良朋》）等。

现行有盐炙（《中国药典》2020年版），酒炙（《吉林》），炒制（《上海》），麸制（《内蒙古》），盐麸制法（《贵州》）等。

【炮制方法】

1. 净　制　　知母除去杂质，洗净，润透，切厚片，干燥，去毛屑。

2. 盐　炙

（1）取知母片，加盐水拌匀，闷透，置炒制容器内，以文火加热，炒至规定的程度时，取出，放凉。盐炙时，用盐，应先加适量水溶解后，滤过，备用，每100kg待炮制品，用食盐2kg（《中国药典》2015年版）。

（2）先将知母片置锅中边拌炒，边喷洒盐水，炒干，取出，放凉。每100kg知母片，用食盐2kg（《规范》）。

（3）取净知母片，置热锅内，文火炒至表面微有焦斑时，喷淋盐水适量，炒干，取出，晾凉。每100kg知母片，用食盐 3kg（《宁夏》）。

（4）将盐水与知母片拌匀，闷透备用。预热烤箱至 130℃时，将铺好知母片的烤盘放入烤箱，烤制 25 分钟，取出。每 100kg 知母片，用食盐 2kg。

3. 酒炙　取黄酒喷淋知母片内，拌匀，稍润，用文火炒至变黄色，取出晾干。每 100kg 知母片，用黄酒 10 ～ 20kg（《吉林》）。

4. 炒制　取知母净片，清炒至微焦（《上海》）。

5. 麸制　将锅烧热，撒入麸皮，待烟起时，取净知母片倒入锅内，炒至微黄，取出，筛去麸皮，晾凉。每 100kg 知母片，用麸皮 10kg（《内蒙古》）。

6. 盐麸制　取净知母，均匀喷入盐水，润一夜，晒干。将锅放在大火上烧至微红，取适量蜜制麦麸洒入锅内，浓烟起时，将知母倒入，迅速炒动至黄色，立即取出，筛去麦麸，摊开晾凉。每 100kg 净知母，用盐 1.2kg，蜜制麦麸 12.5kg（《贵州》）。

【质量标准】

1. 知母　本品为不规则类圆形的厚片。外表皮黄棕色或棕色，可见少量残存的黄棕色叶基纤维和凹陷或突起的点状根痕。切面黄白色至黄色。气微，味微甜、略苦，嚼之带黏性。

2. 盐知母　本品形如知母片，色黄或微带焦斑。味微咸。

【炮制作用】　知母生品苦寒滑利，长于清热泻火、生津润燥，泻肺、胃之火尤宜生用。盐炙后引药下行，专于入肾，能增强滋阴降火的作用，善清虚热。酒炙后能引药上行，缓和苦寒之性，增强清泻肺火的功效。麸炒后能缓和寒滑之性，适用于脾虚便溏而肺有燥热的患者。《蒙筌》有"引经上颈，酒炒才升，益肾滋阴，盐炒便入"，《粹言》有"治嗽酒炒，入肾盐水炒去毛皮净"，《说约》有"生用泻胃火，盐酒炒泻肾火"的阐述。

【炮制研究】知母中含有甾体皂苷、双苯吡酮，木脂素、黄酮、多糖、有机酸等。

知母盐炙后，新芒果苷、异芒果苷含量减少，芒果苷含量增加。芒果苷含量高低依次为盐炙品＞炒黄品＞酒炙品＞麸炒品＞生品。另有研究发现，多糖含量在盐炙品中最高，生品中最低，表明知母经炮制后均有利于多糖的溶出。

知母皮对大肠埃希菌和金黄色葡萄球菌的抑制作用强于毛知母和光知母。知母盐制后抑制 α – 葡萄糖苷酶的作用增强。药理试验表明，知母不同炮制品均有抗炎作用，但酒炙、清炒、盐炙品的抗炎作用均不及生品；酒炒知母、清炒知母的镇静作用比生品明显增强，而盐炙品增强不明显；在同等剂量下，知母盐制品的通便作用明显强于生品。

【临床应用】

1. 生用

（1）邪热亢盛：常与石膏、甘草、粳米同用，具有清热泻火除烦的作用，用于温热病、邪热亢盛、壮热、烦渴，如白虎汤（《伤寒论》）。

（2）肺火喘咳：常与桑白皮、款冬花、贝母等同用，具有泻肺火、止咳喘的作用，用于肺火炽盛、肃降失常、咳嗽气喘、胸闷而烦、身热口干，如知母散（《准绳》）；

若与贝母、杏仁、葶苈子（略炒）等同用，用于肺痨实热、面目苦肿、咳嗽喘急、烦热颊赤、骨节多痛、乍寒乍热，如二母汤（《济生方》）。

（3）阴虚燥结：常与大黄、玄参、麦冬等同用，具有润肠通便的作用，用于温病下后热不退或退未尽、津液受灼、口燥咽干、大便燥结，如护胃承气汤（《条辨》）。

（4）消渴：常与天花粉、葛根、山药等同用，具有滋阴润燥、生津止渴的作用，用于内热伤津的消渴病，如玉液汤（《参西录》）。

（5）虚火上升：常与熟地黄、黄柏（童便炒）、天花粉等同用，具有泻火补阴的作用，用于虚火上升、喉痛生疮、热毒喉闭，如清火补阴汤（《古今医鉴》）。

2. 盐炙用

（1）肾虚火旺：常与黄柏、山药、山茱萸等同用，具有滋阴降火的作用，用于肾阴不足、阴虚火盛、骨蒸潮热、盗汗、遗精，如滋阴八味丸（又名知柏地黄丸）（《景岳》）。若与白芍、盐黄柏、熟地黄等同用，用于阴虚火旺、唾血鲜红，如滋阴降火汤（《杂病源流犀烛》）。

（2）阴虚咳嗽：常与生地黄、天冬、五味子等同用，具有滋阴止咳的作用，用于阴虚火动而后嗽，如滋阴清化丸（《回春》）。

（3）翳膜遮睛：常与怀生地（酒洗）、黄柏（酒炒）、沙苑子（炒）等同用，具有滋阴明目的作用，用于翳膜遮睛、畏光多泪及暴赤热眼，如明目地黄丸（《回春》）。

（4）骨痿：常与生地黄、黄柏（盐水炒）、金毛狗脊等同用，具有滋阴补髓的作用，用于骨痿、腰脊不举、骨枯而髓虚、足不任身，如滋阴补髓汤（《医醇賸义》）。

【参考文献】

［1］韩云霞，周燕，袁荣献．不同炮制方法对知母体外抗菌活性的影响［J］．中国药业，2008，17（2）：25.

［2］王少华．知母等几种中药炮制品或提取物的抑菌活性比较研究［J］．世界最新医学信息文摘（电子版），2015，15（25）：139，231.

［3］林晓珊，汪锦飘，陈永康．知母等几种中药炮制品或提取物的抑菌活性对照分析［J］．亚太传统医药，2014，10（9）：25－26.

［4］郭志力，陆兔林，季德，等．知母不同炮制品滋阴作用研究［J］．中国中医基础医学杂志，2008，14（5）：386－387.

［5］吴莹，高慧，宋泽璧．知母盐制前后对α－葡萄糖苷酶抑制作用比较［J］．医学研究杂志，2014，43（10）：40－42.

［6］陈丽．酒知母质量标准及其化学成分对α－葡萄糖苷酶的抑制作用研究［D］．长春：长春中医药大学，2019.

［7］佟连琨，高慧，姜永粮，等．知母与盐知母对甲亢阴虚大鼠红细胞膜 Na^+-K^+-ATP 酶影响的比较研究［J］．中国实验方剂学杂志，2011，17（9）：184－186.

［8］吴莹，宋泽璧，徐月，等．知母盐炙前后滋阴作用比较［J］．中国实验方剂学杂志，2013，19（24）：211－214.

黄　精

【来源】 本品为百合科植物滇黄精 *Polygonatum kingia-num* Coll. et Hemsl. 、黄精 *Polygonatum sibiricum* Red. 或多花黄精 *Polygonatum cyrtonema* Hua 的干燥根茎。按形状不同，习称大黄精、鸡头黄精、姜形黄精。

【炮制历史沿革】 黄精的炮制方法始载于南北朝《雷公炮炙论》。唐代创制"九蒸九晒"法，经此炮制，黄精的性味有较大的变化，历代黄精炮制方法主要有清蒸、酒蒸、九蒸九晒、酒炖合蒸、黑豆制、熟地汁制等。

现在主要的炮制方法有黑豆制、酒蒸和清蒸等。

【炮制方法】

1. 净制　除去杂质，洗净，略润，切厚片，干燥。

2. 酒制　取净黄精，照酒炖法或酒蒸法炖透或蒸透，稍晾，切厚片，干燥。每100kg黄精，用黄酒20kg（《中国药典》2020年版）。

【质量标准】

1. 黄精　本品为肥厚肉质的结节块状，表面淡黄色至黄棕色，质硬而韧，不易折断，断面角质，淡黄色至黄棕色。气微，味甜，嚼之有黏性。

2. 酒黄精　本品为不规则的厚片。表面棕褐色至黑色，有光泽，中心棕色至浅褐色，可见筋脉小点。质较柔软。味甜，微有酒香气。

【炮制作用】　黄精性平，味甘；归脾、肺、肾经。有补气养阴、健脾、润肺、益肾作用。生黄精具麻味，刺人咽喉，不直接入药。

酒黄精，能助药势，使之滋而不腻，更好发挥补益作用。

蒸黄精，增强补脾润肺益肾的功能，并除去麻味，以免刺激咽喉。

【炮制研究】　黄精含有多糖、甾体皂苷、蒽醌、生物碱、强心苷、木脂素、黏液质以及氨基酸等成分。

黄精蒸制后，水浸出物和醇浸出物比生品增加，总糖量比生品略有减少，多糖下降，还原糖则增加，游离氨基酸由 4 个增加到 10 个。有研究报道，清蒸和酒炖的黄精中均检测出 5 - 羟甲基糠醛，并且其含量与蒸制时间有密切关系，在受热 30 小时内其含量基本稳定，但 30 小时以后含量急剧上升，继续加热则含量下降。

研究发现，生黄精中总多糖的含量为 11.74%，制黄精中总多糖含量为 3.77%，故认为黄精多糖减少的原因可能与其在炮制过程中黏液质被大量去除有关。黄精在炮制过程中，由于药材喷淋黄酒后尚须置锅中隔水蒸 48 小时至黄酒吸尽，可使黄精中的水溶性多糖随水蒸气而溶解流失，从而导致炮制黄精粗多糖的提取收率显著下降。而黄精中的黏液质正是属于水溶性多糖，黄精炮制后黏液质大量被除去，尽管导致药材中总多糖含量的下降，但同时也达到了消除刺激咽喉副作用的炮制目的。

黄精经炮制后，刺激性消失。有实验将生黄精及清蒸品、酒蒸品的水提醇沉液按 450g/kg（相当于原生药）的剂量给小鼠灌服，结果表明，生品组小鼠全部死亡，而炮制组小鼠均无死亡，且活动正常。

【临床应用】

1. 生用　生黄精具麻味，刺人咽喉。蒸后补脾润肺益肾的功能增强，并可除去麻味，以免刺激咽喉。用于肺虚燥咳、脾胃虚弱、肾虚精亏，如治肾虚精亏、头晕足软的枸杞丸（《奇效》）。

2. 酒制用　肾虚阳痿：与砂仁、远志肉（炙）、枸杞子、鹿茸（去毛）同用，有滋阴益气、补骨助阳的作用，如用于治疗气血两亏的九转黄精丹及用于肾虚阳痿，梦遗滑精的海马保肾丸（《北京市中药成方选集》）。

【参考文献】

［1］陈靓雯，柯晓燕．古法炮制多花黄精提取物抗疲劳作用研究及其机制探讨［J］．科学技术创新，2019（4）：3－4.

［2］马慕秋，董英杰，雷珊珊，等．黄精不同炮制品对气阴两虚模型大鼠的药效研究［J］．上海中医药杂志，2019，53（10）：83－89.

［3］杨华杰，龚千锋，于欢，等．黄精不同炮制品抗疲劳及抗氧化作用比较研究［J］．江西中医药，2018，49（2）：64－67.

［4］涂明锋，叶文峰．黄精的药理作用及临床应用研究进展［J］．宜春学院学报，2018，40（9）：27－31.

［5］秦臻，韦正新，许键炜．黄精对衰老大鼠内皮祖细胞 DNA 损伤检测点 ATM∕ATR 通路的影响［J］．中药新药与临床药理，2019，30（5）：529－534.

［6］张莹，钟凌云．黄精炮制前后对小鼠免疫功能的影响［J］．江苏中医药，2010，42（10）：78－79.

［7］赵文莉，赵晔，Yiider Tseng. 黄精药理作用研究进展［J］．中草药，2018，49（18）：4439－4445.

［8］李迪民，符波，施杰，等．黄精炮制前后黄精多糖药理作用的研究［J］．新疆医学院学报，1997，20（3）：164－166.

［9］杨华杰，龚千锋．黄精炮制研究的进展［J］．中国实验方剂学杂志，2017，23（3）：216－222.

［10］任洪民，邓亚羚，张金莲，等．药用黄精炮制的历史沿革、化学成分及药理作用研究进展［J］．中国中药杂志，2020，45（17）：4163－4182.

［11］陈婷，黄斌，杨超，等．黄精炮制前后化学成分变化研究［J］．山东化工，2021，50（1）：103－104.

紫　菀

【来源】 紫菀为菊科植物紫菀 *Aster tataricus* L. f. 的干

燥根及根茎。多系栽培。主产于河北、安徽、东北、华北及西北等地。

【炮制历史沿革】南北朝有蜜浸火焙用（《雷公》）。唐代有炙制（《外台》）。宋代有焙制（《指迷》）、微炒（《局方》）。明代有蜜水炒制（《必读》），去芦头、醋炒（《医学》），童便洗、姜汁制（《仁术》），酒洗（《回春》）等炮制方法。清代新增蒸用（《从新》），饭上蒸一次再炒（《增广》）。

现在主要的炮制方法有蜜炙等。

【炮制方法】

1. 净制　取原药材，除去残茎及杂质，洗净，稍润，切厚片或段，干燥。

2. 蜜炙　取炼蜜用适量开水稀释后，加入净紫菀片或段，拌匀，闷透，置炒药锅内，用文火加热，炒至棕褐色，不粘手为度，取出放凉。紫菀片（段）每 100kg 用炼蜜 25kg。

【质量标准】

1. 紫菀　本品为不规则的厚片或段。根外表皮紫红色或灰红色，有纵皱纹。切面淡棕色，中心具棕黄色的木心。气微香，味甜，微苦。

2. 蜜紫菀　本品形如紫菀片（段），表面棕褐色或紫棕色。有蜜香气，味甜。

【炮制作用】紫菀味辛、苦，性温；归肺经。具润肺下气，消痰止咳作用。生紫菀擅于散寒降气祛痰，多用于风寒咳喘、痰饮咳喘、新久咳嗽。蜜紫菀的润肺祛痰作用增强，多用于肺虚久咳，痨瘵咳嗽，痰中带血或肺燥干咳。

【炮制研究】采用高效液相色谱法，测定不同紫菀饮片中紫菀酮的含量依次为生紫菀＞炒紫菀＞蒸紫菀＞醋紫菀＞酒紫菀＞蜜紫菀；若以纯紫菀计，含量依次为蜜紫菀＞炒紫菀＞生紫菀＞醋紫菀＞酒紫菀＞蒸紫菀，即紫菀经过炮制所得各种紫菀饮片中紫菀酮的含量均较生品低；但以纯紫菀计，紫菀蜜炙后紫菀酮的含量升高。通过研究紫菀生品及酒洗、蜜炙、清炒、蒸制、醋炙等不同炮制方法的饮片对小鼠气管酚红排泌量的影响和对大鼠气管排痰量的影响，结果显示各炮制品均能不同程度增强祛痰作用，且蜜炙饮片作用最明显（$P > 0.01$），呈一定的量效关系，故认为蜜炙紫菀中紫菀酮的含量高可能是其祛痰作用较好的原因之一。另有研究表明，紫菀生品及蜜炙品均具有止咳作用，蜜炙后效果更佳（$P < 0.01$）。建议紫菀用于肺虚久咳或肺虚咳血等症，使用蜜炙品为好。

【临床应用】

1. 生用

（1）风寒咳嗽：常与荆芥、百部、前胡、桔梗等同用，具有止咳化痰、疏表宣肺作用，可用于风寒客肺、咳嗽、咯痰不爽或微恶风寒，如止咳散（《医学心悟》）。

（2）痰饮咳嗽：常与麻黄、茯苓、桑白皮、大腹皮、杏仁等同用，具有温肺散寒、利水平喘祛痰作用，可用于痰饮内阻、肺气壅塞、心腹胀满、咳嗽气喘，如紫菀散（《圣惠方》）。

2. 蜜炙用

（1）肺虚咳嗽：常与人参、黄芪、款冬花、杏仁等同用，具有补肺益气、祛痰止咳作用，可用于肺气虚弱、痰阻于内、咳嗽气短、面色白、神疲体倦等。

（2）肺虚咳血：常与知母、川贝母、阿胶等同用，具有补肺祛痰、止咳止血作用，可用于肺虚久咳、痰中带血，如紫菀汤（《集解》）。

【参考文献】

［1］吴弢，陈子珺，胡月娟，等．不同炮制方法的紫菀饮片祛痰作用的实验研究［J］．上海中医药大学学报，2006，20（3）：55－57.

［2］范玲，王鑫，朱晓静，等．不同炮制方法对紫菀浸出物及主成分含量的影响［J］．中国现代中药，2018，20（12）：1509－1514.

［3］周日贵，涂建雄．紫菀炮制后对小鼠止咳作用的影响［J］．湖南中医药导报，2000，6（4）：56.

［4］王江川．20种常见中药生品及蜜炙品临床应用［J］．时珍国医国药，2000，11（3）：254－255.

远　志

【来源】　本品为远志科植物远志 *Polygala tenuifolia* Willd. 或卵叶远志 *Polygala sibirica* L. 的干燥根。主产于山西、陕西、河南、河北等省。

【炮制历史沿革】　汉代有去心法（《中藏》）。南北朝时期有甘草汤浸法（《雷公》）。宋代有炒黄、生姜汁炒、甘草煮三四沸去芦骨（《普本》），酒蒸（《鸡峰》），甘草制法（《妇人》）。明代有甘草水煮过，以姜汁拌炒（《普济方》），灯心煮（《奇效》），泔浸（《医学》），用甘草和黑豆水煮、去骨后用姜汁炒（《入门》），猪胆汁煮后姜汁制（《回春》），泔煮法（《准绳》）。清代有蜜蒸（《解要》），炙（《金鉴》），甘草汁炒、炒炭法（《治裁》）等。

现行有甘草制（《中国药典》2020 年版），朱砂制（《规范》），炒制（《上海》），制炭、生姜甘草制（《集成》），麸制法（《河南》）等。

【炮制方法】

1. 净制　除去杂质，略洗，润透，切段，干燥（《中国药典》2015 年版）。

2. 甘草制

（1）煮制：取甘草，加适量水煎汤，去渣，加入净远志，用文火煮至汤吸尽，取出，干燥。每 100kg 远志，用甘草 6kg（《中国药典》2015 年版）。

（2）蒸制：取生远志拣净杂质，另以粗粉甘草 5%，加水适量熬汁 2 次，取甘草汁浸远志肉，至吸尽，放入甑内用武火蒸约 2 小时，蒸透为度，呈黄褐色，取出晒干（《四川》）。

（3）浸制：先将甘草刮去粗皮捶碎，置锅内加清水适量，煎煮取汁，再倒入净远志，泡至汁尽为度，取出，干燥。每 100kg 远志，用甘草 6kg（《河南》）。

3. 蜜炙

（1）取远志加炼熟的蜂蜜与开水少许，拌匀，稍闷，置锅内用文火炒至不粘手为度，取出，放凉即得。每 100kg 远志，用炼蜜 20kg（《中国药典》1963 年版）。

（2）取蜂蜜用文火炼沸，兑水适量，将净远志（去内心）倒入，拌匀，待炒成黄色时，出锅，摊开，晾凉。每 100kg 远志，用蜂蜜 20kg（《甘肃》）。

4. 朱砂制　取制远志加水湿润后，撒入朱砂细粉，拌匀，晾干。每 100kg 远志，用朱砂 2kg（《规范》）。

5. 炒制

（1）炒黄：取经甘草水浸过的远志，用微火炒干，或炒黄即可（《集成》）。

（2）炒焦

①将原药除去杂质及硬梗，甘草煎汤，去渣，趁热倒入净远志（甘草汁须高出药面），待涨透，捞起，弃去汁水。干燥，清炒至微焦，筛去灰屑。每100kg净远志，用甘草6.25kg（《上海》）。

②取净远志，用干炒法炒至焦黄色为度，取出（《四川》）。

6. 制炭　取经甘草水浸过的远志，用微火炒至棕黑或全黑，略洒清水，烘干，放凉即可（《集成》）。

7. 生姜甘草制　取生姜捣汁，甘草泡水，混匀后，加入远志，至吸尽后，蒸半小时，晒干。每100kg远志，用生姜10kg，甘草5kg（《集成》）。

8. 麸制　先将麸皮撒入锅内，待麸皮冒烟时，倒入甘草水浸过的远志，用中火炒至远志表面微带焦斑为度，取出，除去麸皮，放凉。每100kg远志，用麸皮 12 ~ 18kg（《河南》）。

【质量标准】

1. 远志　本品为圆柱形的段。外表皮灰黄色至灰棕色，有横皱纹。切面棕黄色，中空。气微，味苦、微辛，嚼之有刺喉感。

2. 制远志　本品形如远志段，表面黄棕色。味微甜。

【炮制作用】远志生品"戟人咽喉"，多外用。常用于痈疽肿毒，乳房肿痛。甘草水制后，既能缓和燥性，又能消除刺喉感，以安神益智为主。蜜炙后能增强其化痰止咳作用，多用于咳嗽痰多，难咯出者。朱砂制后能增强宁心安神的作用，可用于惊悸、失眠。麸炒后能缓和其苦燥之性。《雷公》有"凡使，先须去心，若不去心，服之令人闷"；《本草述》有"去骨取皮，甘草汤渍一宿。因苦下行，以甘缓之，使上发也"；《得配》有"米泔水浸，捶碎，去心用，不去心令人闷绝，再用甘草汤泡一宿，漉出日干，或焙干用，生用则戟人咽喉"的阐述。

【炮制研究】远志主要含三帖皂苷类成分，包括远志皂苷 A、B、C、D、E、F、G；尚含脂肪油、树脂、远志糖醇、葡萄糖、果糖、远志碱等。

远志不同炮制品皂苷类成分含量的比较，用高效液相色谱法测定用甘草汁炮制远志，各炮制品中远志皂苷的含量顺序为生品 > 烘法 ≥ 煮法 > 炒法 > 蒸法，表明远志经甘草汁制后，皂苷含量均有所下降；环远志皂苷元的含量，炮制品明显比生品高。远志皂苷元含量，炮制品与生品相当。

药理研究表明，生远志、蜜炙远志、姜炙远志、甘草制远志均对小鼠有明显的止咳作用。蜜炙远志能增强远志对胃黏膜及迷走神经的刺激，增加支气管分泌，使气管内容物易于咳出。生远志、姜远志、甘草制远志均可使小鼠胃内甲基橙胃残留率明显增高，胃排空速度减慢，而蜜远志各组对小鼠胃排空没有明显影响，生远志与姜汁炙远志组能显著抑制胃蛋白酶的活性；蜜炙远志能显著增强大鼠胃黏膜 ITF 的表达，并能上调 TGF – α 基因表达，而生远志对其无显著影响，说明生远志毒性较大，蜜炙品毒性小，能降低对胃黏膜的损伤。生远志的 LD_{50} 明显小于其他各制品，而蜜远志的 LD_{50} 明显大于其他制品，说明炮制后可减小毒性。

远志传统加工要求抽去木心，取根皮入药。化学研究表明，远志皮和远志木心的化学成分种类相同，远志皮皂苷含量为 12.1%，远志心为 0.482%，相差达 25 倍。药理研究表明，远志皮的祛痰作用、抗惊厥作用和溶血作用及急性毒性均强于远志木心。鉴于带心远志的毒性和溶血作用均小于远志皮，而且镇静作用强，祛痰作用亦不减弱，且抽取木心较为费工费时，故《中国药典》现规定远志不去心应用，但远志木心约占全远志质量 1/4，且有效成分含量较低，若从提高整体疗效，除去质次非药用部位考虑，传统"去心"的方法值得进一步探讨。

【临床应用】

1. 生用

虚劳：常与白术、肉桂（去皱皮）、人参（去芦头）等共用，具有安神益智、祛痰、解郁的作用，用于治疗心虚劳损、羸瘦、四肢无力、心神昏闷，如治口疮的远志散（《朱氏集验方》）。

2. 制用

失眠健忘：常与牡蛎（取粉）、白茯苓（去皮）、人参等共用，制远志能缓和燥性，消除麻味，防止刺喉，以安神益智为主，用于心神不安、惊悸、失眠、健忘，如治失眠健忘的远志丸（《局方》）。

【参考文献】

［1］郭娟，王建. 生远志及炮制品对小鼠止咳化痰作用［J］. 中药药理与临床，2003，19（4）：29.

［2］王建，吴晖晖，武云，等. 生远志及其总皂苷与蜜远志的

急性毒性比较研究 [J]. 中药药理与临床, 2004, 20 (6): 21.

[3] 郭娟. 远志炮制品减毒增效的对比实验研究 [D]. 成都: 成都中医药大学, 2004.

[4] 王建, 郭娟, 武云. 远志不同炮制品对胃肠运动及消化功能的影响 [J]. 中药药理与临床, 2006, 22 (Z1): 120 – 122.

[5] 赵海平. 生远志及其皂苷与蜜远志对胃肠局部激素及酶活性影响机制的研究 [D]. 成都: 成都中医药大学, 2007.

[6] 唐丹霞, 王建, 郑新光, 等. 厚朴汁炙远志炮制品对胃间质细胞活力影响的探讨 [J]. 中药与临床, 2014, 25 (2): 63 – 65, 68.

[7] 王建. 远志及其不同蜜炙品的镇静安神作用对比研究 [J]. 江苏中医药, 2007, 39 (6): 60 – 61.

[8] 田徽. 生远志的胃肠毒性物质基础及蜜炙减毒部分机理研究 [D]. 成都: 成都中医药大学, 2006.

[9] 武云. 生远志与蜜远志的毒理及其对胃肠运动影响的实验研究 [D]. 成都: 成都中医药大学, 2005.

茜 草

【来源】茜草为茜草科植物茜草 *Rubia cordifolia* L. 的干燥根及根茎, 主产安徽、河北、陕西、河南、山东。

【炮制历史沿革】宋代有炒制 (《证类》)、焙制 (《总微》) 等方法。金、元时期有烧灰存性之说 (《儒门》《十药》)。明清时期增加酒洗 (《启玄》)、酒炒和童便炒 (《得配》) 等炮制方法。

现在的主要炮制方法有净制与炒炭 (《中国药典》2020 年版)。

【炮制方法】

1. 净制 取原药材, 除去残茎及杂质, 洗净, 润软,切厚片或段，干燥，筛去碎屑。

2. 制炭　取茜草片或段，置炒制容器内，用武火加热，炒至外表呈焦黑色，喷淋少许清水，灭尽火星，取出，晾凉。

【质量标准】

1. 茜草　本品根茎呈结节状，丛生粗细不等的根。表面红棕色或暗棕色，具细纵皱纹和少数细根痕；皮部脱落处呈黄红色。质脆。气微，味微苦。

2. 茜草炭　本品形如茜草片或段，表面黑褐色，内部棕褐色。气微，味苦、涩。

【炮制作用】茜草生品以活血祛瘀、清热凉血为主，亦能止血，用于气滞血凝、月经闭塞、产后恶露不尽、跌仆损伤、红肿瘀痛、风湿痹痛、痈疽肿毒及血热所致的各种出血等。炒炭后寒性减弱，性变收涩，以止血为主，用于各种出血证，如吐血、咯血、血痢、尿血、崩漏下血等。

【炮制研究】茜草炒炭后其寒性降低，药性收敛，止血作用增强。有研究者利用皮下注射肾上腺素加冰水浸泡法复制大鼠急性血瘀模型，在灌胃给予茜草或茜草炭后，发现全血黏度及血浆黏度有所降低，血浆纤维蛋白原的含量升高，而且茜草能够显著延长凝血酶原时间，缩短凝血酶时间和活化部分凝血活酶时间，茜草炭则可以缩短上述3种凝血时间并对由二磷酸腺苷（ADP）诱导的血小板聚集表现出更加明显的促进作用。

【临床应用】

1. 生用　可配伍不同中药治疗妇科崩漏、月经不调以及衄血、吐血等出血性疾病。

2. 炒炭用

（1）紫癜：紫癜分为过敏性紫癜和血小板减少性紫癜，两者于皮肤表面均可产生瘀斑，治疗该类疾病时加入茜草炭、蒲黄炭、丹皮炭等化瘀止血药后，均可以化瘀斑、止出血茜草炭能有效治疗脑出血，防止瘀血形成。

（2）外伤出血：茜草炭联合十灰散中其他 9 味炭药，加上地榆炭、槐花、荆芥穗炭、茯苓、三七，可有效防止混合痔术后出血，共奏凉血止血、活血化瘀、清热利湿之效。

【参考文献】

［1］杨宇婷，康文艺. HPLC 法测定茜草及不同炮制品中大叶茜草素［J］. 中成药，2011，33（12）：2125 - 2127.

［2］宁康健，黄斌，吕锦芳. 不同炮制的茜草对家兔凝血的影响［J］. 中兽医医药杂志，2005，24（1）：16 - 18.

［3］宁康健，李东风，桂子奉. 不同炮制方法、给药途径及浓度的茜草水煎醇沉液对小鼠凝血作用的影响［J］. 中国中医药科技，2005，12（6）：368 - 369，328.

［4］赵伟康，洪筱坤，倪黎平. 对炒炭止血药炮制前后所含鞣质的分析［J］. 上海中医药杂志，1963（7）：39 - 40.

［5］张晓东，潘敏，费晓军，等. 江苏地区茜草饮片生熟异用的临床初步调查［J］. 中国药房，2014，25（19）：1815 - 1817.

［6］徐存安. 茜草根炭治疗慢性腹泻［J］. 江苏医药，1976（6）：55.

［7］陈朝军，刘利平，王美龄，等. 茜草炭炮制规范化研究［J］. 时珍国医国药，2009，20（2）：305 - 306.

［8］张振凌，黄显峰，张春爽，等. 茜草饮片炒炭前后药理作用的比较［J］. 中华中医药杂志，2008，23（10）：879 - 881.

［9］杨宇婷，崔春雨. 茜草不同炮制品的对比研究［J］. 山东

化工，2020，49（9）：47－48.

地　榆

【来源】　本品为蔷薇科植物地榆 *Sanguisorba officinalis* L. 或长叶地榆 *Sanguisorba officinalis* L. var. *longifolia* (Bert.) Yü et Li 的干燥根。后者习称"绵地榆"。主产于江苏、安徽、河北、河南等省。

【炮制历史沿革】　唐代有炙法（《外台》）。宋代有醋炒（《博济》），醋炙（《总录》），炒制法（《传信》）。元代有去芦（《汤液》）。明代有煨制（《普济方》），酒洗法（《万氏》）。清代有炒黑（《说约》），酒拌炒黑（《逢原》），酒炒法（《治裁》）等。

现行炮制方法有炒炭（《中国药典》2020 年版），醋炙、酒炙（《云南》），盐炙（《集成》）等。

【炮制方法】

1. 净制　除去杂质；未切片者，洗净，除去残茎（《中国药典》2020 年版）。

2. 炒炭　取待炮制品，置热锅内，用武火炒至表面焦黑色、内部焦褐色，喷淋清水少许，熄灭火星，取出，晾干（《中国药典》2020 年版）。

3. 醋炙

（1）取地榆片，加醋 10% 洒匀拌吸，吸后放入锅内用武火炒，炒至棕褐色，取出晾干，筛净灰碎即成（《云南》）。

（2）取地榆片，炒黑后，加醋与水，至醋被吸尽，再炒干即可。每 100kg 地榆片，用醋 12.5kg（《集成》）。

4. 酒炙　取地榆片加白酒 5%，拌吸，吸后放入锅内用武火炒，炒至棕褐色，取出晾干，筛净灰碎即成（《云南》）。

5. 盐炙　取地榆片，用大火炒至外黑内老黄色，喷入盐水即可。每 100kg 地榆片，用食盐 3kg，水适量（《集成》）。

【质量标准】

1. 地榆　本品为不规则的类圆形片或斜切片。外表皮灰褐色至深褐色。切面较平坦，粉红色、淡黄色或黄棕色，木部略呈放射状排列；或皮部有多数黄棕色绵状纤维。气微，味微苦涩。

2. 地榆炭　本品形如地榆片，表面焦黑色，内部棕褐色。具焦香气，味微苦涩。

【炮制作用】地榆生品以凉血解毒力胜。炒炭后能增强止血收敛的作用，常用于各种出血证。《通玄》有"地榆虽能止血，多用能伤中气，梢能行血，必当去之，多以生用"；《说约》有"炒黑止血"的阐述。地榆炒炭程度对三萜类成分有明显影响，随炒炭程度不同，各成分变化亦不同；对黄酮类成分组成则无明显影响

【炮制研究】体外止血实验结果表明，选取 200℃作为炮制温度，采用高温烘箱烘烤地榆生药饮片不同时间，得到的地榆炮制品的血液流变学参数各不相同，证实地榆生品及炮制品的确具有不同的止血作用。

地榆炮制前后止血活性成分的谱效学研究与中空纤维筛选地榆的止血活性成分研究结果表明，地榆皂苷Ⅰ为地榆所含的重要止血活性成分，其止血机制主要与促进外源性凝血因子的活化有关。Autodock 对接结果表明，地榆皂

苷Ⅰ可通过氢键、范德华力、烷基化等作用力与凝血酶发生相互作用。

地榆炮制前后抗过敏活性成分的谱效学研究结果表明，野蔷薇苷为地榆所含的重要抗过敏活性成分。进一步的体外实验证实，野蔷薇苷在浓度为153nM时，透明质酸酶的抑制率可达70.6%±3.3%。通过同时比较6种不同方式得到的透明质酸酶同源建模结果，从中选出最佳结构进行分子对接。Autodock对接结果表明，野蔷薇苷与透明质酸酶间存在氢键、范德华力等相互作用。

【临床应用】

1. 生用 用于治疗淋证，如清淋汤（泽泻15g，猪苓10g，茯苓10g，金银花15g，白术10g，竹叶10g，桂枝3g，甘草3g）。

2. 炒炭

（1）麻疹瘀毒：明朝聂尚《活幼心法》一书收录清热导滞汤一方："川连、条芩、白芍、炒枳壳山楂肉（各一钱），浓朴（去皮姜汁炒），青皮、槟榔（各六分），当归、甘草、牛蒡子、连翘（各五分），红多者加红花（三分）、地榆炭（五分），秘涩甚者加酒炒大黄（一钱二分）。"用于治疗麻疹瘀毒。

（2）便血：《叶天士医案精华·便血》："年前痰饮哮喘，不得安卧，以辛温通阳劫饮而愈。知脾阳内弱，运气失职，水谷气蒸，饮邪由湿而成，湿属阴，久郁化热，热入络，血必自下。但体质仍属阳虚。凡肠红成方，每多苦寒。若脏连之类，于体未合，毋欲速也。"方用"生於术、茯苓、泽泻、地榆炭、桑叶、丹皮"。

（3）痔疮疼痛：清朝《丁甘仁医案·痔疮》中记载："潘左外痔焮痛，脱肛便血，气阴两虚，大肠湿热留恋，今拟调益气阴，清化湿热。"方用"细生地（四钱），粉丹皮（一钱五分），京赤芍（二钱），净槐米（包，三钱），抱茯神（三钱），地榆炭（三钱），脏连丸（包，一钱），橘白络（各一钱），生苡仁（三钱），全当归（二钱），杜赤豆（一两），干柿饼（三钱）"。

（4）水火烫伤：《中药大辞典》一书中亦记载治汤火伤一方，药用"柳穿鱼三钱，地榆炭五钱，大黄四钱，冰片一钱。共研极细末，油调外敷"。

（5）妇人行经腹痛：近代《竹泉生女科集要》中记载治疗："妇人经水素以时下，经前后数日，忽泻血甚多，色鲜红，此亦血不归经，乃崩类也。"方用"炙当归、川芎、甘草、赤石脂、粟壳、生潞党、白芍、芥穗、地榆炭、红曲"。

【参考文献】

［1］俞浩，毛斌斌，刘汉珍．炒炭对地榆中鞣质量及止血效果的影响［J］．中成药，2014，36（6）：1317 – 1320.

［2］周滢，费曜．地榆炮制前后对小鼠出血时间与凝血时间的影响研究［J］．时珍国医国药，2014，25（6）：1386 – 1387.

［3］郭淑艳，贾玉良，徐美术．地榆炒炭前后止血作用的研究［J］．中医药学报，2001，29（4）：28.

［4］张向阳，贾丽霞，李海涛，等．地榆烘法制炭前后止血作用比较［J］．药物评价研究，2017，40（6）：788 – 791.

［5］张晓霞．关于地榆炮制前后水提物抗炎效果研究［J］．中国民族民间医药，2014，23（7）：22，25.

［6］段磊．地榆炮制前后水提物抗炎效果分析［J］．光明中医，

2018，33（22）：3320 - 3322.

　　[7] 惠振焘，王雪娇．地榆炮制前后水提物抗炎效果研究 [J].
临床医药文献电子杂志，2018，5（21）：169，172.

　　[8] 俞浩，方艳夕，毛斌斌，等．地榆炮制前后水提物抗炎效
果研究 [J].中药材，2014，37（1）：34 - 37.

　　[9] 贾洪刚，冯建钦．复方地榆炭膏外用治疗闭合性骨折急性
期软组织肿胀的临床效果研究 [J].中国生化药物杂志，2016，36
（7）：121 - 123.

　　[10] 赵倩．复方地榆炭膏治疗闭合性骨折软组织肿胀的临床疗
效 [J].数理医药学杂志，2018，31（10）：1519 - 1520.

　　[11] 张益赫．地榆炭镇痛物质基础及作用机制研究 [D].北
京：北京中医药大学，2019.

　　[12] 唐元平．地榆加味临床应用举隅 [J].中国中医药现代远
程教育，2011，9（10）：83.

甘　遂

　　【来源】本品为大戟科植物甘遂 *Euphorbia kansui* T. N.
Liou ex T. P. Wang 的干燥块根。主产于陕西、山西、河南、
甘肃等省。

　　【炮制历史沿革】南北朝时有甘草、荠苨制法（《雷
公》）。唐代有熬法（《外台》）。宋代有煨令黄色、与胡麻
同炒（《圣惠方》），炒令黄色（《博济》），湿纸裹煨（《总
病论》），慢火炒焦黄色（《药证》），麸炒、酥制、醋制
（《总录》），炮法（《三因》）。金元时期有煮制（《宝鉴》），
面裹煨（《丹溪》），以面包，煮百余沸（《儒门》）。明代
有大麦炒，候麦黄赤色，去麦不用（《普济方》），微炒
（《医学》），面炒法（《入门》）。清代多沿用前代方法。

　　现行炮制方法有醋炙（《中国药典》2020 年版），豆腐

制（《上海》），煨制（《河南》），甘草制（《汇典》），土制（《集成》）等。

【炮制方法】

1. 净制　除去杂质，洗净，干燥（《中国药典》2020年版）。

2. 醋炙

（1）取净甘遂，加醋拌匀，闷透，置炒制容器内，炒至规定程度时，取出，放凉。每100kg甘遂，用醋30kg（《中国药典》2020年版）。

（2）取甘遂，筛拣干净，置砂锅中，用文火加热，均匀喷入醋继续拌炒至干，至甘遂变成棕褐色时，取出，晾凉。每100kg甘遂，用醋约20kg（《贵州》）。

3. 豆腐制　将净甘遂漂3~5天，每天换水2~3次，漂净，捞起，用豆腐煮至内无白心。取出，除去豆腐，晒至半干，切极薄片，干燥，筛去灰屑。每100kg净甘遂，用豆腐50kg（《上海》）。

4. 煨制

（1）面煨：定量之面粉，加水适量，作成适宜之团块，然后将甘遂逐个包裹，置热砂中同炒或置炉旁煨，至面皮呈焦黄色为度，取出，放凉，去面皮。每100kg甘遂，用面粉50kg（《河南》）。

（2）麸煨：拣去杂质，洗净，滤干；另将锅以武火加热，撒入麸皮，俟起烟时，投入甘遂，不断翻动，炒成老黄色，取出，筛去麸皮。每100kg甘遂，用麸皮31kg（《湖北》）。

（3）滑石粉煨：先将滑石粉炒热，加入经醋闷透的甘遂，炒至膨胀变黄色时，筛去滑石粉即可。每100kg甘遂，加醋25kg，滑石粉适量（《集成》）。

5. 甘草制　取甘遂拣净杂质，洗净，滤干水分，置瓦缸内，加入甘草汤（每100kg甘遂用甘草20kg，甘草切片煎浓汤）拌匀，浸至甘草汤基本吸尽，取出，蒸4小时至透心，离火候冷，切片晒干（《汇典》）。

6. 土制　先将细黄土炒热，加入甘遂，用微火炒至膨胀发黄时，筛去黄土即可（《集成》）。

【质量标准】

1. 甘遂　表面类白色或黄白色，凹陷处有棕色外皮残留。质脆，易折断，断面粉性，白色，木部微显放射状纹理；长圆柱状者纤维性较强。气微，味微甘而辣。

2. 醋甘遂　本品形如甘遂，表面黄色至棕黄色，有的可见焦斑。微有醋香气，味微酸而辣。

【炮制作用】生甘遂药力峻烈，易伤正气，临床运用多入丸、散剂，入汤剂则需炮制。历代甘遂的炮制方法有20余种，目前运用最多、最广的是醋炙法。研究发现，甘遂醋炙后不仅具有减毒作用，能够降低肝脏和肾脏的毒性损伤，还可明显降低甘遂对小鼠胃肠道的氧化损伤；甘遂醋炙后其有效成分及含量均发生变化，具体机制尚不清楚。据报道，甘遂醋炙后利尿作用减弱，内服可治疗肝硬化腹水、肾性水肿，外敷可治疗不同疾病引起的小便不利、尿潴留等。

【炮制研究】甘遂因其对胃肠道有明显毒性和刺激性，容易引起肠黏膜屏障的功能障碍，所以在使用甘遂前对其醋炙减毒后使用十分必要。研究发现甘遂醋炙后降低乙酸乙酯部位对小鼠胃肠道氧化损伤的作用机制，与甘遂组相比，醋甘遂各剂量组小鼠胃、肠组织中 LDH 活力、MDA 含量明显降低，SOD 活力、GSH 含量明显增高（$P < 0.05$，$P < 0.01$），提示醋炙能降低甘遂对胃肠组织的氧化损伤。

甘遂对肝脏会产生氧化性损伤，醋炙后可以减轻。以 ICR 正常小鼠为研究对象，灌胃给予甘遂与醋甘遂乙酸乙酯部位提取物，研究发现甘遂醋炙能明显降低对肝脏的氧化损伤，机制可能为醋炙可降低甘遂对肝组织细胞通透性的影响及减轻其氧化损伤。以正常人肝 L02 细胞为研究对象，采用 MTT 法测定细胞相对抑制率并进行细胞形态学观察和生化指标检测，结果发现醋炙甘遂能明显降低生甘遂对正常人肝细胞 L02 的活性抑制作用，细胞形态变差的趋势，正常肝细胞 L02 培养上清中 ALT、AST、LDH 活力（$P < 0.01$），L02 细胞中 MDA 含量（$P < 0.01$），提高 L02 细胞中 SOD 活力和 GSH 含量（$P < 0.01$），呈一定的剂量相关性。

【临床应用】

1. 生用

（1）疝气偏肿：甘遂、茴香，等分为末。每服二钱，酒送下（《纲目》）。

（2）急腹症（如急性化脓性梗阻性胆管炎、上消化道急性穿孔、急性肠梗阻等）：可用大陷胸汤，大黄（去皮，六两），芒硝（一升），甘遂（一钱）。上 3 味以水六升，先煮大黄取二升，去滓，纳芒硝，煮一两沸，纳甘遂末，温服一升，得快利，止后服。

2. 醋炙用　可用于水鼓气喘。用甘遂、大戟各一两，慢火炙后，共研为末。每取二三分，加水半碗，煎开几次，待温服下。不过十服见效（《纲目》）。

3. 煨制用

（1）身面浮肿：用甘遂二钱，生研为末，放入猪肾中，外包湿纸煨熟吃下。每日吃一次至四、五次。

（2）风痰迷心癫痫：甘遂二钱，研为末，放在猪心里。缚紧，煨熟。取药出，加辰砂末一钱，分成四份。每服一份，半用过的猪心煎汤调下（遂心丹）。

（3）膈气哽噎：甘遂（面煨）五钱，南木香一钱，为末，壮者一钱，弱者五分，水酒调下（《怪证奇方》）。

（4）卒身面浮肿，上气喘息。甘遂半两（煨令其黄），蒜瓣半两（煨熟），黑豆半两（炒热）。上药除蒜外，捣罗为末用蒜并枣肉和丸，如梧桐子大。每服以木通汤下十丸，日二服（《圣惠方》甘遂丸）。

【参考文献】

［1］安天海，孙光，胡莹，等．制甘遂与生甘遂对家兔结肠作用的观察［J］．牡丹江医学院学报，1992（S1）：16 - 17.

［2］聂淑琴，李泽琳，梁爱华，等．炮制对甘遂、牛膝、苦杏仁特殊毒性及药效的影响［J］．中国中药杂志，1996，21（3）：153 - 156，190.

［3］丁安伟，叶定江，全应灿，等．甘遂不同炮制品的研究［J］．江苏中医杂志，1986（7）：24 - 25.

［4］夏艺．醋制甘遂降低毒性机理研究［D］．武汉：湖北中医药大学，2010.

［5］李水清，许康，刘艳菊，等．甘遂炮制前后不同提取部位急性毒理实验［J］．湖北中医杂志，2010，32（10）：71 - 72.

［6］颜晓静，李璘，李征军，等．甘遂醋炙前后对脾淋巴细胞活力和腹腔巨噬细胞释放 NO 的量效关系比较研究［J］．中国药理学

通报，2011，27（5）：629 – 632.

　　[7] 李春发. 醋制甘遂的化学成分研究 [D]. 沈阳：沈阳药科大学，2006.

　　[8] 王克周，车红军. 醋制甘遂用醋量对其毒性及药效的影响 [J]. 山西中医，2005，21（5）：49 – 50.

　　[9] 束晓云，丁安伟. 甘遂的炮制及其化学成分、药理作用研究进展 [J]. 中国药房，2007，18（24）：1904 – 1906.

　　[10] 耿婷，黄海燕，丁安伟，等. 甘遂炮制前后各部位刺激性和泻下作用研究 [J]. 中南药学，2008，6（4）：385 – 388.

　　[11] 张腾，陈瑜. 甘遂甘草合剂抗肿瘤的实验研究 [J]. 中医药研究，1999，15（3）：41 – 42.

商　陆

【来源】 本品为商陆科植物商陆 *Phytolacca acinosa* Roxb. 或垂序商陆 *Phytolacca americana* L. 的干燥根。主产于河南、湖北、安徽等省。

【炮制历史沿革】 汉以前有渍醯中法（《病方》）。汉代有熬法（《玉函》）。南北朝时期有豆叶蒸法（《雷公》）。唐代有清蒸法（《外台》）。宋代有炒黄法（《圣惠方》）。明代有绿豆蒸（《入门》），豆汤浸法（《原始》）。清代有米泔浸豆叶蒸，绿豆煮（《握灵》），黑豆拌蒸（《本草汇》），醋炒、酒浸（《本草述》），黑豆汤浸蒸法（《备要》）等。

现行炮制方法有醋炙（《中国药典》2020 年版），甘草汁制（《集成》），醋麸制（《贵州》）。

【炮制方法】

1. 净制　除去杂质，洗净，润透，切厚片或块，干燥

（《中国药典》2020 年版）。

2. 醋炙

（1）取净商陆，加醋拌匀，闷透，置锅内炒干，取出，放凉。每 100kg 商陆，用醋 30kg（《中国药典》2020 年版）。

（2）取商陆片，用微火炒热，加入稀醋拌匀，焙干。每 100kg 商陆片，用醋 25kg（《集成》）。

（3）取净药材置煮药锅内，加入定量米醋和适量清水浸拌均匀，用微火加热煮至醋液吸尽，取出，切小块，摊晾干。每 100kg 净商陆，用米醋 30kg，水 40 ~ 50kg（《述要》）。

3. 甘草汁制 取商陆，加甘草水浸 1 ~ 2 小时，闷半天，切片晒干。每 100kg 商陆，用甘草水适量（《集成》）。

4. 醋麸制 取生商陆片，加醋拌匀，闷透，晾至半干。用蜜制麦麸，按麸炒法炒至商陆呈黄色时取出，筛去麦麸，晾凉。每 100kg 生商陆片，用食醋 12kg（《贵州》）。

【质量标准】

1. 商陆 本品为横切或纵切的不规则块片，厚薄不等。外皮灰黄色或灰棕色。横切片弯曲不平，质硬。气微，味稍甜，久嚼麻舌。

2. 醋商陆 本品形如商陆片（块）。表面黄棕色，微有醋香气，味稍甜，久嚼麻舌。

【炮制作用】商陆生品苦寒有毒，长于消肿解毒。经醋制后，毒性降低，缓和泻下作用，以逐水消肿为主，多用于水肿胀满。

【炮制研究】对比商陆不同炮制品的利尿作用，发现其醋炙品、清蒸品、醋煮品的利尿作用与原药材相比均有不同程度的下降，但炮制品之间无明显差异。研究表明，商陆经醋制后仍具有较强的利尿作用，其机制除与改变机体体液代谢相关的激素水平外，还可能与其抑制肾脏远曲小管和集合管 AQPs 蛋白表达，进而抑制水的重吸收有关。

对不同炮制品商陆毒性作用进行研究，从 LD_{50} 的测定结果可以看出，商陆炮制后毒性均有不同的程度下降。其中清蒸品和醋煮品的毒性最小，仅为原药材毒性的 $1/7 \sim 1/5$，醋炙品次之。观察商陆醋炙前后对大鼠和小鼠胃肠道试验及家兔眼结膜刺激性实验，发现醋制法能够降低商陆对动物黏膜的刺激性作用。研究发现，经醋炙后商陆对家兔眼结膜刺激性减弱，使小鼠腹腔渗出液中 PGE_2 含量降低、巨噬细胞释放 NO 含量降低。考察商陆正丁醇部位炮制前后对腹泻及肠道肿胀的影响，发现经醋炙后，小鼠肠道肿胀程度显著减弱，肠道和粪便的含水量明显降低，对 HT-29 和 IEC-6 的抑制作用减轻，表明醋炙具有降低商陆正丁醇部位的毒性作用。另有研究表明醋炙可使商陆主要的炎症毒性成分转化生成主要的利尿药效成分，从而达到减毒存效的炮制目的。

【临床应用】

1. 生用

（1）水气肿满：取生商陆（切如麻豆）、赤小豆等分，鲫鱼三枚（去肠存鳞）。上三味，将二味入鱼腹中，以棉线缚之，水三升，缓煮豆烂，去鱼，只取二味，空腹食之，以鱼汁送下，甚者过二日，再为之，不过三剂（《圣济总录》）。

（2）疝癖不瘥，胁下痛硬如石：取生商陆根汁一升，杏仁一两（汤浸去皮尖）。研仁令烂，以商陆根汁相和，研滤取汁，以火煎如饧。每服，取枣许大，空腹以热酒调下，渐加，以利恶物为度（《圣惠方》）。

2. 醋炙用　呼吸道感染。醋商陆主要有效成分为商陆皂苷元，可兴奋舌神经，反射性引起呼吸道黏膜腺体分泌，并促进管道纤毛运动，使痰液易于排出，其中苷元商陆酸与商陆酸甲酯能兴奋垂体－肾上腺皮质系统，增强肾上腺皮质功能，降低微血管通透性、减少炎症渗出，缓解红、肿、热、痛等炎症反应，减轻呼吸道黏膜肿胀。

【参考文献】

［1］查文清，王孝涛，原思通．炮制对直序商陆毒性及利尿作用的影响［J］．安徽中医学院学报，1999，18（5）：80－81．

［2］陈琳，吴皓．商陆醋炙前后化学成分和药效比较［J］．中国实验方剂学杂志，2013，19（21）：5－9．

［3］钦建伟，陈琳．醋炙法对商陆毒性和药效影响的实验研究［J］．江苏中医药，2015，47（1）：77－79．

［4］程梓烨，郁红礼，吴皓，等．醋制对商陆促利尿作用的影响及其机制研究［J］．南京中医药大学学报，2019，35（2）：156－159．

［5］金传山，张京生．不同醋量醋煮对商陆毒性及药效的影响［J］．中成药，2000，22（4）：273－274．

［6］陈琳，吴皓，王媚，等．商陆醋炙前后对动物黏膜刺激性比较研究［J］．中国中药杂志，2011，36（7）：859－863．

［7］宫乐，吴皓，郁红礼，等．商陆提取物醋制前后毒性作用的比较研究［J］．中国中药杂志，2013，38（10）：1610－1613．

［8］张程超，郁红礼，吴皓，等．商陆正丁醇部位醋制前后肠道毒性变化研究［J］．中国中药杂志，2016，41（2）：216－219．

［9］程梓烨．商陆醋制法炮制减毒存效机制研究［D］．南京：

南京中医药大学，2019.

白茅根

【来源】 白茅根为禾本科植物白茅 *Imperata cylindrica Beauv. var. major*（Nees）C. E. Hubb. 的干燥根茎。全国大部分地区均产。

【炮制历史沿革】 元代有蜜炒（《宝鉴》）、炒炭存性（《十药》）的方法。明代增加炒黄、与青州枣同煮后炒（《普济方》），蜜炙炒（《禁方》），捣汁用（《正宗》）等方法。清代有炒黑（《金鉴》）的炮制方法。

现行炮制方法有净制、炒炭（《中国药典》2020 年版）。

【炮制方法】

1. 净制　取原药材，微润，切段，干燥。筛去碎屑。

2. 制炭　茅根段，置炒制容器内，用中火加热，炒至表面焦黑色，喷淋少许清水，灭尽火星，取出，晾干。

【质量标准】

1. 白茅根　本品呈长圆柱形，表面黄白色或淡黄色，微有光泽，具纵皱纹。体轻，质略脆。断面皮部白色，多有裂隙，中柱淡黄色，易与皮部剥离。气微，味微甜。

2. 茅根炭　本品形如白茅根，表面黑褐色至黑色，具纵皱纹，有的可见淡棕色稍隆起的节。略具焦香气，味苦。

【炮制作用】 白茅根生品长于凉血，清热利尿，用于血热妄行的多种出血证、热淋、小便不利、水肿、湿热黄疸、热盛烦渴、胃热呕哕、肺热咳嗽及急性肾炎水肿等。茅根炭，味涩，寒性减，偏于收敛止血，专用于各种出血。

【炮制研究】 文献报道，5－HMF 主要是由己糖经加热分解产生，广泛存在于含有糖类物质的植物中，一般在炮制或加热后其含量会增加。研究发现，白茅根炭品中 5 - HMF 的含量较生品中增加 19 倍，证明炮制能增加 5 - HMF 的含量，且甲醇提取液得到的含量比水提液得到的量明显增加。

【临床应用】

1. 生用

（1）血热鼻衄：白茅根汁一台。饮之（《妇人》）。

（2）喘证：茅根一握（生用旋采），桑白皮等分。水二盏，煎至一盏，去滓温服，食后（《圣惠方》如神汤）。

2. 炒炭用

急症出血：大蓟、小蓟、荷叶、扁柏叶、茅根、茜草根、山栀、大黄、牡丹皮、棕榈皮（各等分）。上各烧灰存性，研极细末，用纸包，碗盖于地上一夕，出火毒。用时先将白藕捣汁，或萝卜（《十药》十灰散）。

【参考文献】

［1］和颖颖，丁安伟，陈佩东，等. 白茅根炒炭后止血作用的研究［A］∥中华中医药学会中药炮制分会. 中华中医药学会中药炮制分会 2008 年学术研讨会论文集［C］. 中华中医药学会中药炮制分会：中华中医药学会中药炮制分会，2008：4.

［2］高宾，孙利生，赵佳丽. 白茅根的性状与炮制［J］. 首都医药，2012，19（23）：40.

［3］和颖颖. 白茅根炭品的止血机理及质量标准研究［D］. 南京：南京中医药大学，2009.

［4］卢渊. 白茅根治疗肾综合征出血热急性肾功能衰竭效果分析［J］. 光明中医，2017，32（9）：1275－1277.

［5］文泉，桂兰，红梅. 蒙药白茅根药理研究进展［J］. 中国

民族医药杂志，2016，22（11）：53－54.

　　[6] 燕玉军. 小蓟白茅根藕节治疗慢性肾小球肾炎血尿蛋白尿临床疗效 [J]. 光明中医，2017，32（4）：539－541.

白附子

　　【来源】 本品为天南星科植物独角莲 *Typhonium giganteum* Engl. 的干燥块茎。主产于四川、陕西等省。

　　【炮制历史沿革】 汉代有炮去皮（《玉函》），炮去皮脐法（《中藏》）。晋代有烧法（《肘后》）。南北朝时期有用东流水并黑豆浸法（《雷公》）。唐代有蜜涂、炙令黄（《千金》）；蜜涂，火炙令干，复涂蜜炙（《千金翼》）；青盐、泔水同浸（《银海》）；煨去皮法（《理伤》）。宋代有炭火内烧令黑色（《圣惠方》）；用生姜、水同煮（《博济》）；纸裹煨（《苏沈》）；醋浸、火烤、生姜汁淬（《证类》）；醋炙；以生姜、枣同煮，同黄连炒，盐汤浸，暴干，炒（《总录》）；湿面裹煨、童便浸后火煨（《妇人》）；同赤小豆煮（《朱氏》）；同姜炒令赤（《百问》）；童便浸，再加姜汁炒法（《扁鹊》）。明代有生姜汁、蛤粉同煮（《普济方》）；石灰煨、生姜汁煮、猪脂煎、青盐炒（《奇效》）；姜汁、盐水、甘草、黄连、童便煮（《蒙筌》）；甘草、盐水、姜汁、童尿同煮熟（《纲目》）；烧灰存性（《原始》）；炮裂，米醋中浸，再炮三五次（《准绳》）；麸炒，用防风、甘草同炒（《保元》）；甘草汤浸炒法（《景岳》）。清代有甘草、防风、童便同制（《说约》），童便、浓甘草汤同煮（《必用》），甘草汤酒浸（《从新》），与甘草、甘遂、烧酒共浸煮（《串雅外》），川连、甘草、黑豆煎浓汁拌蒸法（《得配》）等。

现行炮制方法有甘草、黑豆制，砂炮（《中国药典》1995年版）；豆腐制（《上海》）；甘草制（《天津》）；甘草、黑豆、白矾制（《内蒙古》）；姜制，黑豆制，生姜、甘草制，生姜、甘草、白矾制，甘草、银花、黑豆制，麸制（《集成》）；胆汁制法（《云南》）等。

【炮制方法】

1. 净制　取原药材，除去杂质。

2. 生姜白矾制　取净白附子，分开大小个，浸泡，每日换水2～3次，数日后如起黏沫，换水后加白矾（每100kg白附子，用白矾2kg），泡1日，再换水，至口尝微有麻舌感为度，取出。将生姜片、白矾粉置锅内加适量水，煮沸后，倒入白附子共煮至无白心，捞出，除去生姜片，晾至六七成干，切厚片，干燥。每100kg白附子，用生姜、白矾各12.5kg。

【质量标准】

1. 白附子　本品呈椭圆形或卵圆形。表面白色至黄白色，略粗糙，有环纹及须根痕，顶端有茎痕或芽痕。质坚硬，断面白色，粉性。气微，味淡，有麻舌感。

2. 制白附子　本品为类圆形或椭圆形厚片，外表皮淡棕色，切面黄色，角质。味淡，微有麻舌感。

【炮制作用】生白附子有毒，一般外用，具有祛风定惊、解毒止痛的功能，用于瘰疬痰核、毒蛇咬伤。制白附子可降低毒性，消除麻辣味，增强祛风痰的作用，多用于偏头痛、痰湿头痛、咳嗽痰多。

【炮制研究】制白附子中多数化学成分含量较生品有降低现象。炮制过程对水溶性成分影响较大，研究发现水溶性游离氨基酸损失较多，生品中总氨基酸、β - 谷甾醇含量都比制品高。油酸在生品和矾制品中的含量差别不大，但在姜矾制品中含量仅为前两种制品中含量的 1/10，表明姜矾炮制对水溶性、脂溶性成分的影响作用不同（对脂溶性成分影响较小，对水溶性成分的影响较大）。

【临床应用】

1. 生用

（1）喉痹肿痛：用白附子末、枯矾，等分研细，涂舌上，有涎水吐出（《纲目》）。

（2）疝气：用白附子一个，研为末，加口涎调填脐上，再以艾灸三壮或五壮，即愈（《纲目》）。

2. 生姜白矾制用

（1）小儿慢脾惊风：用白附子半两、天南星半两、黑附子一钱，并炮去皮为末。每服二钱，加生姜五片，水煎服。此方变治大人风，止吐化痰。

（2）风痰眩晕，头痛气郁，胸膈不利：白附子、天南星、半夏等分，生研为末，生姜自然汁浸，蒸饼丸绿豆大。每服四十丸，食后姜汤下（《济生方》）。

【参考文献】

［1］吴连英，仝燕，程丽萍，等．关白附、禹白附抗炎及毒性比较研究［J］．中国中药杂志，1991，16（10）：595 - 597，639．

［2］吴连英，仝燕，毛淑杰，等．白附子不同炮制品抗炎作用比较研究［J］．中国中药杂志，1992（6）：339 - 342，382．

［3］常东明，李庆华，朱明，等．白附子炮制前后药理作用的初步观察［J］．中药通报，1981（4）：23 - 25．

［4］熊成成，蔡婉萍，林嘉娜，等．白附子不同炮制品药理作用评价研究［J］．中药材，2016，39（8）：1763 - 1766．

　　［5］吴连英，毛淑杰，程丽萍，等．白附子不同炮制品镇静、抗惊厥作用比较研究［J］．中国中药杂志，1992，17（5）：275 - 278，320.

　　［6］张振凌，赵丽娜，张红伟，等．中药白附子炮制前后对小鼠体内抗肿瘤作用的影响［J］．中华中医药杂志，2010，25（7）：1009 - 1011.

　　［7］周立，贾俊，刘裕红．白附子炮制前后对小鼠体内抗肿瘤作用的影响［J］．中华肿瘤防治杂志，2018，25（S1）：3，5.

　　［8］吴连英，仝燕，程丽萍，等．白附子不同炮制品毒性比较研究［J］．中国医药学报，1992，7（1）：13 - 15.

　　［9］余悦．白附子及其炮制品的质效评价研究［D］．广州：广东药学院，2015.

天南星

　　【来源】　本品为天南星科植物天南星 *Arisaema erubescens*（Wall.）Schott.、异叶天南星 *Arisaema heterophyllum* Bl. 或东北天南星 *Arisaema amurense* Maxim. 的干燥块茎。主产于四川、河南、贵州、云南、山东、辽宁、黑龙江等省。

　　【炮制历史沿革】　汉代有浆水煮法（《中藏》）。唐代有姜汁煮（《银海》），姜汁浸、炮、面裹煨、醋煮、石灰炒黄色法（《理伤》）。宋代有炮裂、微炒煨、醋拌炒令黄、牛乳拌炒、酒炒令黄、生姜汁拌炒令黄（《圣惠方》）；湿纸裹煨（《博济》）；烧通赤入小瓶内，湿纸密口令火灭（《苏沈》）；牛胆制（《药证》）；麸炒令黄香、酒姜并制、韭汁制、白矾制、酒煮切炒、酒浸麸炒（《总录》）；油焙黄（《总微》）；羊胆制，浆水、姜煮（《普本》）；黑豆青盐水煮（《三因》）；姜汁甘草制、姜汁蜂蜜制、雪水煮焙法（《朱氏》）等。元代有东壁土同醋煮（《活幼》），九蒸九晒（《宝鉴》），皂角制法（《丹溪》）。明代有酸浆水煮（《普济方》），白矾皂荚制（《品汇》），生姜白矾制（《入门》），生姜、白矾、牙皂制（《回春》），生姜汁拌黄土煨法（《准绳》）等。

现行炮制方法有姜矾制（《中国药典》2020 年版），姜矾豆腐制、姜矾甘草制、姜矾皂角制、姜制、生姜甘草制、生姜石灰制、姜豆腐制、白矾甘草制（《集成》），甘草皂角制（《江西》），甘草白矾皂角制（《樟树》），姜矾皂角甘草制法（《汇典》）等。

【炮制方法】

1. 净制　除去杂质，洗净，干燥（《中国药典》2020 年版）。

2. 生姜白矾制

（1）煮制：取净天南星，按大小分别用水浸泡，每日换水 2～3 次，如起白沫，换水后加白矾（每 100kg 天南星，加白矾 2kg），泡 1 日，再换水，至切开口尝微有麻舌感时取出。将生姜片、白矾置锅内加适量水煮沸后，倒入天南星共煮，至无干心时取出，除去姜片，晾至四至六成干，切薄片，干燥。每 100kg 天南星，用生姜、白矾各 12.5kg（《中国药典》2015 年版）。

（2）腌制：先将姜汁与天南星片拌匀，使姜汁全部渗入，再拌入明矾粉，边拌边翻，使之上下均匀后，置缸内，加盖腌 3 昼夜后，沿缸边缓缓加水（须防止明矾粉沉底），至超过药面 20cm。继续腌 4～6 天，至口嚼 5 分钟后无麻感（如仍有麻味，可延长腌的时间），然后放满清水，洗去明矾，捞起，滤去水，干燥，筛去灰屑。每100kg天南星，用明矾25kg，研粉过40目筛（在漂洗时为防止明矾粉被冲沉，可先留20%明矾粉，在水加好后再撒于药面）。鲜生姜25kg榨汁（无鲜生姜时可用干姜4kg煎汁2次，取汁）（《上海》）。

3. 生姜白矾豆腐制　　取泡过的天南星，与姜、矾拌匀，加水浸泡1个月后，加豆腐煮4小时，晒2小时，再阴干加水浸1~2小时，闷2~3天，切1mm厚的片，晒干。每100kg天南星，用白矾25kg，豆腐37kg，鲜姜片19kg（《集成》）。

4. 生姜白矾甘草制

（1）生姜白矾甘草煮：取生姜（打碎）、白矾、甘草煎汤与泡过的天南星同煮4小时，阴凉处晾至半干，加入剩余的生姜、白矾、甘草水润透，切薄片，阴干。每100kg天南星，用生姜10kg，甘草5kg，白矾6kg（《集成》）。

（2）生姜白矾煮：甘草汁蒸取鲜天南星（干天南星应先加水泡7天），加姜、矾拌匀，用大火煮4小时，晾干水分，切1.5mm厚的片，晒八成干，再加甘草水泡2天，至吸尽后，蒸2~3小时，至无白心，晒干。每100kg鲜天南星，用生姜片10kg，白矾0.5kg，甘草3kg（加水15kg）。或每100kg干天南星，用生姜片20kg，白矾1kg，甘草5kg（加水15kg）（《集成》）。

（3）生姜明矾甘草蒸炒：取泡好的天南星，切片，加水浸5天（夏季用明矾水浸5天），甘草水浸1昼夜，蒸透，晒九成干，加姜汁浸1昼夜，再蒸5小时，晒干，以砂炒熟即可。每100kg天南星，用甘草3kg，生姜2.5kg，明矾 1.25kg（《集成》）。

5. 生姜白矾皂角制　取天南星块，先以米泔水漂 3 天，再以清水漂 2 天，每天换水，至外皮软时，去粗皮，加生姜、皂角、白矾浓汤泡 2 天，切片，去药渣，加浸汁蒸透，晒干。每 100kg 天南星块，用生姜、皂角、白矾各 10kg（《集成》）。

6. 生姜白矾皂角甘草制　取净天南星，大小分开，与配料用清水泡漂（一般夏季 5 天，春秋 6 天，冬季 7 天），每天换水 2~3 次，不换配料，至水清不起白沫时，捞出与配料共置锅内加水煮至内无白心，嚼之微麻舌，取出，晒至五成干，闷润至内外湿度均匀，切薄片，晒干。每 100kg 天南星，泡时加皂角、甘草各 5kg，煮时加白矾、生姜各 5kg（《陕西》）。

7. 姜制

（1）姜煮：取泡过的天南星，加姜煮 4~6 小时，阴干，或煮透晾至八成干，润 1~2 天，切片，晒干。每 100kg 天南星，用生姜 12.5kg（《南京》）；每 100kg 天南星，用生姜 25kg（《镇江》）。

（2）姜蒸：取泡过的天南星，加入姜汁（每 100kg 天南星用生姜 30kg，榨取汁，姜渣加适量水煮汤，与姜汁和匀）拌匀，候姜汁吸尽，蒸约 4 小时，至不麻或微麻舌，晒干（《广东》）。

8. 生姜甘草制

（1）煮制：取天南星，用清水漂至透心（5~7 天），捞起，放入锅中，加入甘草、生姜（各为天南星量的 5%）共煮至无白心，晒至半干，切成薄片，再用清水漂洗，晒干（《贵州》）。

（2）蒸制：取泡过的天南星，加甘草水浸 1 天后，与姜片逐层相隔，蒸 6 小时，至无白心，晾干，润透，切片晒干。每 100kg 天南星，用甘草 1.25kg，生姜片 6kg（《集成》）。

9. 生姜石灰制　取原药材，以清水泡 1 天，再用石灰水泡 2 天，至呈淡黄色，再加水漂 2 天（每天换水 1~2 次），至无石灰味，切 3mm 厚的片，晒至八成干，加姜汁浸 1 天，浸透后晒干或烘干。每天南星 100kg，用石灰 10kg（以水 100kg 溶解），生姜 20kg（加水 60kg 捣汁）（《集成》）。

10. 生姜豆腐制　取泡过的天南星，加豆腐与姜，同煮 2~3 小时，至无白心，晒 2 小时，晾七八成干，用水洗 1 次，闷 2~3 天，切 1.5mm 厚的片，晒干。每天南星 100kg，用豆腐 37.5kg，生姜 12.5kg（《集成》）。

【质量标准】

1. 天南星　本品呈扁球形。表面类白色或淡棕色，较光滑，顶端有凹陷的茎痕，周围有麻点状根痕，有的块茎周边有小扁球状侧芽。质坚硬，不易破碎，断面不平坦，白色，粉性。气微辛，味麻辣。

2. 制天南星　本品呈类圆形或不规则形的薄片。黄色或淡棕色，质脆易碎，断面角质状。气微，味涩，微麻。

【炮制作用】生天南星辛温燥烈，有毒，生品长于祛风止痉。经姜矾制后，毒性降低，增强燥湿化痰的作用，多用于顽痰咳嗽。

【炮制研究】天南星醇提液可能通过诱导人慢性髓系白血病细胞 K562 的凋亡来抑制其体外增殖。有研究表明，灌胃法给予 S180 荷瘤小鼠模型天南星多糖，也发现天南星多糖可能通过增强机体免疫力抑制肿瘤生长。天南星总黄酮提取物有一定的镇痛作用，天南星总黄酮纳米凝胶外用可显著增加骨癌痛大鼠的热痛觉过敏症状，同时对骨小梁的数目有增加作用。

　　研究发现，白矾水浸泡及加热煮制均可促进凝集素蛋白形成沉淀。文献表明，水溶性蛋白经加工处理后形成沉淀，其原因是蛋白发生了变性，维系蛋白空间结构的氢键、离子键等次级键被破坏，变成无空间结构的链状分子，三维结构解体且活性丧失，导致溶解度降低而形成沉淀。故凝集素蛋白经白矾水浸泡以及加热煮制后生成沉淀是由于凝集素蛋白发生了变性。同时也发现，白矾浸泡可促进凝集素蛋白发生降解，白矾浸泡与加热煮制是降低天南星科有毒中药毒性的关键因素。

　　【临床应用】

　　1. 生用

　　（1）卒中昏不知人，口眼㖞斜，半身不遂，咽喉作声，痰气上壅：南星（生用）一两，木香一分，川乌（生，去皮）、附子（生，去皮）各半两。上细切，每服半两，水二大盏，姜十五片，煎至八分，去滓，温服，不拘时候（《局方》三生饮）。

　　（2）喉闭：白僵蚕、天南星（并生用）等分。为末，以生姜自然汁调一字许，用笔管灌在喉中，仍咬干姜皂子大，引涎出（《中藏经》）。

　　2. 胆汁制用

　　（1）热痰咳嗽：胆南星与制半夏各 45g，陈皮（去白）、杏仁（去皮、尖）、枳实（麸炒）、黄芩（酒炒）、瓜蒌仁（去油）、茯苓各30g（《医方考》清气化痰丸）。

（2）癫痫：胆南星15g，人参、白术、山药、白茯苓、茯神（去木）、羌活、甘草（炙）各9g，白僵蚕（去嘴，炒），全蝎（去毒，薄荷汤浸，炙）各9g，辰砂（水飞，别研）6g，麝香0.3g。上为细末，入辰砂、麝香研匀，炼蜜为丸，如芡实大，金箔为衣（《丹溪》南星膏）。

3. 姜矾制用

（1）风痰上扰，头目眩晕，肢节拘急：天南星、白附子（并炮）、皂荚仁（炒黄）、半夏曲（各一两），晋矾（半两，枯）。上为细末，以酒煮面糊丸如梧桐子大。每服十丸，生姜、薄荷汤吞下（《良方》天南星丸）。

（2）风痰壅盛：当归（焙干）6g，天麻（生用）9克，白僵蚕（焙干）、南星（汤洗净，捣细，姜汁制，焙干）、防风（生用，不见铁器）各15g，猪牙皂角（去黑皮，焙干）3条，上药为末（《百一选方》南星防风散）。

【参考文献】

［1］杨中林，朱谧，顾萱．天南星各种炮制品的药效学初步研究［J］．中国药科大学学报，1998，29（5）：342 - 344.

［2］聂容珍，陈文政，林嘉娜，等．天南星科有毒中药及炮制品的药效比较研究［J］．中药药理与临床，2016，32（4）：53 - 56.

［3］赵重博．制天南星抗类风湿性关节炎物质基础和作用机制及其药物动力学初步研究［D］．成都：成都中医药大学，2016.

［4］刘艳平，李晓成，李引刚．制天南星对兔膝骨关节炎关节液IL - 1和关节滑膜的影响［J］．河南中医，2013，33（8）：1253 - 1255.

［5］杨中林，茅泳雯，朱谧．天南星的炮制研究［J］．中国药

科大学学报，1997，28（3）：155 – 158.

[6] 唐力英，吴宏伟，王祝举，等. 天南星炮制减毒机制探讨[J]. 中国实验方剂学杂志，2012，18（24）：28 – 31.

[7] 杨伟鹏，王怡薇，王彦礼，等. 不同胆汁炮制方法对天南星解毒存效作用的实验研究[J]. 中国实验方剂学杂志，2009，15（12）：33 – 35.

[8] 杨守业，皮晓霞. 天南星不同炮制法对饮片毒性的影响[J]. 中成药，1991，13（2）：16 – 18.

[9] 张振凌，王正益，李军，等. 虎掌南星不同工艺炮制品药理作用的比较[J]. 中药材，1996，19（5）：248 – 251.

[10] 王卫. 天南星科 4 种有毒中药凝集素蛋白促炎作用机制及炮制的影响[D]. 南京：南京中医药大学，2019.

肉苁蓉

【来源】肉苁蓉为列当科植物肉苁蓉 *Cistanche deserticola* Y. C. Ma 或管花肉苁蓉 *Cistanche tubulosa*（Schrenk）Wight 的干燥带鳞叶的肉质茎。多于春季苗未出土时采挖，除去花序，切段，晒干。主要分布于内蒙古。

【炮制历史沿革】南朝宋时有酒酥复制法（《雷公》）。宋代增加浸法（《圣惠方》），酒洗法、水煮制（《证类》），酒煮制（《局方》），酒蒸制（《济生方》），焙制（《洪氏》）等炮制方法。元、明时期又有了面煨（《儒门》）、酒炒法（《普济方》）、酥炒法（《景岳》），在煮制工艺上提出了"于银石器中文武火煮"（《普济方》）。清代新增了"泡淡"法（《条辨》），在酒蒸制时强调"以甑蒸之"并"忌铁器"（《本草述》）。

现行炮制方法有净制、酒炙法（《中国药典》2020 年版）。

【炮制方法】

1. 净制　取原药材，除去杂质，大小个分开，稍浸泡，润透，切厚片，干燥。

2. 酒炙　取肉苁蓉片，加入黄酒拌匀，置炖罐内，密闭，隔水加热炖透。或置适宜的容器内，蒸透，至酒完全被吸尽，表面黑色时取出，干燥。肉苁蓉每 100kg 用黄酒 20kg。

【质量标准】

1. 肉苁蓉　扁圆柱形，稍弯曲。表面棕褐色或灰棕色，密被覆瓦状排列的肉质鳞叶。体重，质硬，微有柔性，不易折断，断面棕褐色，有淡棕色点状维管束，排列成波状环纹。气微，味甜、微苦。

2. 酒苁蓉　形如肉苁蓉片。表面黑棕色，切面点状维管束，排列成波状环纹。质柔润。略有酒香气，味甜，微苦。

【炮制作用】肉苁蓉生品以补肾止浊、滑肠通便力强，多用于肾气不足之便秘，白浊。酒炙后增强补肾助阳之力，多用于阳痿、腰痛、不孕。

【炮制研究】肉苁蓉的主要成分为苯乙醇苷类如肉苁蓉苷 A、B、C、D、E、G、H，生物碱类如甜菜碱，松果菊苷，环烯醚萜苷类如京尼平苷，还含有机酸类、木脂素苷以及一些挥发性成分。目前对肉苁蓉炮制前后所含化学成分的变化研究，多以苯乙烯醇苷类、甜菜碱、毛蕊花糖苷类成分报道较多，发现苯乙醇苷类化合物分子结构中因有酚羟基及苷键，易发生氧化及水解而被破坏，炮制后含量降低；甜菜碱的含量增加；京尼平苷以及有机酸的含量下降。另有研究发现，酒炙前后肉苁蓉中有机酸类和环烯醚萜类含量的变化：有机酸类成分8-表马钱酸、丁二酸，环烯醚萜葡萄糖苷类成分京尼平苷的含量有所下降。

【临床应用】

1. 生用

（1）肾气不足：常与山药、茯苓、菟丝子等同用，能补肾益精。

（2）便秘：常与当归、地黄、白芍等同用，能润燥滑肠，可用于老人血虚肠燥之大便秘结，如（《济生》苁蓉润肠汤）。

2. 酒炙用

（1）汗多便秘：用肉苁蓉（酒浸，焙过）二两、沉香末一两，共研为末。加麻子油糊成丸子，如梧子大。每服七、八丸。白开水送下（《纲目》）。

（2）腰痛：常与杜仲、续断、菟丝子等同用，能补肝肾、强腰膝（《圣惠方》肉苁蓉丸）。

【参考文献】

［1］段哲，贾敏，张展豪，等. 不同浓度黄酒炮制肉苁蓉对小鼠通便作用的影响［J］. 安徽医药，2012，16（4）：438-439.

［2］马冬妮，李芸，杨秀娟，等. 肉苁蓉产地采收加工及炮制方法的研究进展［J］. 中国药房，2019，30（6）：839-841.

［3］陈志豪，朱效兵，夏美茹，等. 肉苁蓉的营养保健特性及加工应用［J］. 现代食品，2019（5）：123-126，130.

［4］何伟，舒小奋，宗桂珍，等. 肉苁蓉炮制前后补肾壮阳作用的研究［J］. 中国中药杂志，1996，21（9）：534-537.

［5］范亚楠，黄玉秋，贾天柱，等. 肉苁蓉炮制前后对便秘大鼠的通便作用［J］. 中成药，2016，38（12）：2684-2687.

［6］范亚楠，王佳，贾天柱，等．肉苁蓉炮制前后对大鼠肠神经递质及 VIP、SP 表达的影响［J］．医学研究杂志，2017，46（6）：51 - 55.

［7］范亚楠，黄玉秋，贾天柱，等．肉苁蓉炮制前后对衰老模型大鼠抗衰老及免疫功能的影响［J］．中华中医药学刊，2017，35（11）：2882 - 2885.

［8］范亚楠，黄玉秋，贾天柱，等．肉苁蓉炮制的研究进展［J］．现代药物与临床，2015，30（6）：737 - 741.

京大戟

【来源】　本品为大戟科植物大戟 *Euphorbia pekinensis* Rupr. 的干燥根。主产于江苏等省。

【炮制方法历史沿革】　唐代有熬令变色、切炒令黄、炙法（《外台》）。宋代有生姜汁和面裹煨熟（《圣惠方》）；细锉，炒令紫色（《博济》）；浆水软，去骨后煮，焙干（《药证》）；麸炒、酒炙、米泔水制、河水煮（《总录》）；去皮炒法（《妇人》）。金元时期有醋浸煮（《儒门》），去芦、酒浸法（《瑞竹》）。明代有醋炒（《医学》），蒸制（《入门》），用枣同煮法（《通玄》）。清代有面煨（《集解》），盐水炒法（《串雅补》）等。

现行炮制方法有醋制（《中国药典》2020 年版）、煨制法（《河南》）。

【炮制方法】

1. 净制　除去杂质，洗净，润透，切厚片，干燥（《中国药典》2020 年版）。

2. 醋制

（1）醋煮：取净京大戟，加醋及适量清水，共煮至醋吸尽，取出，切厚片，干燥。每 100kg 京大戟，用醋 30kg（《中国药典》2020 年版）。

（2）醋炒：取净大戟片，加醋拌匀，待吸尽醋，用文火炒干，取出，放凉。每 100kg 大戟，用醋 30kg（《安徽》）。

3. 煨制　取面粉，加水适量，制成适宜的团块，然后将京大戟逐个包裹，置炉旁煨至面皮呈焦黄色，取出，剥去面皮，趁热切顶刀片，1.5～1.8mm 厚，放凉。每 100kg 京大戟，用面粉 50kg（《河南》）。

【质量标准】

1. 京大戟　本品呈不整齐的长圆锥形，略弯曲，常有分枝。表面灰棕色或棕褐色，粗糙，有纵皱纹。顶端略膨大。质坚硬，不易折断，断面类白色或淡黄色，纤维性。气微，味微苦涩。

2. 醋京大戟　本品为不规则长圆形或圆形厚片。外表皮棕褐色，粗糙，有皱纹。切面棕黄色或棕褐色，纤维性。质坚硬。微有醋气，味微苦涩。

【炮制作用】京大戟生品有毒，泻下力猛，多外用。醋京大戟毒性降低，峻泻作用缓和。

【炮制研究】目前，已有一些学者采用高效液相色谱法对京大戟醋制前后的某些指标性成分进行了定量测定，并建立了京大戟中大戟二烯醇的含量测定方法，比较了生品和醋制品中该成分的含量。结果表明，生品中大戟二烯醇含量为 8.11～10.59mg/g，醋制品中含量为 7.57～9.35mg/g。有人同时对京大戟炮制前后大戟二烯醇和甘遂甾醇进行了测定。结果表明，醋制后大戟二烯醇平均含量由

11.45mg/g 降低到 9.37mg/g，甘遂甾醇平均含量由 6.27mg/g 降低到 4.96mg/g，认为可能是由于在醋制过程中加入了水，加速了萜类化合物的分解。同时测定了京大戟生品和炮制品中甘遂甾醇、大戟二烯醇和 24 - 亚甲基环阿尔廷醇含量。结果表明，醋制品中 3 种三萜成分均略有降低，但经过统计学分析，与生品没有显著性差异。

另外，有学者建立了京大戟生品和醋制品石油醚部位的高效液相指纹图谱，通过比对，两者谱图基本一致，认为醋制对京大戟化学成分的影响并不显著。但是，图谱提示醋制后极性相对较大的成分含量有所降低，而极性相对较小的成分如三萜类的大戟二烯醇峰面积有所增加，推断在酸性和水煮的炮制条件下，大戟二烯醇的立体结构可能发生了变化，使其极性改变而更易于溶出。

【临床应用】

1. 生用

牙痛：把大戟放口中齿痛处，咬定。止痛效果好（《纲目》）。

2. 醋制用

（1）水肿水胀：常与芫花（醋炒）、甘遂、大黄等同用，具有峻下逐水的作用，用治水湿内停、气血壅滞、不得宣通、水肿水胀、二便秘塞，如舟车丸（《古今医统》）。现代用于肝硬化腹水或其他疾病引起的腹水见上述症状者。

（2）肿满喘息：常与干姜（炮）同用，用治通身肿满喘息、小便涩，如大戟散（《总录》）。

【参考文献】

［1］陈海鹰. 京大戟的研究进展［C］∥中华中医药学会中药炮制分会. 中华中医药学会中药炮制分会 2011 年学术年会论文集. 北

京：中华中医药学会中药炮制分会，2011：6.

　　［2］邱韵紫，郁红礼，吴皓，等. 大戟属根类有毒中药醋制前后的毒性比较研究［J］. 中国中药杂志，2012，37（6）：796－799.

　　［3］张乐林，葛秀允，孙立立，等. 醋制对京大戟毒性和药效的影响［J］. 中国实验方剂学杂志，2013，19（19）：276－279.

　　［4］陈海鹰. 醋制降低京大戟肝毒性机制的初步研究［D］. 南京：南京中医药大学，2013.

　　［5］王奎龙，郁红礼，吴皓，等. 京大戟毒性部位及其醋制前后成分变化研究［J］. 中国中药杂志，2015，40（23）：4603－4608.

　　［6］李兴华，辛正远. 京大戟炮制研究进展［J］. 今日药学，2015，25（8）：611－613.

常　山

【来源】 本品为虎耳草科植物常山 *Dichroa febrifuga* Lour. 的干燥根。主产于四川、贵州、湖南等省。

【炮制历史沿革】 晋代有酒渍，酒煮法（《肘后》）。南北朝时期有酒浸熬法（《雷公》）。宋代有酒浸蒸法（《局方》）。明代有醋炒、醋焙、水煮制（《普济方》），炒制（《奇效》），煎熟（《蒙筌》），酒炒（《万氏》），醋浸煮（《入门》），慢火久炒法（《通玄》）。清代有白酒煮干炒紫色（《尊生》），炒焦脆（《全生集》），洗去腥（《长沙方歌括劝读》），甘草水拌蒸、瓜蒌汁拌炒法（《得配》）等。

现行炮制方法有炒制（《中国药典》2020年版），醋炙（《河南》），酒麸制（《贵州》），麸制法（《集成》）等。

【炮制方法】

1. 净制　常山除去杂质，分开大小，浸泡，润透，切薄（《中国药典》2020年版）。

2. 炒制　取常山片，置热锅中，用文火炒至色变深，取出，放凉（《中国药典》2020年版）。

3. 酒炙　取常山片，先将药片置热锅内炒热，边炒边洒白酒，炒至片面淡黄色，取出晾凉。每100kg常山片，用白酒5kg（《云南》）。

4. 醋炙

（1）将常山片与醋拌匀，稍润，置锅内用文火炒至微带焦黄色斑为度，取出，晾干。每100kg常山片，用醋12kg（《河南》）。

（2）取常山片，用微火炒热，洒入醋，或再加少许水拌匀，焙干。每100kg常山片，用醋25kg（《集成》）。

5. 酒麸制　取常山片，用酒均匀喷洒，润一夜，晾干。将锅放在大火上烧至微红，取适量蜜制麦麸洒入锅内，浓烟起时，将常山片倒入，迅速炒动至金黄色，立即取出，筛去麦麸，摊开晾凉。每100kg常山片，用酒12.5kg，蜜制麦麸12.5kg（《贵州》）。

6. 麸制　先将锅烧热（180℃），撒入麦麸至冒烟时，加入常山片，急炒至黄色，筛去麦麸即可。每100kg常山片，用麦麸25kg（《集成》）。

【质量标准】

1. 常山　本品呈不规则的薄片。外表皮淡黄色，无外皮。切面黄白色，有放射状纹理。质硬。气微，味苦。

2. 炒常山　本品形如常山片，表面黄色。

【炮制作用】常山生用则上行必吐，劫痰涌吐力强，多用于催吐。酒炙后可缓和呕吐的副作用，毒性降低，多经配伍用于截疟。《纲目》有"近时有酒浸蒸熟或瓦炒熟者，亦不甚吐人，又有醋制者吐人”的阐述。

【炮制研究】常山主含常山碱甲、乙、丙，常山定碱，4 - 喹酮及伞形花内酯等。

常山经浸泡、炒制、酒炒处理，常山总生物碱含量均降低。一般认为，常山抗疟成分为常山生物碱，主要为常山碱甲、乙及丙三者互为变异构体，而尤以常山丙碱抗疟效价最高。有实验证明，常山生品与炮制品生物碱含量仅相差 1.47 ~ 1.93 倍，而毒性却相差 5.52 ~ 7.58 倍。同样，在取各自 LD_{50} 的 1/2 量测定效价时，炮制品所用剂量中生物碱含量较生品高 3.4 ~ 4.4 倍，但抗鼠疟效价却低于生品，两者具有显著性差异（各种炮制品之间均无显著性差异）。可见，在炮制过程中除了有部分生物碱损失外，可能尚有部分高效生物碱转化为低效或无效成分。

【临床应用】

1. 生用

胸中极饮：以常山配甘草，水煎和蜜温服，以涌吐胸中韧涎、积饮（《千金方》）。

2. 酒炙用

疟疾：常山、浓朴、青皮、陈皮、甘草、槟榔、草果（等分）。先期用水、酒各一种煎熟，以丝绵裹之，露一宿，于当发之早温服（《医方考》截疟七宝饮）。

绵马贯众

【来源】绵马贯众也叫贯众，为鳞毛蕨科植物绵马鳞毛蕨 *Dryopteris crassirhizoma* Nakai. 的干燥根茎及叶柄残基。秋季采挖，削去叶柄、须根，除去泥沙，干燥。主产于黑龙江、吉林、辽宁。

【炮制历史沿革】唐代有切熬（《外台》）的方法。宋代有烧灰（《圣惠方》）的方法。明清时期增加白酒汁蘸焙（《滇南》），醋炙（《纲目》），炒制（《大法》），烧存性（《良朋》），煅炭（《得配》）等炮制方法。

现行炮制方法有净制、炒炭（《中国药典》2020 年版）。

【炮制方法】

1. 净制　取原药材，除去杂质，洗净，润透，切厚片或小块，干燥，筛去碎屑。

2. 炒炭　取贯众片或块，大小分开，分别置炒置容器内，用武火加热，炒至表面焦黑色，内部焦褐色，喷淋少许清水，灭尽火星，取出，晾干。

【质量标准】

1. 绵马贯众　为不规则的厚片或小块，外表面黄棕色或黑棕色；叶柄切面淡棕色，点状维管束排列成环，叶柄基部外侧有须或残痕；质硬而脆，气特异，味初淡而微涩，后渐苦、辛。

2. 绵马贯众炭　表面焦黑色，内部焦褐色，味涩。

【炮制作用】绵马贯众生品长于驱虫，清热解毒，用于肠道寄生虫、风热感冒、湿热发斑、痄腮、热毒疮疡等。绵马贯众炭寒性减弱，涩味增大，优于止血，用于衄血、吐血、便血、崩漏等多种出血。

【炮制研究】据报道，绵马贯众炒炭后大约80%的挥发油被破坏，而鞣质则较稳定，绵马贯众本身具有止血作用，炒炭后止血作用增强，出血时间和凝血时间均比生品明显缩短。

对绵马贯众不同切制方法进行比较，生品出膏率以打碎品最高，纵切品其次；炭品总酚类、水浸出物、醇浸出物含量均以切碎品最高，纵切品其次，横切、纵切、切碎的炭品总酚类均比生品高。综合比较，绵马贯众以打碎品炮制质量为佳。

【临床应用】

1. 生用

（1）蛔虫攻心：常与鹤虱、狼牙草、芜荑仁等同用，具有驱虫的作用，用于蛔虫攻心、吐如醋水、痛不能止。若与狗脊、狼牙草、萆薢同用，用于小儿蛔虫，如贯众散（《圣惠方》）。

（2）蛲虫：常与干漆、吴茱萸、芜荑等同用，具有驱虫的作用，用于肾热、四肢肿急、有蛲虫（《外台》）。

2. 炒炭用

（1）痔疮出血：贯众烧存性，入麝香研匀，米饮调服，具有凉血止血的作用，用于肠风酒痢下血及痔疮出血，如经效散（《普济方》）。若与黑蒲黄、丹参同用，用于肠风便血，久痢下血水，妇人经血淋漓、崩血，并积年白带（《本草汇言》）。

（2）治火烧疮：贯众煅灰，和香油调涂，止痛（《岭南采药录》）。

【参考文献】

[1] 刘畅，闫艳镨，王娟，等. UPLC 法测定绵马贯众抗流感病毒有效部位中 3 种成分的含量 [J]. 中药材，2018，41（10）：2389 – 2391.

[2] 贾小舟，李细霞，袁丽鹏，等. 绵马贯众 3 种间苯三酚类化合物及其抑菌活性研究 [J]. 广东药学院学报，2016，32（5）：

582 – 585.

　　[3] 陈红云，蒋金元，王超芬，等.绵马贯众的抗菌活性研究 [J].大理学院学报（自然科学），2005，4（3）：22 – 23.

　　[4] 田雪松，闫君宝，罗蓉，等.绵马贯众对去卵巢肥胖大鼠的影响 [J].陕西中医，2004，25（5）：471 – 473.

　　[5] 张慧芳，王叶，户维超，等.绵马贯众多酚的分离纯化及其抗氧化活性研究 [J].林产化学与工业，2019，39（2）：81 – 88.

灯心草

　　【来源】 本品为灯心草科植物灯心草 *uncus effusus* L. 的干燥髓。夏末至秋季割取茎，晒干，取出茎髓，理直，扎成小把。主产于黑龙江、福建、四川、贵州、云南。

　　【炮制方法历史沿革】 宋代有烧炭（《证类》）炮制法。明代有浆研粉碎法（《纲目》）。清代增加焖罐煅炭法（《钩元》）、朱砂染制法（《经纬》）。

　　现行炮制方法有净制法、煅炭法（《中国药典》2020 年版）。

　　【炮制方法】

　　1. 净制　取原药材，除去杂质，扎成小把，剪成 4 ~ 6cm 段。

　　2. 朱砂拌制　取灯心段，置盆内，喷淋清水少许，微润，加朱砂细粉，撒布均匀，并随时翻动，至表面挂匀朱砂为度，取出晾干。每 10kg 灯心草，用朱砂 0.625kg。

　　3. 青黛拌制　取灯心段，置盆内，喷淋清水少许、微润，加青黛粉，撒布均匀，并随时翻动，至表面挂匀青黛为度，取出晾干。每 10kg 灯心草，用青黛 1.5kg。

　　4. 炒炭　取净灯心草，扎成小把，置煅药锅内，上扣一口径较小的锅，接合处用盐泥封固，在盖锅上压一重物，并贴以白纸条或放数粒大米，以武火加热，煅至纸条或大米呈焦黄色时熄火，待锅凉透后，取出。

【质量标准】

1. 灯心草　本品呈细圆柱形，表面白色或淡黄白色，有细纵纹。体轻，质软，略有弹性，易拉断，断面白色。气微，味淡。

2. 灯心炭　本品为细圆柱形的段。表面黑色。体轻，质松脆，易碎。气微，味微涩。

【炮制作用】灯心草生品擅于利水通淋，多用于热淋、黄疸、水肿。朱砂拌制品以降火安神力强，多用于心烦失眠，小儿夜啼。青黛拌制品偏于清热凉血，多用于尿血。灯心炭专用于清热敛疮，多作外用，治疗咽痹、乳蛾、阴疳。朱丹溪曾说："灯心属土，火烧灰存性，取少许吹喉痹甚捷。"

【炮制研究】灯心草茎髓中含多种菲类衍生物，全草含挥发油、氨基酸、糖类等成分。动物实验结果表明，灯心草炭能缩短出血和凝血时间。

【临床应用】

1. 生用

（1）热淋：常与木通、车前子、海金沙等同用，能清热利尿通淋，可用于湿热下注膀胱而致的小便淋沥涩痛、尿频尿赤等。

（2）水肿：常与车前草、茯苓皮、生薏苡仁等同用，可治水湿内停、泛溢肌肤的水肿、小便不利者。

2. 煅炭用

（1）朱砂拌灯心

①失眠：常与生地黄、酸枣仁、川黄连等同用，能清心安神，可用于心火偏亢之烦躁失眠、口舌生疮等症。亦可单用本品煎服。

②小儿夜啼：常与竹叶卷心、朱麦冬等同用，能清心降火、安神定惊，治小儿夜间烦躁惊啼。

（2）青黛拌灯心：常与大蓟、小蓟、白茅根等同用，能清热利尿、凉血止血，可治下焦湿热损伤膀胱血络而致的尿中夹血、甚则尿血等。

（3）灯心炭：常与冰片共研细末，吹喉，能清热解毒利咽，治风热喉痹。若为走马喉痹，则配伍壁钱（烧炭）、枯矾等分，共研细末，吹喉。

【参考文献】

［1］李贵云．灯心草抗焦虑菲类有效部位和有效成分的制备及菲类成分相互作用研究［D］．北京：北京中医药大学，2014.

［2］王建中．灯心草炭炮制方法述略［J］．浙江中医杂志，2013，48（8）：618.

［3］李红霞，钟芳芳，陈玉，等．灯心草抗菌活性成分的研究［J］．华中师范大学学报（自然科学版），2006，40（2）：205-208.

［4］陆风，沈建玲．灯心草抗氧化活性成分研究［J］．中国民族民间医药，2008，17（8）：28-30.

［5］王永刚．灯心草镇静作用的物质基础研究［D］．北京：北京中医药大学，2007.

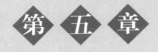

花类药材的炮制

槐 花

【来源】 本品为豆科植物槐 *Sophora japonica* L. 的干燥花及花蕾。夏季花开放或花蕾形成时采收，及时干燥，除去枝、梗及杂质。前者习称"槐花"，后者习称"槐米"。以河北、山东、河南、江苏、广东、广西、辽宁等地为主产区。

【炮制历史沿革】 槐花始载于《日华子本草》，至今已有 1000 多年的药用历史。宋代有微炒（《圣惠方》）、炒黄（《总微》）、炒焦（《史载》）、麸炒（《总录》）、地黄汁炒（《产育》）等炮制方法。明代除炒法外，增加了醋煮（《奇效》）、烧灰存性（《济阴》）和酒浸炒（《大法》）等法。清代仍沿用炒法。

《中国药典》2020 年版记载有炒槐花和炭槐花。

【炮制方法】

1. 净制 除去杂质及灰屑。

2. 炒制 取净槐花，置炒制容器内，用文火加热至规定程度时，取出，放凉。需炒焦者，一般用中火炒至表面焦褐色，断面焦黄色为度，取出，放凉；炒焦时易燃者，可喷淋清水少许，再炒干。

3. 炭制 取净槐花，置热锅内，用武火炒至表面焦黑色、内部焦褐色或至规定程度时，喷淋清水少许，熄灭火星，取出，晾干。

【质量标准】槐花皱缩而卷曲，花瓣多散落。完整者花萼状，黄绿色，先端 5 浅裂；花瓣 5，黄色或黄白色，1 片较大，近圆形，先端微凹，其余 4 片长圆形。雄蕊 10，其中 9 个基部连合，花丝细长。雌蕊圆柱形，弯曲。体轻。气微，味微苦。

【炮制作用】槐花生品长于清肝泻火，清热凉血，多用于血热妄行、肝热目赤、头痛眩晕。炒制品可缓和槐花苦寒之性，不致伤中且有利于有效成分的保存。其清热凉血作用较生品弱，止血作用较生品强而逊于槐花炭，多用于脾胃虚弱的出血患者。古方治出血证多用炒槐花。槐花炭清热凉血作用极弱，具涩性，以止血力胜。多用于咯血、衄血、便血、痔血、崩漏下血等多种出血证。

【炮制研究】芦丁百分含量由高到低的排列顺序为：炒槐花 > 醋炙槐花 > 生品槐花 > 槐花炭，醋炙槐花和炒花槐差别不明显；槲皮素百分含量由高到低的排列顺序为：槐花炭 > 炒槐花 > 醋炙槐花 > 生品槐花；鞣质百分含量由高到低的排列顺序为：炒槐花 > 醋炙槐花 > 生品槐花 > 槐花炭。芦丁随着炮制温度的升高百分含量增加，但在一定温度后呈递减趋势；槲皮素会随时间增加而逐渐增加；鞣质随炮制温度增加而增加，当到达一定加热温度后随时间增加而变小。

【临床应用】

1. 生用

（1）血热妄行：常与牡丹皮、生地黄、地榆等同用，能增强清热凉血作用，可用于邪热壅盛、迫血妄行所致的便血、衄血；配伍苍术、厚朴等可治胃肠有湿，胀满下血，如槐花散（《丹溪》）。

（2）肝阳眩晕：常与夏枯草、决明子、菊花等同用，能增强清肝泻火作用，可用于肝阳上亢之目赤、头痛、眩晕。生品能降血压及改善毛细血管壁的脆性，故常用于治疗高血压病。

2. 制炭用

（1）便血、痔血：常与侧柏叶、荆芥穗、麸炒枳壳同用，具有清肠止血、疏风行气作用，可用于肠风下血、血色鲜红或粪中带血，如槐花散（《普本》）。单味装入猪脏内，米醋煮烂，捣和为丸，名猪脏丸，可治痔漏下血（《准绳》）。

（2）咯血、衄血：常与仙鹤草、白茅根、侧柏叶等同用，具凉血止血作用，可用于咯血、衄血。将槐花炭为末，加入麝香少许，温糯米汤送下，可治疗吐血不止，如槐香散。

（3）胃溃疡、子宫出血：常与大黄炭、当归炭等同用，具清热止血、引血归经作用，可用于吐血、衄血、咯血、尿血、便血、肠出血、胃溃疡出血及子宫、膀胱等出血，如四红丹（《北京市中药成方选集》）。

【参考文献】

［1］李娆娆，原思通.中药槐花炮制历史沿革研究［J］.中国中药杂志，2004，29（11）：1094－1098.

［2］张颖.中药槐花的炮制工艺研究［J］.世界最新医学信息文摘，2016，16（7）：291.

［3］朱洪剑，李鑫.不同炮制方法对槐花有效成分百分含量的影响［J］.哈尔滨商业大学学报（自然科学版），2018，34（4）：392－397，401.

款冬花

【来源】　本品为菊科植物款冬 *Tussilago farfara* L. 的干燥花蕾。主要分布在陕西、山西、河南、甘肃、青海、四川、内蒙古等地。

【炮制历史沿革】　蜜款冬花（蜜水炒）最早见于明代《医宗必读》，而款冬花的甘草制法则收载于较之更早的《雷公炮炙论》，明代《本草蒙筌》也有记载。

现代炮制的主要方法为蜜炙法。《中国药典》2020 年版记载有款冬花和蜜款冬花。

【炮制方法】

1. 净制　除去杂质及残梗。

2. 蜜炙　应先将炼蜜加适量沸水稀释后，加入净款冬花拌匀，闷透，置炒制容器内，用文火炒至不粘手时，取出放凉。蜜炙时，用炼蜜。除另有规定外，每 100kg 款冬花用炼蜜 25kg。

【质量标准】

1. 款冬花　本品呈长圆棒状。单生或 2～3 个基部连生，长 1～2.5cm，直径 0.5～1cm。上端较粗，下端渐细或带有短梗，外面被有多数鱼鳞状苞片。苞片外表面紫红色或淡红色，内表面密被白色絮状茸毛。体轻，撕开后可见白色茸毛。气香，味微苦而辛。

2. 蜜款冬花　本品形如款冬花，表面棕黄色或棕褐色，略带黏性。具蜜香气，味微甜。蜜款冬花饮片醇溶性浸出物不得少于 22.0%，款冬酮含量同生品。

【炮制作用】　款冬花蜜炙后药性温润，能增强润肺止咳的功效。甘草本身具有补脾益气、祛痰止咳、缓急止痛、清热解毒、调和诸药的功效，款冬花经甘草制后不仅能缓和药性、降低毒性，更长于增强祛痰止咳作用。

【炮制研究】款冬花生品经炮制后，总生物碱含量发生变化，且炮制方法不同，总生物碱含量变化不同。蜜炙品的总生物碱含量最高，生品次之，甘草炙品最低。款冬花蜜炙前后 3 个吡咯里西啶生物碱和生品相比，蜜炙后款冬花中 N－氧化千里光宁碱和克氏千里光碱呈下降趋势，但千里光宁碱呈上升趋势，N－氧化千里光宁碱部分转化为千里光宁碱。

【临床应用】

1. 生用　常与紫菀、射干、麻黄、细辛等同用，具温肺化痰、止咳平喘作用，多用于寒饮郁肺、咳逆上气、喉中痰声辘辘等，如射干麻黄汤（《金匮》）。配伍桑叶、贝母、麻黄等，可治肺气不利、咳嗽喘满、胸膈烦闷、痰实涎盛、鼻塞清涕、头痛眩晕者，如款冬花散（《局方》）。

2. 蜜炙用

（1）肺虚久咳：常与人参、白术、炮姜、炙甘草同用，具补肺益气、止咳祛痰作用，可用于肺气虚弱、寒痰内阻、咳嗽气急，如款冬花膏（《传信适用方》）。

（2）阴虚咳嗽：常与天冬、麦冬、知母、熟地黄、杏仁等同用，具有滋阴润肺、止咳作用，可用于肺阴不足、痰中带血、骨蒸潮热等，如太平丸（《修月鲁般经》）。

【参考文献】

［1］李明晓，周臻，田素英，等．正交试验优选甘草制款冬花的炮制减毒工艺［J］．中国实验方剂学杂志，2016，22（18）：17－20.

［2］吴琪珍，张朝凤，许翔鸿，等．款冬花化学成分和药理活

性研究进展［J］.中国野生植物资源，2015，34（2）：37－40.

［3］侯阿娇，郭新月，满文静，等.款冬花的化学成分及药理作用研究进展［J］.中医药信息，2019，36（1）：107－112.

［4］刘彩红，张莹，李玉琴，等.款冬花黄酮抗氧化性能测定［J］.中国医院药学杂志，2010，30（19）：1628－1630.

［5］宋道，段玺，唐志书，等.微波辅助提取款冬花多糖的工艺及抗氧化活性研究［J］.中国医学创新，2016，23（13）：27－30.

［6］刘可越，刘海军，吴家忠，等.款冬花中抑制肺癌细胞LA795增殖的活性成分研究［J］.复旦学报（自然科学版），2009，48（1）：125－129.

［7］罗强，李迎春，任鸿，等.款冬花多糖对肺腺癌 A549 细胞生长及凋亡的影响［J］.河北北方学院学报（自然科学版），2013，29（4）：63－66.

［8］王明芳，李坤，孟祥龙，等.款冬花炮制前后总生物碱含量比较［J］.中国药事，2015，29（2）：178－182.

［9］李宁，姚令文，刘丽娜，等.UPLC－MS/MS 法测定款冬花炮制前后 3 个吡咯里西啶生物碱的含量［J］.药物分析杂志，2020，40（7）：1262－1267.

芫　花

【来源】本品为瑞香科植物芫花 *Daphne genkwa* Sieb. et Zucc. 的干燥花蕾。分布福建、浙江、江苏、安徽、湖北、湖南、四川、山东、河南、河北、陕西等地。

【炮制历史沿革】自汉代张仲景《金匮玉通经》记载用"熟"法炮制芫花起，历代文献中先后出现过的芫花炮制方法有炒、醋炒、醋煮、酒炒、醋炙、炮、烧灰、与巴豆共制、捣汁、醋熬膏、醋调面裹爆、醋浸麸炒。从秦汉至清代，文献中收载的芫花炮制方法有 19 种，其中明确用加热炮制的方法有 13 种，加辅料炮制的方法亦有 13 种，所用辅料有醋、酒、浆水、巴豆、面、麸 6 种，在 13 种加辅料炮制方法中，用醋者占 9 种，沿用的时间从宋代开始直至清代。

　　至现代，在全国各地炮制规范中，醋炙芫花已完全取代了其他炮制方法。《中国药典》2020 年版收载有芫花和醋芫花。

【炮制方法】

1. 净制　拣净杂质，筛去泥土。

2. 醋炙　取净芫花，加醋拌匀，润透，置锅内用文火炒至醋吸尽，呈微黄色，取出，晾干。每 100kg 芫花，用醋 25kg（《中国药典》2020 年版）。

【质量标准】　本品呈长圆棒状。单生或 2～3 个基部连生，长 1～2.5cm，直径 0.5～1cm。上端较粗，下端渐细或带有短梗，外面被有多数鱼鳞状苞片。苞片外表面紫红色或淡红色，内表面密被白色絮状茸毛。体轻，撕开后可见白色茸毛。气香，味微苦、微辛。

【炮制作用】　芫花生品有毒，峻泻逐水力较猛，较少内服用，多外敷用于秃疮、头癣等。

　　醋有解毒之功，用来炮制芫花，能降低该药毒性，更有增强芫花功用的作用，可缓和泻下作用和腹痛症状。芫花能逐水、解毒杀虫，醋亦具有散水气、解毒散结及安蛔杀虫之功，用以炮制芫花有与之相协同的作用。

【炮制研究】　木犀草素、羟基芫花素以及芫花素经炮制后含量均呈升高，各批次升高幅度不一，这可能是芫花在炮制过程中受醋酸和加热的影响，黄酮中的苷水解生成相应的苷元，从而使木犀草素、羟基芫花素以及芫花素含量升高；芫花酯甲经炮制后含量降低，这与传统炮制理论"醋制减毒"一致。

【临床应用】

1. 生用

（1）痰饮咳嗽：常与大枣同煮食枣，以祛痰止咳，可治咳嗽胸闷、痰多色白黏者。

（2）白秃头疮、顽癣：用芫花研末，猪脂和涂之（《集效方》）。或配雄黄、猪脂调敷。

2. 制用

（1）悬饮喘急：常与甘遂、大戟等同用，能泻水逐饮，可治痰饮积聚、停于胸胁而致的悬饮咳喘等；也可治腹水胀满、元气壮实者，如十枣汤（《伤寒论》）。配伍炒大黄、甜葶苈子、煨甘遂等，可治心腹臌胀、肠胃秘结、喘促，如芫花丸（《圣惠方》）。

（2）寒湿内壅、月经不通：常与炮乌头、鬼箭羽、桃仁、水蛭、虻虫共研为末，温酒调下，可治妇人腹中宿有瘀血、积聚不散、疼痛，如芫花散（《圣惠方》）。

（3）寒疝积聚：常与椒目、半夏、炒大黄、细辛、桔梗等同用，可治寒疝积聚、乍来乍去、胸胁支满，如芫花丸（《圣惠方》）。

【参考文献】

［1］原思通，张保献，王祝举，等. 中药芫花炮制历史沿革研究［J］. 中国中药杂志，1996（5）：55－57.

［2］李孟广. 芫花炮制的初步研究［J］. 山东中医杂志，1988（3）：34－36.

［3］原思通，张保献，夏坤. 炮制对芫花中芫花酯甲含量的影

响［J］. 中国中药杂志, 1995, 20 (5)：280 – 282.

　　［4］李玉婷, 闫晨, 郭晓东, 等. 甘草对芫花抗小鼠肝癌腹水作用的影响［J］. 中国实验方剂学杂志, 2017, 23 (5)：107 – 112.

　　［5］李林, 关洪月, 殷放宙, 等. HPLC – MS 测定芫花炮制前后 5 种成分含量变化［J］. 中国实验方剂学杂志, 2013, 19 (24)：66 – 70.

第六章

叶类药材的炮制

艾　叶

【来源】 本品为菊科植物艾 *Artemisia argyi* LévL. et Vant. 的干燥叶。分布黑龙江、吉林、辽宁、湖北、四川、贵州、云南、陕西、甘肃等地。

【炮制历史沿革】 汉朝有醋煮法。唐朝有锉、炙和切法。宋朝有炒、醋炒、拣净、锉碎、炒黄和炒焦法。元朝有酒炒法。明朝有炒、醋炒、制法。清朝有微炒、酒炒、炒熟、醋浸、炒和醋煮法。

现代炮制方法主要是艾叶和醋艾叶。《中国药典》（2020 年版）记载有艾叶和醋艾炭。

【炮制方法】

1. 艾叶　取原药材，除去杂质及梗，筛去灰屑。

2. 醋炙　取净艾叶，加米醋拌匀，闷润至透，置锅内，用文火加热，炒干，取出，及时摊晾，凉透。每 100kg 艾叶，用米醋 15kg。

3. 制炭　取净艾叶，置炒置容器内，用中火加热，炒至表面焦黑色，喷淋清水少许，灭尽火星，炒微干，取出摊开晾干。

4. 醋艾炭　取净艾叶，用中火炒至表面焦黑色，喷淋米醋，灭尽火星，炒干，取出，及时摊晾，凉透。每 100kg 艾叶，用米醋 15kg。

【炮制作用】 艾叶生品芳香，可以入血，辛热可以解寒，擅于理气血，散风寒湿邪，多用于少腹冷痛、经寒不调、皮肤湿疹瘙痒。醋艾叶温而不燥，并能增强逐寒止痛作用，多用于虚寒之证。艾叶炭与醋艾叶炭经制炭后辛散之性大减，温经止血力强，多用于虚寒性出血证。

【炮制研究】不同产地艾叶中总酚酸含量存在一定的差异，与生艾叶比较，醋艾叶中总酚酸含量未发生明显的变化，但不同产地艾炭、醋艾炭中总酚酸的含量都明显降低。

【临床应用】

1. 生用

（1）行经腹痛：常与当归、香附等同用，可增强温经通脉作用，常用于月经不调、行经腹痛及带下等。

（2）寒客胞宫：常与香附（醋）、当归（酒洗）、吴茱萸等同用，具温经通脉、逐寒止痛作用，可用于寒客胞宫、经脉不调、面色无泽、肚腹时痛，如艾附暖宫丸（《仁斋直指方论》）。

2. 醋炙用

（1）崩漏带下：常与阿胶（蛤粉炒）、当归、赤石脂（火煅醋淬）、肉桂、炮附子等同用，具有温经补血作用，可用于冲任不足、血海空虚、月经不调、腰腹冷痛或崩漏带下，如紫桂丸（《准绳》）、胶艾四物汤（《古今医鉴》）。

（2）宫冷不孕：常与四制香附、熟地黄、川芎、当归（酒洗）、白芍（酒洗）等同用，功能理气补血、调经种子，可治月经不调、经前作痛、子宫虚冷、不能孕育，如艾附暖宫丸（《古今医鉴》）。

3. 炭制用 配伍藕节、棕榈炭等，可治咯血；配伍侧柏叶等，可治衄血；配伍参三七、灶心土等，可治吐血；

配伍槐角、地榆等，可治便血及血痢；配伍蒲黄、蒲公英，可治功能失调性子宫出血。

【参考文献】

［1］张甜甜，周倩，吴晓文，等．醋艾叶饮片炮制工艺研究［J］．中成药，2012，34（9）：1763－1767.

［2］战旗，孙秀梅．艾叶炮制研究简述［J］．山东中医药大学学报，1998（1）：69－70.

［3］于凤蕊．醋艾炭炮制原理初步研究［D］．济南：山东中医药大学，2012.

［4］蒋纪洋，李同永，赵钦祥．艾叶炮制研究初探［J］．中药材，1987（2）：30－31

［5］张学兰，吴美娟．炮制对艾叶主要成分及止血作用的影响［J］．中药材，1992（2）：22－24.

［6］张雪菊，李红．艾叶炒炭炮制方法的改进［J］．中国中药杂志，2001，26（3）：214.

［7］温瑞光．艾叶炮制品及其有效成分对血小板聚集性的影响［J］．中国中药杂志，1992，17（7）：406.

［8］楼之本，秦波．常用中药材品种整理及质量研究（北方篇第1册）［M］．北京：北京医科大学、中国协和医科大学联合出版社，1995.

［9］王永丽，尉小慧，刘伟，等．不同产地艾叶炮制前后总酚酸的含量比较研究［J］．时珍国医国药，2015，26（1）：88－90.

枇杷叶

【来源】 枇杷叶为蔷薇科植物枇杷 *Eriobotr ya japonica*（Thunb.）Lindl. 的干燥叶。主产广东、江苏、浙江、福建、湖北等地。

【炮制历史沿革】 晋代载有去毛炙法（《肘后》），以后历代文献都有类似记载。南北朝时期有甘草汤洗后酥炙法（《雷公》）。唐代有蜜炙法（《外台》）。宋代还有枣汁炙法、姜炙法（《总录》）。明清时期基本沿用前法。

现代炮制方法主要是蜜炙法。《中国药典》2020年版收载有枇杷叶和蜜枇杷叶。

【炮制方法】

1. 净制　取原药材，除去杂质及枝梗，刷净茸毛，喷淋清水，润软，切丝，干燥。

2. 蜜炙　先将炼蜜用适量开水稀释后，加入枇杷叶丝中拌匀，闷润，用文火炒至老黄色，不粘手时，取出，摊晾，凉透后及时收藏。每100kg枇杷叶，用炼蜜20kg。

【质量标准】本品呈长圆形或倒卵形，长12～30cm，宽4～9cm。先端尖，基部楔形，边缘有疏锯齿，近基部全缘。上表面灰绿色、黄棕色或红棕色，较光滑；下表面密被黄色茸毛，主脉于下表面显著突起，侧脉羽状；叶柄极短，被棕黄色茸毛。革质而脆，易折断。气微，味微苦。

【炮制作用】枇杷叶生品长于清肺止咳、降逆止呕，多用于肺热咳嗽、气逆喘急、胃热呕逆。蜜炙后能增强润肺止咳作用，多用于肺燥或肺阴不足、咳嗽痰稠等。

【炮制研究】枇杷叶饮片炮制前后的主要成分均为橙花叔醇，为挥发油含量的61%～74%，含量差异不大。而莰烯、蒎烯、反氧化芳樟醇、马斯里酸等含量有较大区别。

【临床应用】

1. 生用

（1）肺热咳嗽：常与前胡、贝母、桑叶等同用，能增强清肺消痰作用，可用于痰热阻肺、咳嗽气喘、胀满有痰，如枇杷叶汤（《犀烛》）。

（2）恶心呕吐：常与半夏、茯苓、生姜等同用，能增强和胃止呕作用，可用于胃气上逆、恶心呕吐，如枇杷叶饮（《普本》）。配伍麦冬、竹茹、芦根等具有清胃热、止呕逆作用，可用于胃热口渴、呕哕等证。

2. 蜜炙用

肺热咳嗽：常与煅石膏、炒杏仁、麦冬、阿胶等同用，具有清燥润肺作用，可用于燥邪伤肺或肺阴亏损、干咳无痰、咽喉干燥或痰中带血等，如清燥救肺汤（《法律》）。

淫羊藿

【来源】淫羊藿为小檗科植物淫羊藿 *Epimedium brevicomu* Matim、箭叶淫羊藿 *Epimedium sagittatum*（Sieb. et Zucc.）Maxim.、柔毛淫羊藿 *Epimedium pubescens* Maxim. 或朝鲜淫羊藿 *Epimedium koreanum* Nakai 的干燥叶。主产于陕西、辽宁、山西、湖北、四川、广西等地。

【炮制历史沿革】南北朝刘宋时代有羊脂炙法（《雷公》）。宋代增加了酒煮、蒸制（《圣惠方》），酒浸（《苏沈》），蜜水炙（《扁鹊》），鹅脂炙（《总录》）等法。明代增加了醋炒（《普济方》）、米泔水浸（《保元》）等法。清代又增加了酒炒（《逢原》）、酒焙（《拾遗》）、酒拌蒸（《治裁》）。至清代记载其炮制方法有近 20 种，其中以羊脂炙法历代一直沿用。

现代炮制方法主要是蜜炙法。《中国药典》（2020 年版）收载有淫羊藿和炙淫羊藿。

【炮制方法】

1. 净制　除去杂质，喷淋清水，稍润，切丝，干燥。

2. 羊脂油炙　取羊脂油加热熔化，加入巫山淫羊藿丝，用文火炒至均匀有光泽，取出，放凉。

【质量标准】本品为三出复叶，小叶片披针形至狭披针形，长9~23cm，宽1.8~4.5cm，先端渐尖或长渐尖，边缘具刺齿，侧生小叶基部的裂片偏斜，内边裂片小，圆形，外边裂片大，三角形，渐尖。下表面被绵毛或秃净。近革质。气微，味微苦。

【炮制作用】生淫羊藿具有祛风湿的作用，用于风寒湿痹、中风偏瘫及小儿麻痹症等。羊脂油甘热，能温散寒邪，益肾补阳。经羊脂炙后，可增强温肾助阳的作用，多用于阳痿、不孕。

【炮制研究】中药淫羊藿及其羊油拌炒炮制品总黄酮和多糖含量，炮制前后淫羊藿的平均提取率分别为21.18%和21.77%，炮制品较生品提高了0.59%；炮制前后淫羊藿总黄酮的平均含量分别为4.63%和5.19%，炮制品较生品提高了0.56%；炮制后淫羊藿总多糖的平均含量分别为16.62%和17.28%，炮制品较生品提高了0.66%；炮制后淫羊藿不同种类的游离和水解氨基酸较炮制前都有所提高；炮制后淫羊藿相同种类微量元素的含量有所提高。

【临床应用】

1. 生用

（1）阳痿，腰膝冷：用淫羊藿一斤，酒一斗浸泡三天后，常饮服。此方名仙灵脾酒。

（2）偏风不遂：服仙灵脾酒，咳嗽，气不顺，腹满不思饮食。用淫羊藿、覆盆子、五味子（炒）各一两，共研为末，加熟蜜做成丸子，如梧子大。每服二十丸，姜茶送下。

（3）目昏生翳：用淫羊藿、生王瓜，等分为末。每服一钱，茶送下。一天服二次。

2. 酒炙用

阳痿，腰膝冷：用淫羊藿一斤，酒一斗浸泡三天后，常饮服（《纲目》仙灵脾酒）。

3. 蜜炙用

咳嗽，气不顺，腹满不思饮食：用淫羊藿、覆盆子、五味子（炒）各一两，共研为末，加熟蜜做成丸子，如梧子大。每服二十丸，姜茶送下。

【参考文献】

［1］焦美钰，王佳豪，许亮，等．淫羊藿本草考证与中国淫羊藿属植物分类研究［J］．中国中医药现代远程教育，2017，15（14）：157－158，封3－封4.

［2］张琴，欧阳林旗，杨磊，等．不同炮制方法对黔淫羊藿化学成分及产品质量的影响［J］．湖北中医药大学学报，2018，20（1）：52－56.

［3］陈常松，闫芳．淫羊藿的临床应用进展［J］．中国药业，2007（7）：60－61.

［4］李晓萍，薛海娇，郭丽娜，等淫羊藿次苷抗疲劳及抗氧化作用［J］．中国老年杂志，2014，33（17）：4967－4968.

［5］韩贞爱．炮制前后淫羊藿的化学成分及对实验动物基础和能量代谢的研究［D］．哈尔滨：黑龙江中医药大学，2016.

侧柏叶

【来源】 本品为柏科植物侧柏 *Platycladus orientalis*

(L.) Franco 的干燥枝梢和叶。全国大部分地区有分布。

【炮制历史沿革】 宋代有炙法（《圣惠方》）、九蒸九曝（《证类》）、米泔浸（《总录》）、炒黄（《妇人》）、烧灰存性（《朱氏》）等炮制方法。金元时代有煮制（《儒门》）、酒浸（《丹溪》）等法。明代用酒蒸、焙（《普剂方》），炒（《纲目》），盐水炒（《保元》）等炮制方法。清代有九蒸九晒（《大成》）、炒为末（《辨义》）、酒浸焙（《逢原》）、炒黑（《汇纂》）等炮制方法。

现代主要炮制方法是炒炭法。《中国药典》（2020 年版）记载有侧柏叶、侧柏炭。

【炮制方法】

1. 净制　除去硬梗及杂质。

2. 制炭　取净侧柏叶，置锅内用武火炒至焦褐色，存性，喷洒清水，取出，晒干。

【质量标准】

1. 侧柏叶　本品粉末黄绿色。叶上表皮细胞长方形，壁略厚。下表皮细胞类方形；气孔甚多，凹陷型，保卫细胞较大，侧面观呈哑铃状。薄壁细胞含油滴。纤维细长，直径约 18μm。具缘纹孔管胞有时可见。

2. 侧柏炭　本品形如侧柏叶，表面黑褐色。质脆，易折断，断面焦黄色。气香，味微苦涩。

【炮制作用】　侧柏叶味苦、涩，性寒。归肺经、肝经、脾经。具有凉血止血，生发乌发的功能。生侧柏叶以清热凉血，止咳祛痰力胜。用于血热妄行的各种出血证，咳嗽痰多，湿热带下及脱发。炒炭后寒凉之性趋于平和，专于收涩止血。常用于热邪不盛的各种出血证。

【炮制研究】侧柏叶炒炭后，杨梅苷、槲皮苷、穗花杉双黄酮及扁柏双黄酮含量降低，而杨梅素、槲皮素及山奈酚含量相对升高。

【临床应用】

1. 生用

（1）血热妄行：常与生地黄、生荷叶、生艾叶同用，具凉血止血作用，用于血热妄行之吐血、衄血，如四生丸（《妇人》）。

（2）咳嗽气喘：常与杏仁、前胡等同用，能增强止咳祛痰作用，可用于痰热阻肺、咳嗽气喘。配伍鼠曲草，可治慢性气管炎。

2. 制炭用

（1）虚寒性出血：常与艾叶、干姜等同用，具有温经止血作用。

（2）咯血、吐血、衄血；常与大蓟、小蓟、茅根等同用，具有凉血、收涩止血作用，可用于血热妄行的咯血、吐血、衄血等证，如十灰散（《十药神书》）。

（3）便血：常与槐花同用，具有止血理肠作用，可用于大便下血、肠风下血、脏毒下血等症。配伍荷叶、生地黄、百草霜，水煎服，可治便血（《全国中草药汇编》）。

（4）崩漏：配伍续断、阿胶、炙鳖甲、煅赤石脂等，可治元气虚弱、崩中漏血、年久不愈者，如柏叶散（《妇人》）。

【参考文献】

[1] 王志剑，李瑞海. 侧柏叶炮制方法研究 [J]. 辽宁中医药大学学报，2014，16（11）：43-45.

[2] 姚晓东，丁安伟，单鸣秋，等. 侧柏叶炮制历史沿革的研

究 [J]. 中成药, 2008, 30 (10): 1524 - 1527.

[3] 徐振文, 鲍世兰, 赵娟娟, 等. 侧柏叶止血成分的研究 [J]. 中药通报, 1983 (2): 30 - 32.

[4] 林启寿. 中草药成分化学 [M]. 北京: 科学出版社, 1977.

[5] 赵钦祥, 郑博秀, 藏杰, 等. 生侧柏叶及其不同炮制品止血作用比较 [J]. 时珍国药研究, 1997, 8 (1): 51.

[6] 唐春萍, 江涛, 庄晓彬. 侧柏叶乙酸乙酯提取物对豚鼠离体气管平滑肌的作用 [J]. 中草药, 1999, 30 (4): 278 - 279.

[7] 梁统, 覃燕梅, 梁念慈. 侧柏叶醇提取物抗炎作用的研究 [J]. 中国药科大学学报, 2001, 32 (3): 224 - 226.

[8] 刘爱如, 田樱, 程立方. 山东地区侧柏叶止血和抑菌作用比较 [J]. 山东中医学院学报, 1995, 19 (1): 47.

[9] 张庆云, 刘志芹. 侧柏叶抗真菌作用研究 [J]. 中国中医药杂志, 2004, 2 (3): 107.

[10] 赵永光, 赵莹, 张建平, 等. 侧柏叶总黄酮在功能性洗发香波中的应用研究 [J]. 安徽农业科学, 2008, 36 (24): 10295 - 10296.

[11] 何俊明. 侧柏叶临床应用分析 [J]. 上海中医药杂志, 2012, 46 (9): 74 - 75.

[12] 于生, 单鸣秋, 丁安伟, 等. 侧柏叶炮制前后总黄酮的含量变化 [J]. 现代中药研究与实践, 2010, 24 (1): 51 - 54.

[13] 谭晓亮, 李瑞海, 贾天柱. 侧柏叶炮制前后成分的对比 [J]. 实用药物与临床, 2015, 18 (11): 1359 - 1362.

荷　叶

【来源】本品为睡莲科植物莲 *Nelumbo nucifera* Gaertn. 的干燥叶。全国大部地区均产。

【炮制历史沿革】唐代有炙 (《外台》)、炒令黄 (《产宝》）等炮制方法。宋代有烧令烟尽、焙制、熬制（《证类》）等法。明清时期有炒、煅法（《得配》）。现在主要的炮制方法有扣锅煅等。

现代炮制方法主要是炒炭法。《中国药典》（2020年版）收载荷叶和荷叶炭。

【炮制方法】

1. 净制　取原药材，除去杂质及叶柄，抢水洗净，稍润，切丝，干燥。

2. 制炭　取净荷叶置于锅内，上扣一口径较小的锅，两锅接合处用盐泥封固，上压重物，并贴一白纸条或大米数粒，用文武火加热，煅至白纸条或大米呈深黄色时，停火，待锅凉后，取出。

【炮制作用】　荷叶味苦，性平；归肝经、脾经、胃经。具有清热解暑，升发清阳，凉血止血的功能。用于暑热烦渴，暑湿泄泻，脾虚泄泻，血热吐衄，便血崩漏。荷叶炭收涩化瘀止血力强，用于多种出血证及产后血晕。

【质量标准】

1. 荷叶　本品为不规则丝片状，深绿色或黄绿色，叶脉明显凸起。具清香气，味微苦。荷叶水分不得超过15.0%，总灰分不得超过12.0%，醇溶性浸出物（热浸法）不得少于10.0%。

2. 荷叶炭　本品表面呈棕黑色或黑褐色，气焦香，味涩。

【炮制研究】　荷叶经煅炭和炒炭后，荷叶碱含量较生品依次降低99.52%和99.23%，槲皮素含量较生品依次增加608.56%和643.85%。荷叶生、炭饮片中荷叶制炭后槲皮

素 - 3 - O - 桑布双糖苷、金丝桃苷和异槲皮苷含量均显著降低，3 种苷类成分总含量降低；而槲皮素含量显著升高。

【临床应用】

1. 生用

（1）暑温：常与鲜金银花、鲜扁豆花、西瓜翠衣、丝瓜皮、鲜竹叶同用，能清热解暑，可用于暑温汗后、余邪不解、头目昏胀不清，如清络饮（《条辨》）。

（2）雷头风证：常与升麻、苍术等同用，能升清散邪解毒，可用于头面疙瘩肿痛，憎寒发热，状如伤寒，如清震汤（《瑶函》）。

（3）吐血衄血：常与鲜地黄、鲜柏叶、生艾叶同用，能凉血止血，如四生丸（《妇人》）。配伍知母、藕节、黄芩炭等，具有凉血止血作用，用于咯血、衄血、尿血、便血、崩漏，如荷叶丸（《中国药典》2020 年版）。

2. 制炭用

（1）多种出血证：常与大蓟、小蓟、侧柏叶、茅根、茜草、大黄、栀子、牡丹皮等同用，制炭内服，能清热散瘀止血，可用于吐血、咯血、嗽血、便血、尿血，如十灰散（《十药》）。

（2）黄水疮：常研末外敷，能收湿敛疮。

（3）刀斧伤：常研末外敷，能止血愈伤。

（4）产后血晕：常与蒲黄、甘草等同用，能活血散瘀，可用于产后血晕、烦闷不识人。

【参考文献】

［1］董春永，张学兰，李慧芬. 炮制对荷叶中荷叶碱和槲皮素含量的影响［J］. 中成药，2010，32（6）：973 - 976.

［2］李慧芬，崔伟亮，张学兰. 荷叶炮制前后 4 种黄酮类成分

含量变化［J］. 时珍国医国药，2014，25（1）：89 - 91.

关黄柏

【来源】本品为芸香科植物黄檗 *Phellodendron amurense* Rupr. 的干燥树皮。剥取树皮，除去粗皮，晒干。分布于东北、华北及山东、江苏、浙江等省区。

【炮制历史沿革】关黄柏为后起药材，历代本草并无记载，仅 1941 年《朝鲜药局方》、1957 年《辽宁药材》中有记载。《中国药典》自 1963 年版至 2000 年版均将二者一同列于黄柏项下，为黄柏药材的两种不同来源。《中国药典》2005 年版将川黄柏与关黄柏按一物一名分列为两种药材。历代使用的关黄柏炮制品有清炒关黄柏、关黄柏炭、酒关黄柏、盐关黄柏、蜜关黄柏等几种。

现代多以切丝生用，或盐炙、酒炙、炒炭用。《中国药典》2020 年版收载有关黄柏及关黄柏炭。

【炮制方法】

1. 净制　取原药材，抢水洗净，润透，切丝，干燥。

2. 盐炙　取关黄柏丝，用食盐水拌匀，稍润，用文火炒干，取出，放凉。每 100kg 黄柏，用食盐 2kg。

3. 酒炙　取关黄柏丝，用黄酒拌匀，稍润，用文火炒干，取出，放凉。每 100kg 黄柏，用黄酒 10kg。

4. 制炭　取关黄柏丝，置热锅内，用武火炒至表面焦黑色，内部焦褐色，喷淋清水少许，灭尽火星，取出，及时摊晾，凉透。

【炮制作用】生关黄柏性寒苦燥而沉，长于清热、燥湿、解毒，多用于热毒疮疡、湿疹、痢疾、黄疸。盐炙后可缓和苦燥之性，不伤脾胃，长于滋阴降火，用于肾虚火旺之痿痹、带下、骨间疼痛等症。酒炙后可缓和寒性，增强清湿热利关节作用，并能借酒升腾之力，引药上行，清上焦之热，用于热壅上焦诸证及足痿等。关黄柏炭善于止血，多用于便血、尿血、崩漏。

【炮制研究】使用高效液相方法对 2 种不同方法炮制品的小檗碱进行相应的检测和含量测定，测得盐炒关黄柏中小檗碱含量为 2.18%，微波炮制后盐炒关黄柏中测得的小檗碱含量平均值为 2.29%。

【临床应用】

1. 生用

（1）热毒疮疡：常与黄连、黄芩等同用，能清热解毒，治热毒疮疡、红热肿痛，如黄连解毒汤（《外台》）。

（2）湿疹：常与荆芥、苦参等同用，能祛风燥湿止痒，可治湿浊浸淫肌肤而致的湿疹瘙痒、流滋水等。

2. 盐炙用

（1）肾虚火旺：常与知母、熟地黄等同用，能滋阴降火，可治肾阴不足、虚火偏旺所致的骨蒸潮热、盗汗、遗精等证。若与知母（盐炒）、熟地黄（酒蒸）、龟甲（醋炙）、猪脊髓同用，能滋补真阴、平降虚火，可治阴虚火旺、骨蒸潮热、盗汗、咳嗽、咯血、吐血、耳鸣遗精、足膝痛热等，如大补阴丸（《中国药典》2020 年版）。

（2）带下：常与白果、车前子等同用，能清热利湿止带，可治湿热带下、黄稠而臭者，如易黄汤（《傅青主女科》）。

3. 酒炙用

（1）目赤、咽痛：常与连翘、菊花、薄荷、川芎、白芷等同用，并借酒升腾之力，引药上行，清上焦之热，用于热壅上焦之目赤、咽喉肿痛、口舌生疮，如上清丸（《北京中成药选编》）。

（2）足痿：常与苍术（米汤浸焙）、牛膝同用，能清下焦湿热，可治湿热下注而致的下肢沉重，甚则麻木者，如三妙丸（《医学正传》）。

4. 制炭用

（1）便血：常与槐角、地榆、防风等同用，能清肠止血，可治湿热蕴结大肠、伤及血络之便血及痔疮出血等。

（2）尿血：常与白茅根、大蓟、小蓟、生地黄等同用，能清热利湿、凉血止血，可治膀胱湿热伤及血络之尿血、色鲜红者。

（3）崩漏：常与黄芩、椿根皮、龟甲等同用，能滋阴清热、止血固经，可治肝郁化火、火迫冲任、迫血妄行而致的崩漏，血色深红，心胸烦热，腹痛尿赤等。

【参考文献】

［1］魏颖，李雪瑶，陈维佳，等．中国关黄柏资源及其开发利用研究进展［J］．人参研究，2019，31（2）：44－51.

［2］张锦红，魏星，谭中英，等．不同盐炮制对关黄柏化学成分影响的初步研究［C］∥中华中医药学会．2010 中药炮制技术、学术交流暨产业发展高峰论坛论文集．北京：中华中医药学会，2010：4.

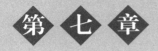

第七章

果实类药材的炮制

五味子

【来源】　五味子为木兰科植物五味子 *Schisandra chinen-sis* (Turcz.) Baill. 的干燥成熟果实。习称"北五味子"。

【炮制历史沿革】　南北朝时期用蜜浸蒸（《雷公》）。宋代有炒、酒浸（《总录》）等法。元代有酒浸和火炮（《丹溪》）的方法。明代则有糯米炒（《普济方》）、蜜拌蒸（《仁术》）、麸炒（《济阴》）等炮制方法。清代记载的炮制方法较多，有酒拌蒸（《握灵》）、蜜水制（《本草汇》）、炒炭（《新编》）、蜜浸蒸（《备要》）、焙制（《逢原》）、盐水拌蒸（《全生集》）、制（《医案》）、盐水浸炒（《时方》）、酒蜜拌蒸（《四要》）等方法。

沿用至今较常用的为生五味子、酒五味子、醋五味子和蜜五味子4种。《中国药典》2020年版收载有五味子和醋五味子。

【炮制方法】

1. 净制　取原药材，除去杂质及果柄。用时捣碎。

2. 醋制　取净五味子，用米醋拌匀，置适宜容器内，密闭，加热蒸至黑色，取出干燥。用时捣碎。每100kg五味子，用米醋20kg。

3. 酒制　取净五味子，用黄酒拌匀，置适宜容器内，密闭，加热蒸至表面紫黑色或黑褐色，取出干燥。用时捣碎。每100kg五味子，用黄酒20kg。

4. 蜜炙 取炼蜜加适量开水稀释后，加入净五味子中，拌匀，润透，置炒制容器内，用文火加热，炒至不粘手为度，取出放凉。用时捣碎。每 100kg 五味子，用炼蜜 10kg。

【质量标准】

1. 五味子 本品呈不规则的球形或扁球形，表面红色、紫红色或暗红色，皱缩，显油润；有的表面呈黑红色或出现"白霜"。果肉柔软，种子肾形。果肉气微，味酸；种子破碎后，有香气，味辛、微苦。

2. 醋五味子 本品形如五味子，表面乌黑色，油润，稍有光泽，有醋香气。

3. 酒五味子 本品形如五味子，表面棕黑色或黑褐色，油润，稍有光泽，有酒香气。

4. 蜜五味子 本品形如五味子，色泽加深，稍有光泽，味酸，兼有甘味。

【炮制作用】生五味子长于敛肺止咳，生津敛汗。用于咳喘，体虚多汗，津伤口渴；亦能涩精止泻。醋制能增强酸涩收敛作用，故醋五味子涩精止泻作用更强。多用于遗精滑泄，久泻不止；亦可用于久咳肺气耗散者。酒制五味子能增强其温补作用，多用于心肾虚损、梦遗滑精、心悸失眠。蜜炙五味子补益肺肾作用增强，用于久咳虚喘。

【炮制研究】酒蒸和酒浸五味子中五味子醇甲、醇乙、甲素、乙素等木脂素类成分含量和溶出率均较高，其次为生五味子，且炒五味子供试品中木脂素类成分含量及溶出率均较低。柠檬酸的含量在炮制过程中明显减少；L－苹果酸的含量变化不大；5－羟甲基糠醛从无到有，其中蜜蒸五味子的含量增加最明显。

【临床应用】

1. 生用

（1）咳嗽：五味子多用于肺肾两虚的咳嗽，若因外感咳嗽，则需配伍恰当，否则容易恋邪，遗留后患。治肺肾两虚、咳嗽气喘，常与熟地黄、山茱萸、山药、麦冬等同用，有补肾敛肺、纳气平喘之功，如麦味地黄丸（《医级》）。

（2）津伤口渴：常与人参、麦冬同用，能益气生津，用于热伤元气、肢体倦怠、气短懒言、口干作渴、汗出不止，如生脉散（《内外伤辨惑论》）。与黄芪、天花粉、知母、生山药等同用，能生津止渴，如玉液汤（《参西录》）。

2. 醋制用

（1）遗精滑泄：常与桑螵蛸、牡蛎、金樱子、芡实等同用，有补肾固精的作用，用于肾气不足，遗精频作。

（2）久泻不止：常与肉豆蔻（煨）、补骨脂（盐水炒）、吴茱萸（甘草水制）配伍，能温补脾肾、固肠止泻，用于五更泄泻、腰酸肢冷，如四神丸（《中药成药制剂手册》）。

3. 酒制用

（1）心悸失眠：常与生地黄、麦冬、炒酸枣仁、柏子仁、丹参等同用，能滋阴养血、补心安神，用于阴虚血少、虚烦少寐、心悸神疲、梦遗健忘。

（2）梦遗滑精：常与炒山药、菟丝子（酒浸一日，文武火煮烂，焙干）、白术（米泔水洗，炒）、杜仲（酒炒）、莲子肉等配伍，能补肾固精，用于脾肾虚损、不能收摄、梦遗滑精、困倦等证，如苓术菟丝丸（《景岳》）。

4. 蜜五味子

久咳虚喘：常与党参、山茱萸、蛤蚧、胡桃肉、川贝母等同用，有益肺止咳、纳气平喘之功，治肺肾两虚、久咳气喘、自汗、呼多吸少等证。

【参考文献】

［1］高慧，佟鑫，裴启洋，等．五味子"生熟异用"之补肾阴作用［J］．中成药，2014，36（12）：2471－2474.

［2］徐月，高慧，贾天柱．五味子"生熟异用"之降血糖作用［J］．中药材，2014，37（11）：1977－1979.

［3］佟鑫，高慧，裴启洋，等．五味子"生熟异用"之止泻作用［J］．中国医院药学杂志，2014，34（7）：523－526.

［4］徐月，葛会奇，高慧，等．五味子不同炮制品对小鼠脾淋巴细胞增殖的影响［J］．中国实验方剂学杂志，2015，21（14）：116－119.

［5］佟鑫，高慧，裴启洋，等．五味子醋制前后降血糖作用比较研究［J］．医学研究杂志，2014，43（3）：43－44.

［6］初丽娟．五味子炮制品的临床合理应用［J］．内蒙古中医药，2016，35（8）：99.

［7］田洋．炮制对五味子有效成分的影响［J］．当代农机，2020（10）：60－62.

山　楂

【来源】山楂为蔷薇科植物山里红 *Crataegus pinnatiida* Bge. var. *major* N. E. Br. 或山楂 *Crataegus pinnatiida* Bge. 的干燥成熟果实。分布于江苏、浙江、安徽、湖南、湖北、河南、四川、贵州、江西、福建、广东、广西、云南、陕西等地。

【炮制历史沿革】元代有炒或蒸熟（《丹溪》）的炮制方法。明代仍沿用炒法和蒸法，并有"核有功力不可去"（《通玄》）的记述。清代有炒黑（《说约》）、姜汁拌炒黑（《钩元》）、姜汁炒（《暑疫》）、童便浸（《逢原》）等炮制方法。现今常用的山楂炮制品主要为生山楂、炒山楂、焦山楂和山楂炭 4 种。《中国药典》2020 年版收载有净山楂、炒山楂以及焦山楂。

【炮制方法】

1. 净制　取原药材，除去杂质及脱落的核和果柄。

2. 炒制　取净山楂，置炒制容器内，用中火加热，炒至颜色加深，取出放凉。

3. 炒焦　取净山楂，置炒制容器内，用中火加热，炒至外表焦褐色，内部焦黄色，取出放凉。

4. 制炭　取净山楂，置炒制容器内，用武火加热，炒至表面焦黑色，内部焦褐色，取出放凉。

【质量标准】

1. 山楂　为圆形或类圆形横切片或纵切片，皱缩不平，直径 1 ~ 2.5cm，厚 0.2 ~ 0.4cm；外皮深红色至棕红色，满布灰白色小点，微有光泽；切面黄白色，边缘多内卷，中间有浅黄色果核，多脱落；气微清香，味酸微甜。

2. 炒山楂　表面颜色加深，味酸微甜。

3. 焦山楂　表面焦黄色，内部黄褐色，味微酸。山楂炭表面焦黑色，内部焦褐色，味涩。

【炮制作用】山楂生品擅长活血化瘀；消食作用亦强，常用于血瘀经闭，产后瘀阻腹痛、疝气疼痛以及高脂血症、高血压病、冠心病等心血管疾病。炒山楂酸味减弱，可缓和对胃的刺激性，善于消食化积，常用于积食停滞、脾虚食滞。焦山楂不仅酸味减弱，并增加了苦味，长于消食止泻，多用于食积腹泻。山楂炭味微苦涩，有收涩之功，偏于止泻、止血，可用于脾虚泄泻、胃肠出血。

【炮制研究】 山楂在炒制过程中有机酸含量先升后降，金丝桃苷属于黄酮类成分，其在炮制过程中含量明显下降。表儿茶素属于酚类成分，其在炮制过程中迅速降低。

【临床应用】

1. 生用 擅长活血化瘀；消食作用亦强，常用于血瘀经闭，产后瘀阻腹痛、疝气疼痛以及高脂血症、高血压病、冠心病等心血管疾病，亦用于食积停滞。

2. 炒制用 酸味减弱，可缓和对胃的刺激性，善于消食化积，常用于积食停滞、脾虚食滞。食积停滞，常与神曲（麸炒）、莱菔子（炒）、橘皮等同用，能消食和胃，用于饮食过度、食积内停、气机不畅、脘腹胀满、嗳气吞酸、恶食呕逆，如保和丸（《中药成药制剂手册》）。

3. 炒焦用 不仅酸味减弱，并增加了苦味，长于消食止泻，多用于食积腹泻。

4. 制炭用 味微苦涩，有收涩之功，偏于止泻、止血，可用于脾虚泄泻、胃肠出血。与金银花、大黄、肉桂等同用可治血痢，如银楂姜桂大黄汤。若胃寒者，可与炮姜同用，如小儿止痛片（《简明方剂辞典》）。

【参考文献】

［1］张兴燊，梁欣娜，王乃平，等．山楂水提液及山楂颗粒对高脂模型小鼠血脂的影响［J］．时珍国医国药，2011，22（12）：2905 - 2906.

［2］唐世英，胡桂才，李来，等．山楂降血脂作用有效部位的

研究［J］. 云南中医学院学报，2009，32（5）：43－45.

　　［3］陈奇云. 不同炮制法对山楂中总黄酮的影响（摘要）［J］. 中药通报，1986（12）：29－30.

　　［4］王现春，潘丽辉，林辉. 山楂不同炮制方法治疗高脂血症的临床观察［J］. 中医临床研究，2012，4（19）：46－47.

　　［5］Qi Jian－jun. The summary of 60 cases of infantile diarrhea treated by hawthorn and dark plum［J］. Gansu Journal of Traditional Chinese，2000（2）：39239（In Chinese）.

　　［6］毛淑杰，李铁林. 炮制对山楂中总黄酮及总有机酸含量的影响［J］. 中国中药杂志，1989（9）：20－21.

　　［7］Sun Cui－yu. The research progress of hawrhorn［J］. Primary Journal of Chinese Materia Medica，2001，15（5）：53－54（In Chinese）.

　　［8］黄珊珊，林原，刁云鹏，等. 焦山楂醇提物对大鼠离体胃、肠平滑肌条收缩性的影响［J］. 现代生物医学进展，2009，9（4）：612－614.

　　［9］孙云龙，尚坤，董金香. 山楂炭研究进展［J］. 吉林中医药，2018，38（7）：865－868.

　　［10］毛维伦，许腊英，郑光明，等. 炭药的炮制工艺改进及质量标准初探［J］. 湖北中医学院学报，2000，2（4）：47－48，4.

　　［11］张洪坤，郭长达，黄玉瑶，等. 山楂炮制过程中药效物质成分的变化规律研究［J］. 中药材，2017，40（4）：811－815.

牛蒡子

　　【来源】牛蒡子为菊科植物牛蒡 *Arctium lappa* L. 的干燥成熟果实。分布于全国各地。

　　【炮制历史沿革】唐代开始炒用（《食疗》）。宋代增加燀制、酒拌蒸（《局方》）。金元时期有烧存性（《儒门》）、炒黑（《丹溪》）等法。明代炮制方法较多，有去油、焙黄（《普济方》），炒（《奇效》），炮（《医学》），水煮晒干炒香（《准绳》），酥炙（《启玄》），蒸制（《景岳》），酒炒（《必读》）等方法。清代用炒、酒拌蒸（《握灵》），酒浸焙（《本草述》），酒炒研（《必用》）等炮制方法。

现代炮制方法主要是炒制。《中国药典》2020 年版收载有牛蒡子和炒牛蒡子。

【炮制方法】

1. 净制 取原药材，筛去灰屑及杂质。用时捣碎。

2. 炒制 取净牛蒡子，置炒制容器内，用文火加热，炒至微鼓起，有爆裂声，略有香气逸出时，取出晾凉。用时捣碎。

【质量标准】

1. 牛蒡子 呈长倒卵形，略扁，微弯曲，长 5～7mm，宽 2～3mm。表面灰褐色，带紫黑色斑点，有数条纵棱，通常中间 1～2 条较明显；顶端钝圆，稍宽，顶面有圆环，中间具点状花柱残迹；基部略窄，着生面较淡；果皮较硬，子叶 2，淡黄白色，富油性；无臭，味苦后微辛而稍麻舌。

2. 炒牛蒡子 微鼓起，表面深灰褐色，微有光泽，质较脆，略有香气。

【炮制作用】牛蒡子生品长于疏散风热、解毒散结，用于风温初起、痄腮肿痛、痈毒疮疡。炒后能缓和寒滑之性，以免伤中，并且气味香，宣散作用更佳，长于解毒透疹、利咽散结、化痰止咳。

【炮制研究】牛蒡子炮制过程中发生的变化是多成分共同作用的结果，提高加热温度和延长加热时间可以使绿原酸、异绿原酸 A 和牛蒡苷分解增加，同时，各成分混合加热可以加速成分的分解，牛蒡苷受热可以分解转化为牛蒡苷元。

【临床应用】

1. 生用

（1）风温：常与金银花、连翘、荆芥、薄荷等同用，能增强疏风散热，用于风温初起、邪在卫分、身热微恶风寒、头痛口渴、咳嗽咽痛等，如银翘散（《条辨》）。

（2）痄腮：常与黄连（酒炒）、连翘、升麻、板蓝根、玄参等配伍，有疏风散邪、清热解毒作用，用于痄腮、大头瘟、颜面丹毒等，如普济消毒饮（《东垣试效方》）。

2. 炒制用

（1）麻疹：常与西河柳、薄荷、蝉蜕、淡竹叶、玄参等配伍，具有透疹解表、清泄肺胃的作用，用于麻疹透发不畅、喘咳、烦闷躁乱、咽喉肿痛，如竹叶柳蒡汤（《醒斋》）。

（2）咽喉肿痛：常与射干、玄参、薄荷、熟大黄、黄芩等同用，具有清热利咽、消肿止痛之功，治肺胃热盛、胸膈不利、咽喉肿痛、口苦舌干，如清咽利膈丸（《中药成药制剂手册》）。

（3）咳嗽：与防风、荆芥、薄荷、大黄、甘草同用，有疏风解表、清热泻火的作用，用于小儿伤风、发热、鼻塞、气喘咳嗽、咽喉肿痛等，如牛蒡汤《证治准绳》。

【参考文献】

［1］Tzou – Chi Huang，Shinn – Shyong Tsai，Li – Fang Liu，Effect of *Arctium lappa* L. in the dextran sulfate sodium colitis mouse［J］. model World J Gastroenterol，2010，16（33）：4193 – 4199.

［2］Hirose M，Yamaguchi T，Lin C，et al. Effects of arct in of Ph IP – induced mammary，colon and pancreatic carcinogenesis in female Sprague – Daw leyrats and M e IQx – induced hepato – carcinogenesis in male F344 rats［J］. Cancer Lett，2000，155（1）：79 – 88.

［3］王海颖，陈以平. 牛蒡子提取物对糖尿病大鼠肾脏病变作用机制的实验研究［J］. 中成药，2004，26（9）：59 – 63.

［4］秦昆明，束雅春，杨光明，等. 牛蒡子炮制过程中主要成分变化规律研究［J］. 中华中医药杂志，2015，30（5）：1503 – 1507.

山茱萸

【来源】 山茱萸为山茱萸科植物山茱萸 *Cornus officinalis* Sieb. et Zucc. 的干燥成熟果肉。秋末冬初果皮变红时采收果实，用文火烘或置沸水中略烫后，及时除去果核，干燥。分布于陕西、河南、山西、山东、安徽、浙江、四川等地。

【炮制历史沿革】 南北朝时期有熬制（《雷公》）。宋代有麸炒、酒浸取肉（《总录》），微炒、焙制（《局方》），火炮（《百问》）等法。元代有微烧（《世医》）、酒蒸（《活幼》）的方法。明代有"酒浸良久，取肉去核"（《普济方》），酒蒸（《万氏》《回春》），蒸制（《准绳》），酒制（《瑶函》），慢火炒（《一草亭》）等炮制方法。清代有酒浸（《握灵》），酒洗（《说约》），羊油炙、盐炒（《本草述》），酒浸蒸（《良朋》）等方法。

《中国药典》（2020 年版）收载有山萸肉和酒萸肉。

【炮制方法】

1. 净制　取原药材，除去杂质及残留核，洗净，晒干。

2. 酒蒸　取净山萸肉，用黄酒拌匀，待酒被吸尽后，装罐内密封隔水炖或置蒸器内蒸制，用武火加热，至山萸肉色变黑润，取出干燥。每 100kg 山萸肉，用黄酒 20kg。

3. 蒸制　取山萸肉，置笼屉或适宜的蒸器内，先用武火，待"圆气"后改用文火，蒸至外皮呈紫黑色，熄火后闷过夜，取出干燥。

【质量标准】

1. 山萸肉　呈不规则的片状或囊状，多破裂而皱缩，长 1~1.8cm，宽 0.5~1cm，厚 1mm，外表面紫红色，微有光泽。内表面色较浅，不光滑，对光透视有数条略突起的淡黄色纵线纹；质柔软，不易碎；气微，味酸、涩、微苦。

2. 酒蒸山萸肉　表面紫黑色，质滋润柔软，微有酒气。

3. 蒸山萸肉　表面紫黑色，质滋润柔软。

【炮制作用】山茱萸生品山长于敛汗固脱，用于自汗或大汗不止、阴虚盗汗。经蒸制后，山茱萸补肝肾作用增强，多入滋补剂，酒蒸品比清蒸品滋补作用更强，二者用途基本相同。常用于眩晕耳鸣，阳痿遗精，尿频，遗尿，月经过多或崩漏，腰部酸痛，胁肋疼痛，目暗不明等。

【炮制研究】山茱萸酒蒸后生成了 5-HMF，而马钱苷、莫诺苷、还原糖的含量有所降低，随着蒸制时间的增加，酒萸肉中 5-HMF 的含量不断增加，莫诺苷、还原糖的含量持续降低，马钱苷的含量相对比较稳定。

【临床应用】

1. 生用　常与黄芪、熟地黄、五味子、白芍等同用，能益气养血、敛汗固表，用于大病之后、气血大虚、腠理不能自闭、汗出不止，如摄阳汤（《辨证录》）。

2. 酒制用

（1）头目眩晕：常与龟甲、熟地黄、煅磁石、龙胆等同用，能滋阴潜阳、清肝泄热，可用于肾水不足、肝热上升、头晕目眩、耳鸣重听，如耳鸣丸（《北京市中药成药选方集》）。

（2）阳痿遗精：常与巴戟天、金樱子、补骨脂、沙苑子等同用，能补肾壮阳、涩精止遗，用于肾气不足、阳痿遗精、体倦神疲、腰腿酸痛。

（3）尿频、遗尿：常与盐益智仁、山药、覆盆子、沙苑子等同用，能补肾缩尿，用于肾气不足、膀胱失约、小便频数、余沥不净或遗尿。

【参考文献】

［1］李俊松，余宗亮，王明艳，等．山茱萸炮制前后对小鼠急性肝损伤保护作用的研究［J］．南京中医药大学学报，2008，24（4）：236－238.

［2］余宗亮，丁霞，蔡宝昌，等．山茱萸炮制前后对小鼠免疫功能的影响［J］．中华中医药学刊，2006，24（8）：1445－1446.

［3］李育，江励华，赵凤鸣，等．山茱萸炮制增效活性部位对老年小鼠卵巢衰老的影响［J］．中国优生与遗传杂志，2009，17（10）108－109，封2.

［4］鲁静，陈天朝，马彦江，等．炮制对山茱萸有效成分含量的影响［J］．中医药信息，2020，37（2）：43－46.

［5］刘云．山茱萸炮制前后几种主要成分的含量比较［J］．中药材，2019，42（5）：1077－1079.

小茴香

【来源】 本品为伞形科植物茴香 *Foeniculum vulgare*

Mill. 的干燥成熟果实。主产于内蒙古、山西、吉林、辽宁、黑龙江等省区。

【炮制历史沿革】宋代有炒（《博济》），微炒（《苏沈》），炒令香、焙（《普本》），盐炒、青盐拌、黑牵牛制（《朱氏》）等炮制方法。元代有盐炒香（《瑞竹》）的方法。明代炮制方法有所增加，主要有盐炒熟、斑蝥制、青盐酒制（《普济方》），巴豆制（《奇效》），火炮（《医学》），酒浸炒（《入门》），青盐水拌炒（《仁术》），盐楝肉制（《保元》），略炒（《景岳》），隔纸焙燥（《乘雅》）等法。清代除沿用盐制、酒制和炒法外，又增加生姜制（《握灵》）、制炭（《暑疫》）、麸炒（《食物》）、吴萸制（《医案》）等炮制方法。

《中国药典》（2020 年版）收载有小茴香、盐小茴香。

【炮制方法】

1. 净制　净制，除去杂质。

2. 盐炙　取净小茴香，用盐水拌匀，闷透，置锅内用文火炒至微黄，取出，放凉。每 100kg 小茴香，用食盐 2kg。

2. 炒制　取小茴香，用微火炒 3～4 分钟至淡黄色具焦斑，或炒至深黄色（《集成》）。

3. 四制（盐、酒、醋、童便制）　将大青盐加入黄酒、醋和童便的混合液中化开，将净小茴香倒入，拌匀，稍闷，用文火炒至微黄色，出锅，摊开，晾凉。每 100kg 小茴香，用大青盐 1.7kg，黄酒、醋及童便各 6.25kg（《甘肃》）。

【质量标准】

1. 小茴香　呈稻谷状小粒。表面黄绿色或淡黄色。背面隆起，有纵棱 5 条。果实易分离成瓣，每瓣呈椭圆形。断面灰白色，有油性。气芳香，味辛而后甘。

2. **盐小茴香**　微鼓起。色泽加深，偶有焦斑。味微咸。

【炮制作用】小茴香味辛，性温。归肝经、肾经、脾经、胃经。具有散寒止痛，理气和胃的功能。生小茴香辛散理气作用较强，长于温胃止痛。用于呕吐食少，小腹冷痛或脘腹胀痛；亦可用于寒疝疼痛。盐炙后辛散作用稍缓，专于下行，擅长温肾祛寒、疗疝止痛，用于疝气疼痛及肾虚腰痛等。

【炮制研究】茴香精油的主要成分是反式茴香脑和柠檬烯。其中，酒炒炮制品的反式茴香脑含量较多，盐炒炮制品柠檬烯含量较高。随着炮制温度的升高和炮制时间的延长，黄酮类成分的含量逐渐下降，盐小茴香表面呈焦黑色。

【临床研究】

1. 生用

（1）呕吐食少：与白豆蔻、姜半夏、陈皮等同用，能温脾和胃、理气调中，用于胃寒呕吐、不思饮食或呃逆。

（2）小腹冷痛或脘腹胀痛：常与吴茱萸、胡芦巴、川楝子等同用，能收散寒理气止痛之效，治小腹冷癖、有形如卵、上下走痛不可忍，如茴香丸（《杂病源流犀烛》）。

2. 制用

（1）疝气疼痛：常与木香、香附（醋炙）、荔枝核等同用，能理气散结，用于气滞腹痛、诸疝胀痛，如十香丸（《中药成药制剂手册》）。

（2）睾丸偏坠：常与炒山楂肉、橘核（去壳研，压去油)、大茴香(盐水炒)同用,有温暖肝肾、理气散结之功,治睾丸偏坠,如香橘散(《张氏医通》)。

(3)睾丸鞘膜积液:常与木香、川楝子、枳壳、薏苡仁等同用,有理气除湿之功,用于睾丸鞘膜积液引起的疼痛,如睾丸鞘膜积液汤方(《中药临床应用》),方中小茴香可制用或生用。

(4)肾虚腰痛:用本品与补骨脂(盐炒)等分为末,酒糊为丸,如梧桐子大,每服 50~100 丸,空心,酒盐汤或盐温送下,治肾气虚冷,小便无度及肾虚腰痛(《济生方》破故纸丸)。

【参考文献】

[1]赵秀玲.小茴香生理活性成分的研究进展[J].食品工业科技,2013,34(4):382-386,389.

[2]ASANO T,AIDAS,SUEMASUS,et al. Anethole restores delayed gastric emptying and impaired gastric accommodation in rodents[J]. Biochem Biophys Res Commun,2016,472(1):125-130.

[3]钦传辉,宾菊兰.小茴香热敷对腹腔镜结直肠癌根治术后胃肠功能恢复的影响[J].中国现代医学杂志,2019,29(20):92-95.

[4]AL-AMOUDI W M. Protective effects of fennel oil extract against sodium valproate-induced hepatorenal damage in albino rats[J]. Saudi J Biol Sci,2017,24(4):915-924.

[5]王建清,杨艳,金政伟,等.小茴香等 7 种植物蒸馏提取物的抑霉菌效果[J].天津科技大学学报,2011,26(1):10-13.

[6]GENGIAH K,HARI R,ANBU J,et al. Antidiabetic antihyperlipidemic and hepato-protective effect of Gluconorm-5:a polyherbal formulation in steptozotocin induced hyperglycemic rats[J]. Anc Sci Life,2014,34(1):23-32.

[7]OULMOUDEN　F,SALIE　R,GNAOUI　N　E,et

al. Hypolipidemic and anti – atherogenic effect of aqueous extract of fennel (Foeniculum vulgare) extract in an experimental model of atherosclerosis induced by triton WR – 1339 [J]. Eur J Sci Res, 2011, 52 (1): 91 – 99.

[8] ANWAR F, ALI M, HUSSAIN A I, et al. Antioxidant and antimicrobial activities of essential oil and extracts of fennel (Foeniculum vulgare Mill.) seeds from Pakistan [J]. Flavour Fragr J, 2009, 24 (4): 170 – 176.

[9] ABDEL – WAHHAB K G, FAWZIH, MANNAA F A. Paraoxonase – 1 (PON1) inhibition by tienilic acid produces hepatic injury: antioxidant protection by fennel extract and whey protein concentrate [J]. Pathophysiology, 2016, 23 (1): 19 – 25.

[10] 李敏, 窦志英, 柴欣, 等. 炮制对小茴香中黄酮成分的影响 [J]. 天津中医药, 2019, 36 (6): 612 – 614.

[11] 何金明, 肖艳辉, 邬静灵, 等. 炮制方法对小茴香精油提取率及其成分比例的影响 [J]. 时珍国医国药, 2008, 19 (11): 2598 – 2600.

补骨脂

【来源】 本品为豆科植物补骨脂 *Psoralea corylifolia* L. 的干燥成熟果实。分布于河南、安徽、广东、陕西、山西、江西、四川、云南、贵州等地。

【炮制历史沿革】 南北朝刘宋时代有酒浸蒸以除燥毒的记载（《雷公》）。宋代有炒（《圣惠方》）和盐炒、芝麻制（《局方》）等法。明代增加了泽泻制（《普济方》）及盐、酒、芝麻同制（《仁术》）等方法。清代增加了麸炒、面炒（《本草述》）及麻子仁炒（《钩元》）。

《中国药典》（2020 年版）收载补骨脂和盐补骨脂。

【炮制方法】

1. 净制 取原药材，去净杂质，用时捣碎。

2. 盐炙 取净补骨脂，加入盐水拌匀，润透，用文火炒至鼓起，颜色加深，有香气逸出时，取出放凉。

【质量标准】

1. 补骨脂 本品呈肾形略扁。表面黑褐色或灰褐色。质坚硬，种仁显油性。气香，味辛微苦。

2. 盐补骨脂 本品形如补骨脂。表面黑色或黑褐色，微鼓起。气微香，味微咸。

【炮制作用】补骨脂生品辛热而燥，温肾助阳作用强，长于温补脾肾，止泻痢。多用于脾肾阳虚，五更泄泻；外用治银屑病、白癜风。盐炙能缓和辛窜温燥之性，避免伤阴，并引药入肾，增强补肾纳气作用，多用于阳痿、肾虚腰痛、滑精、遗尿、尿频、肾虚哮喘等。

【炮制研究】香豆素类（补骨脂素、异补骨脂素、补骨脂定）、黄酮类（新补骨脂异黄酮、补骨脂甲素、补骨脂乙素、补骨脂宁、补骨脂查尔酮）和萜类（补骨脂酚）比较，除清炒饮片中萜类成分即补骨脂酚在炮制以后含量有所下降外，不同炮制法制成的补骨脂饮片香豆素类和黄酮类成分含量均有所上升；其中，香豆素类成分炮制后含量增幅最大，其含量增长了近1倍。

【临床应用】

1. 生用

（1）腹泻：常与肉豆蔻、五味子、吴茱萸同用，能温脾暖肾、固肠止泻，用于脾肾阳虚、五更泄泻或久泻不愈、食少神疲，如四神丸（《准绳》）。

（2）皮肤病：补骨脂干馏取油，配成 10% 酊剂，每日外搽 3～4 次，治慢性湿疹。用补骨脂 15g 打碎，以 75% 乙醇 100mL 或补骨脂 30g 打碎，以 70% 乙醇 100mL，浸泡 1 周后外搽患处，治扁平疣或寻常疣。

2. 盐炙用

（1）肾虚阳痿：可与狗肾、人参、淫羊藿（羊脂炙）、鹿茸、熟地黄等同用，能滋阴益气、补肾壮阳，用于肾气虚弱、腰腿酸痛、命门火衰、阳痿不举、精神疲倦、食欲不佳，如三肾丸（《中药成药制剂手册》）。

（2）肾虚腰痛：可与杜仲（盐炒）、核桃（炒）、大蒜同用，能补肾强腰，用于肾虚腰痛、起坐不利、膝软乏力，如青娥丸（《中国药典》2020 年版）。

（3）遗精滑泄：可与锁阳、龙骨（煅）、莲须、山药、莲子肉配伍，有补肾壮阳、益肾固精的作用，用于下元亏损、梦遗滑精、目眩耳鸣、腰膝酸痛、四肢无力，如锁阳固精丸（《中药成药制剂手册》）。

【参考文献】

［1］陶益，蒋妍慧，李伟东，等．炮制对补骨脂中 12 种化学成分含量的影响［J］．中国实验方剂学杂志，2016，22（21）：6－9.

［2］姚三桃，杨滨．中药补骨脂炮制沿革的研究［J］．基层中药杂志，1996（1）：17－19.

［3］陈一龙，郭延垒，励娜，点．补骨脂不同炮制饮片炮制前后化学成分定性定量分析［J］．天然产物研究与开发，2019，31（12）：2113－2122.

马兜铃

【来源】 本品为马兜铃科植物北马兜铃 *Aristolochia cont-*

orta Bge. 或马兜铃 *Aristolochia debilis* Sieb. et Zu cc. 的干燥
成熟果实。秋季果实由绿变黄时采收，干燥。主产于河北、
山东、陕西、山西、河南等省。

【炮制历史沿革】 南北朝时期有去隔膜令净法（《雷
公》）。宋代有炒（《博济》），焙（《药证》），酥炙法（《证
类》）等。明代沿用酥制法（《纲目》）。清代增加炮法
（《法律》）。

现行有蜜炙（《中国药典》2015 年版）、炒制（《集
成》）、烤制法（《烤制法》）等。

【炮制方法】

1. 生马兜铃　净制除去杂质，筛去灰屑。

2. 蜜炙

（1）取炼蜜加适量开水稀释后，加入净马兜铃碎片内
拌匀，稍闷，置锅内，文火加热，翻炒至不粘手时，取出，
摊开放凉。每 100kg 马兜铃，用炼蜜 25kg（《中国药典》
2015 年版）。

（2）先将马兜铃炒 3～5 分钟，至有香味，或炒焦后，
加入蜜拌匀，再用微火炒 15 分钟，至焦黄微黏结，搅之则
散，或炒至不粘手为度（《集成》）。

3. 炒制　取净马兜铃，置锅内用文火炒至棕黄色，具
焦斑时，取出，放凉（《集成》）。

4. 烤制　将炼蜜与马兜铃拌匀，预热烤箱，当预热到
130℃时，将铺薄层马兜铃的烤盘放入烤箱，烤制 40 分钟，
取出。每 100kg 净马兜铃，用炼蜜 25kg（《烤制法》）。

【质量标准】

1. 马兜铃　表面黄绿色或棕褐色，有波状棱线；种子

扁平而薄，钝三角形或扇形，边缘有翅，中央棕色，周边淡棕色；种仁心形，呈乳白色，有油性，气特异，味苦。

2. 蜜马兜铃　表面深黄色，略具光泽，带有黏性，味苦微甜。

【炮制作用】马兜铃味苦，性微寒。归肺经、大肠经。具有清肺降气，止咳平喘，清肠消痔的功能。生品因性味苦寒，长于清肺降气、止咳平喘、清肠消痔，用于肺热咳嗽、肺热喘逆、痔疮肿痛和肝阳上亢之眩晕、头痛，如治疗肺热咳嗽的马兜铃散（《圣惠方》）。

【炮制研究】马兜铃主要含有马兜铃酸 A、B、C，马兜铃内酯胺－N－己糖苷和一种季铵盐的生物碱。马兜铃酸具有肾毒性、消化道毒性、致癌、致突变和基因毒性。

蜜炙品中马兜铃酸 A 的含量较生品下降了 51% ~ 55%，由于马兜铃酸 A 对人体有毒副作用，含量下降说明炮制后副作用显著降低。

【临床应用】

1. 生用

肺热喘逆：常与桑白皮、葶苈子、半夏、甘草等同用，能清肺降气、止咳平喘，用于痰热阻肺、气逆喘咳、胸膈烦闷，如马兜铃汤（《普济方》）。

2. 蜜炙用

清肺化痰：常与罂粟壳、桔梗、知母、前胡等共用，具有清肺化痰、止嗽定喘的作用，用于痰热阻肺、久嗽、咳血、痰喘气逆、喘息不眠，如止嗽化痰丸（《中国药典》）。

【参考文献】

［1］许玉琼，尚明英，葛跃伟，等 . 马兜铃化学成分研究［J］. 中国中药杂志，2010，35（21）：2862 - 2865.

［2］朱淑珍，李银保，陈缵光，等．马兜铃水提液对斑马鱼胚胎的致畸作用和心脏毒性的研究［J］.中国野生植物资源，2013，32（6）：10-13.

［3］杨标，施敏，李正红，等．马兜铃和蜜马兜铃毒性研究［J］.江西中医药，2013，11（44）：51-52.

［4］张的凤，张金莲，黄成．马兜铃炮制前后化学成分的研究［J］.江西中医学院学报，2004，16（2）：59.

苍耳子

【来源】　苍耳子为菊科植物苍耳 *Xanthium sibiricum* Patr. 的干燥成熟带总苞的果实。秋季果实成熟时采收，干燥，除去梗、叶等杂质。

【炮制历史沿革】　南北朝时期有黄精同蒸法（《雷公》）。唐代有烧灰的方法（《千金》）。宋代则有烧灰、微炒（《圣惠方》），炒香去刺（《证类》），焙制（《急救》）等法。明代炒法和蒸法较常用，有酥制（《普济方》）、微炒存性（《医学》）、黄精汁蒸（《入门》）、单蒸（《大法》）、炒熟去刺及酒拌蒸（《乘雅》）等炮制方法。清代则有炒捶碎（《法律》）和炒香浸酒（《本草述》）的方法。

现在主要的炮制方法为炒法（《中国药典》2020年版）。

【炮制方法】

1. 净制　取原药材，除去杂质。用时捣碎。

2. 炒制　取净苍耳子，置炒制容器内，用中火加热，炒至表面黄褐色刺焦时取出，晾凉，碾去刺，筛净。用时捣碎。

【质量标准】

1. 苍耳子　本品呈纺锤形或卵圆形，表面黄棕色或黄绿色，质硬而韧，横切面中央有纵隔膜，2室，各有1枚瘦果。瘦果略呈纺锤形，一面较平坦，顶端具1突起的花柱基，果皮薄，灰黑色，具纵纹。种皮膜质，浅灰色，子叶2，有油性。气微，味微苦。

2. 炒苍耳子　本品形如苍耳子，表面黄褐色，有刺痕。微有香气。

【炮制作用】苍耳子生品以消风止痒力强。常用于皮肤痒疹、疥癣及其他皮肤病。炒后可减毒，长于通鼻窍、祛湿止痛，用于鼻渊、风湿痹痛、外感头痛。如张景岳云："治鼻渊宜炒熟为末。"

【炮制研究】苍耳子含苍耳子苷、树脂、脂肪油、生物碱、维生素C及色素等。

据初步研究，多数学者认为苍耳子的毒性与其所含毒性蛋白有关；部分学者认为毒性物质常损伤肝、心、肾等内脏实质细胞，导致黄疸、心律不齐和蛋白尿，尤以损伤肝脏为甚，能引起肝昏迷而迅速死亡，即便治愈，也易留下肝肿大后遗症。

苍耳子毒蛋白为其毒性成分之一，经水浸泡或加热处理，可降低毒性，如炒焦、炒炭后能破坏其毒性。有人认为苍耳子药用必须炒至焦黄，使脂肪油中所含毒蛋白变性，凝固在细胞中不被溶出，而达到去毒目的。有报道采用HPLC法比较苍耳子生品、炒黄品、炒焦品、炒炭品中毒性成分的含量，结果表明，苍耳子炒制后羧基苍术苷含量显著降低，苍术苷含量先升高后降低。苍耳子炒制后能较大程度地降低毒性，故应炒制后入药。药理研究表明，苍耳子生、炒品均可使小鼠肝脏组织的AST、ALT、丙二醛的含量升高并对肝脏有脂质过氧化损伤，但炒品较生品对肝脏的损伤轻，也表明苍耳子炒制后具有降毒的作用。

另有研究报道，苍耳子炒品和炒去刺品水浸出物含量明显高于生品，脂肪油含量则低于生品，镇痛作用强于生品，毒性低于生品。

【临床应用】

1. 生用

（1）皮肤痒疹（如荨麻疹）：偏寒者可与麻黄、桂枝、白芍、防风、乌梅等配伍；偏热者可与苦参、防风、槐花、豨莶草、牡丹皮等同用，有祛风止痒的作用。亦可用苍耳子、苦参、艾叶、防风等煎水外洗。

（2）其他皮肤病：用苍耳子与苍术为末，米饮为丸，以豆淋酒调下，治大麻风（《洞天奥旨》）。苍耳子炒蚬肉食，能清风散毒，治疥癞（《生草药性备要》）。

2. 制用

（1）鼻渊或感冒鼻塞：常与辛夷、香白芷、薄荷同用，能祛风通窍，用于鼻渊鼻塞、流浊涕不止、前额头痛，如苍耳子散（《重订严氏济生方》）。若热盛者，可于上方中加金银花、鱼腥草、黄芩等药；若风寒感冒鼻塞，则可与辛夷、细辛等同用。

（2）风湿痹痛：单用炒苍耳子煎服治风湿痹痛，骨节不利，挛急麻木。亦可与羌活、秦艽、当归、威灵仙等同用，增强祛风除湿止痛作用。风盛者可再加独活、防风；寒盛者可再加细辛、制川乌；偏湿者可加防己、薏苡仁、木瓜。

（3）外感头痛：由于苍耳子止痛作用较强，用于风寒头痛，可与川芎，白芷、防风、羌活等同用，能增强疏风止痛作用。风热头痛可与白芷、川芎、生石膏、桑叶、菊花、薄荷等同用。

【参考文献】

［1］Jiang H，Yang L，Liu C，et al. Four New Glycosides from the Fruit of Xanthium sibiricum Patr.［J］. Molecules，2013，18（10）：12464 – 12473.

［2］Jiang H，Yang L，Ma G X，et al. New phenylpropanoid derivatives from the fruits of Xanthium sibiricum and their anti – inflammatory activity［J］. Fitoterapia，2017（117）：11 – 15.

［3］Jiang H，Ma G X，Yang L，et al. Rearranged ent – kauranoid glycosides from the fruits of Xanthium strumarium and their antiproliferative activity［J］. Phytochemistry Letters，2016（18）：192 – 196.

［4］Jiang H，XingYan M，Ciuo X，et al. Two new monoterpene glucosides from Xanthium strumariumr，subsp. sibiricum with their anti – inflammatory activity［J］. Natural Product Research，2019，33（22/24）：3383 – 3388.

［5］姜海，张妍妍，张颖，等. 苍耳子化学成分研究［J］. 中医药信息，2016，33（3）：8 – 10.

［6］姜海，杨柳，邢绪东，等. 苍耳子的化学成分研究［J］. 中草药，2017，48（1）：47 – 51.

［7］姜海，杨柳，邢绪东，等. 苍耳子中木脂素类化学成分研究［J］. 中国中药杂志，2018，43（10）：2097 – 2103.

［8］姜海，杨柳，邢绪东，等. 苍耳子中萜类化学成分的研究［J］. 中成药，2018，40（11）：2461 – 2466.

［9］姜海，满文静，杨柳，等. 苍耳子中咖啡酰奎宁酸类化学成分的研究［J］. 长春中医药大学学报，2019，35（1）：104 – 107.

［10］Jiang H，Yang L，Xing X，et al. A UPLC – MS/MS application for comparisons of the hepatotoxicity of raw and processed Xanthii Fructus by energy metabolites ［J］. RSC Adv, 2019, 9 （5）：2756 – 2762.

紫苏子

【来源】　本品为唇形科植物紫苏 *Perilla frutescens* （L.）Britt. 的干燥成熟果实。秋季果实成熟时，割取全株或果穗，干燥，打下果实，除去杂质。主产于湖北、江苏、河南、山东、江西、湖南、浙江、四川、河北、黑龙江等省。

【炮制历史沿革】　宋代有炒（《圣惠方》），蜜炙法（《背疽方》）等。炒法沿用至今。明代增加焙制（《醒斋》），酒炒法（《必读》）。清代又有良姜拌炒（《得配》），制霜法（《医案》）等。

现行有炒制（《中国药典》2020 年版），蜜炙、制霜（《规范》）等。

【炮制方法】

1. 净制　净制除去杂质，洗净，干燥。

2. 炒制　取净紫苏子，置热锅中，用文火炒至有爆裂声时，取出，放凉（《中国药典》2020 年版）。

3. 蜜炙　取炼蜜用适量开水稀释后，加入净苏子拌匀，稍闷，置锅内，用文火加热，炒至深棕色，不粘手为度，取出放凉。每 100kg 紫苏子，用炼蜜 10kg（《规范》）。

4. 制霜　取净苏子碾碎，加热，用布或吸油纸包裹，压榨去油，研细（《规范》）。

5. 烤制　先预热中药烤箱，使箱内温度达到 180℃时，将铺薄层紫苏子的烤盘放入烤箱，烤制 3 ~ 4 分钟，听到爆裂声时取出（《烤制法》）。

【质量标准】

1. 紫苏子　呈卵圆形或类圆形。外表灰棕色或灰褐色，有网状纹理。果皮薄而脆，种子黄白色，有油性。压碎有香气，味微辛。

2. 炒紫苏子　外表灰褐色，有细裂口。有焦香气。

3. 蜜紫苏子　外表深棕色，有细裂口。具蜜香气，味甜。

4. 紫苏子霜　为灰白色的粗粉末。气微香。

【炮制作用】生品润肠力专，多用于肠燥便秘或气喘而兼便秘者，如溢血润肠丸。炒紫苏子除去了部分挥发性成分，药性缓和，温肺降气力强，多用于喘咳，如治疗风寒咳喘的华盖散。且炮制后质脆易碎，利于煎出有效成分。蜜制增强平喘润肺的功效。制霜能降气平喘，但无滑肠之虑，用于脾虚便溏的喘咳患者。

【炮制研究】紫苏子经炒制后，咖啡酸和迷迭香酸含量显著降低，可能是由于加热过程中温度过高导致咖啡酸和迷迭香酸分解。咖啡酸、迷迭香酸是紫苏子中的重要活性成分，其含量下降，从而导致炒紫苏子药性缓和；紫苏子炒制后质变酥脆，粉碎充分，利于黄酮类成分的煎出，木犀草素和芹菜素含量显著增加。相关文献表明，黄酮类成分具有抗过敏活性，紫苏子炒制后抗过敏作用增强。

【临床应用】

1. 生用

肠燥便秘：紫苏子性味辛，温。归肺经。具降气消痰，平喘润肠之功。生品多用于肠燥便秘，如益血润肠丸（《类证活人书》），尤宜喘咳而兼便秘者。

2. 炒制用

喘咳：紫苏子炒后辛散之性缓和，温肺降气力强，多用于喘咳，如治风寒喘咳的华盖散（《局方》）。

【参考文献】

[1] 王钦富, 邢福有, 张巍峨, 等. 炒紫苏子醇提物对小鼠抗应激作用的影响 [J]. 中国中医药信息杂志, 2004, 11 (10): 859-860.

[2] 王钦富, 王永奇, 于超, 等. 炒紫苏子提取物的抗氧化作用研究 [J]. 中国药学杂志, 2004, 39 (10): 29-31.

[3] 张巍峨, 于超, 王钦富, 等. 炒紫苏子醇提取物对小鼠智力的影响 [J]. 中国中医药科技, 2004, 11 (3): 162-163.

[4] 王钦富, 于超, 张巍峨, 等. 炒紫苏子醇提取物对小鼠免疫功能的影响 [J]. 中国自然医学杂志, 2004, 6 (1): 16-18.

[5] 王文华, 吴小林, 夏平, 等. HPLC 法研究紫苏子炒制前后5 种成分的含量变化 [J]. 中国药师, 2020, 23 (9): 1855-1858.

火麻仁

【来源】 火麻仁为桑科植物大麻 *Cannabis sativa* L. 的干燥成熟果实。秋季果实成熟时采收, 除去杂质, 晒干。

【炮制历史沿革】 唐代有熬法、蒸制、酒制 (《千金》), 炒制 (《千金翼》) 等炮制方法。炒法为历代沿用。宋代又有发芽法 (《博济方》)。明代还有煅法 (《入门》)。清代则沿用炒法, 并有炮制作用的论述。

现行炮制方法有炒制 (《中国药典》2020 年版)。

【炮制方法】

1. 净制 取原药材, 除去杂质, 筛去灰屑。用时捣碎。

2. 炒制 取净火麻仁, 置炒制容器内, 用文火加热, 炒至有香气, 呈微黄色, 取出放凉, 用时捣碎。

【质量标准】

1. 火麻仁 为卵圆形或椭圆形, 长 4~5mm, 直径 2.5~

4mm；表面灰绿色或灰黄色，有微细网纹，两侧有浅色棱线，顶端钝尖，基部有圆形微凹果柄痕；果皮薄而脆，易破碎，内有白色种仁；富油性，气微，味淡。

2. 炒火麻仁　形如火麻仁，但有碎粒，表面淡黄色，微具焦香气，味淡。

【炮制作用】火麻仁炒后可提高煎出效果，并且气香，能增强润肠燥、滋阴血的作用。生、炒品功效一致，均可用于肠燥血少，大便秘结及体虚心悸。生品虽在古籍中有"破血，利小便"的记载，但现已少有此方面应用。

【炮制研究】采用清炒法、微波法和烘法对火麻仁进行炮制，火麻仁饮片中药效成分甘油三亚油酸酯和胡芦巴碱的含量均有不同程度的升高，体现出了炮制的"增效"特点。其原因可能在于火麻仁饮片经炮制后，质地更酥脆，甘油三亚油酸酯和胡芦巴碱更易于煎出的缘故。结果还表明，在3种不同的炮制方法中，清炒法和微波法对甘油三亚油酸酯和胡芦巴碱的含量提升效果较为显著，烘法次之。

【临床应用】

1. 生用

肠燥便秘：常与杏仁、厚朴、白芍、大黄等同用，能润肠泄热、行气通便，用于肠胃燥热、津液不足、大便干结，如麻子仁丸（《伤寒》）。

2. 炒制用

（1）产后便秘：与肉苁蓉、当归、桃仁等配伍，有养血活血、润燥通便的作用，治产后大便秘结，如养正通幽汤《傅青主女科》。

（2）体虚心悸：与人参、炙甘草、生地黄、阿胶等配伍，能益气滋阴、补血复脉，常用于气血两虚之心悸、脉结代等，如炙甘草汤（《伤寒》）。

【参考文献】

［1］赵庄.火麻仁油的药理功能及安全性研究进展［J］.食品工业科技，2017，38（21）：319－323.

［2］黄崇生，吴辉雨，李阳友，等.火麻仁水煎液对兔离体小肠平滑肌收缩活动的影响及机制探究［J］.中医药临床杂志，2019，31（7）：1312－1316.

［3］邓仕任，王春娇，夏林波，等.不同炮制方法对火麻仁饮片中甘油三亚油酸酯的影响［J］.广州化工，2016，44（3）：77－78，120.

［4］朱夏敏，王春娇，王鑫，等.不同炮制方法对火麻仁饮片中胡芦巴碱含量的影响［J］.药学研究，2016，35（1）：19－21.

槐　角

【来源】 槐角为豆科植物槐 *Sophora japonica* L. 的干燥成熟果实。冬季采收，除去杂质，干燥。

【炮制历史沿革】 南北朝时期有乳汁制（《雷公》）。唐代有烧灰（《千金》）和炒法（《颅囟》）。宋代有炒制（《圣惠方》）、麸炒（《总录》）等法。明代增加胆汁制（《回春》）、煮制（《禁方》）和黑豆汁拌蒸（《保元》）等炮制方法。清代除沿用炒黄、炒炭、麸炒等法而外，又增加清蒸（《辨义》）的方法。

现行的炮制方法为蜜炙法（《中国药典》2020 年版）。

【炮制方法】

1. 槐角 取原药材，除去杂质及果柄，筛去灰屑，长角折断。用时捣碎。

2. 蜜炙　取净槐角，置炒制容器内，用文火加热，炒至鼓起，再取炼蜜加适量开水稀释，喷洒均匀，再炒至光亮不粘手为度，取出晾凉。用时捣碎。槐角每100kg，用炼蜜25kg。

3. 制炭　取净槐角，置炒制容器内，用武火加热，炒至表面焦黑色，内部黄褐色，取出晾凉。用时捣碎。

【质量标准】

1. 槐角　呈豆荚形连球状，表面黄绿色或黄褐色，皱缩而粗糙，背缝线一侧呈黄色，种子肾形，长约8mm，表面光滑，棕黑色，一侧有灰白色圆形种脐，质坚硬，子叶2，黄绿色；果肉气微，味苦，种子嚼之有豆腥气。

2. 蜜槐角　鼓起，色泽加深，有光泽，略带黏性，味稍甜。

3. 槐角炭　表面焦黑色，内部黄褐色，味苦。

【炮制作用】 槐角味苦，性寒。归肝经、大肠经。具有清热泻火，凉血止血的功能。生品清热凉血力较强，用于血热妄行出血证、肝火目赤、肝热头痛、眩晕、阴疮湿痒，亦用于肠热便血和痔肿出血。

【炮制研究】 传统的炒制、炭制、酒炙、蜜炙法中，以炭制的芦丁含量为高，各种炮制方法的芦丁含量均比生品高。炒制后芦丁成分有所增加，这与中医传统观点相吻合。中医传统认为，槐角生品以清热凉血力强，而制炭后寒性大减，长于收敛止血，槐角制炭后槐角苷含量明显下降，说明槐角苷为槐角清热凉血的主要活性成分，同时蜜炙槐角中槐角苷含量略有下降，其苦寒之性减弱，故蜜炙品具有缓和药性兼具润肠通便的作用。

【临床应用】

1. 生用

血热出血：用槐角子与麦冬熬膏内服，可治吐血、咯血、呕血、衄血等出血证（《本草汇言》）。用槐角子与车前子、茯苓、木通、甘草煎服，治小便尿血，有清热利尿止血的作用（《杨氏简易方》）。如槐子丸（《太平圣惠方》）。用槐子仁与黄芩研末，蒸饼为丸，桑耳汤下，用于痔疮肛边有肿核，烦热疼痛，有清热凉血、消肿止痛之效，若热蕴大肠，损伤脉络，痔血、便血，可与地榆、生地黄、黄芩、牡丹皮等同用，有凉血止血作用。

2. 蜜炙用

痔漏、便血：常与地榆、黄芩、当归、防风、枳壳（麸炒）同用，能清肠疏风、凉血止血，用于大肠热邪郁积、痔漏肿痛、肠风下血，如槐角丸（《中药成药制剂手册》）。若脏毒下血，日久不愈，血色污浊，食欲不振，身倦体乏，常与黄连、阿胶珠、地榆炭、黄芩、槐花炭等同用，有清热止血作用，如脏连丸（《中药成药制剂手册》）。

3. 制炭用

（1）出血证：专用于收敛止血，常与其他止血药及清热凉血药同用，治出血久不止者。如用本品与炒贯众为末，酽醋煎服，可治血淋或崩漏不止。亦可与地榆炭、生地黄、黄芩等同用，治痔漏出血。

（2）烫伤：用槐角子烧存性，以麻油调敷患处，可治烧烫伤（《验方选编》）。

【参考文献】

［1］崔国静，孟祥玉. 清热润肠的槐角［J］. 首都医药，2014，21（15）：43.

［2］江海燕，卓燊. 槐角不同炮制品的质量研究［J］. 中成药，1998，20（4）：19-20.

［3］房敏峰，曲欢欢，文颂华，等. 槐角不同炮制品中槐角苷的含量测定［J］. 中药材，2007，30（1）：24-25.

石榴皮

【来源】 石榴皮为石榴科植物石榴 *Punica granatum* L. 的干燥果皮。秋季果实成熟后收集果皮，晒干。

【炮制历史沿革】 南北朝时期用浆水浸制（《雷公》）。唐代有烧灰（《千金》）和炙黄法（《食疗》）。宋代的炮制方法较多，主要有微炒、炒焦、蒸制（《圣惠方》），烧制（《证类》），酒制（《总录》），炒黑、涂蜜炙焦（《总微》），醋制（《百问》）等方法。元代亦用炒法（《世医》）。明代有醋炒、醋焙（《普济方》），醋浸炙黄（《要诀》）和醋煮焙干（《准绳》）等炮制方法。清代用煅末（《从新》），烧灰存性、焙制、煎制（《得配》）等方法。

现行用炒炭（《中国药典》2020 年版）。

【炮制方法】

1. 净制　取原药材，除去杂质，去净残留的瓤及种子，洗净，切块，干燥。

2. 制炭　取净石榴皮块，置炒制容器内，用武火加热，炒至表面焦黑色，内部棕褐色，喷淋少许清水，灭尽火星，取出晾干凉透。

【质量标准】

1. 石榴皮　为小方块或不规则的碎块。外表面红棕色、棕黄色或紫棕色，内面黄色或红棕色；质脆，断面鲜黄色；味苦涩。

2. 石榴皮炭　表面焦黑色，断面棕褐色。

【炮制作用】石榴皮味酸、涩，性温。归胃经、大肠经。具有涩肠止泻，止血，驱虫的功能。石榴皮经炒炭后收涩力增强，用于久泻久痢，崩漏。

【炮制研究】石榴皮主要含有多酚类成分，包括鞣质类、黄酮类和有机酸类化合物。石榴皮炮制后，石榴皮中总多酚含量明显降低，石榴皮生品的总酚含量最高，石榴皮炒黄中鞣质的含量最高，石榴皮生品中总黄酮的含量最高。炒炭品中鞣质含量降低，鞣花酸含量升高，这是因为在加热炮制过程中，石榴皮可水解鞣质的苷键或酯键断裂，分解产生游离的鞣花酸等成分，中药炒炭主要发挥止血的作用。传统认为，鞣质是"炭药止血"的物质基础，鞣质增加则止血作用增强，因此鞣花酸等鞣质单体类物质含量的增加是石榴皮炒炭之后止血作用增强的原因之一。

【临床作用】

1. 生用

驱虫：多用于虫积腹痛，脱肛，癣疮。石榴皮炒炭后收涩力增强，用于久泻久痢、崩漏。可用于多种寄生虫，如驱绦虫，配南瓜子、雷丸、槟榔；驱蛔虫，配苦楝根皮、使君子；驱蛲虫，配贯众、雷丸、槟榔（《中药临床应用》）。

2. 制炭用

泄泻腹痛：与附子（炮，去皮脐）、干姜（炮）、诃子（煨，去核）、肉豆蔻（面裹煨）等同用，治脾胃虚寒、泄泻腹痛、不思饮食，具有温中散寒、涩肠止泻的作用，如大断下丸（《杨氏家藏方》）。用于小儿久痢不止及夹积作泻、疳疾腹胀、不思饮食，如钟乳益黄丸（《杨氏家藏方》)。

【参考文献】

[1] 张丽, 张钰菁. 不同炮制石榴皮中总多酚的提取纯化及质量分析 [J]. 中国卫生检验杂志, 2019, 29 (20): 2464 - 2466.

[2] 夏米斯巴奴·艾则孜, 巴依尔太, 孙芸. 不同炮制方法对维药石榴皮中有效成分含量的影响 [J]. 新疆中医药, 2018, 36 (3): 34 - 36.

[3] 周倩, 戴衍朋, 孙立立. 石榴皮在炒炭过程中没食子酸和鞣花酸含量变化规律的研究 [J]. 中国中药杂志, 2014, 39 (22): 4349 - 4351.

[4] 崔园园, 陈志敏, 张美, 等. 石榴皮炮制前后总鞣质及鞣花酸、安石榴苷含量变化研究 [J]. 亚太传统医药, 2015, 11 (21): 38 - 40.

[5] 崔翠翠, 张学兰, 李慧芬. 炮制对石榴皮中没食子酸、鞣花酸和鞣质含量的影响 [J]. 中成药, 2010, 32 (4): 613 - 615.

蒺　藜

【来源】本品为蒺藜科植物蒺藜 *Tribulus terrestris* L. 的干燥成熟果实。秋季果实成熟时采割植株, 晒干, 打下果实, 除去杂质。

【炮制历史沿革】南北朝时期有单蒸干燥后去刺再用酒拌蒸 (《雷公》) 的方法。唐代用烧灰 (《千金》) 和熬 (炒) (《外台》) 的炮制方法。此后, 炒法为历代常用。宋代又有酒炒 (《总录》)、单蒸干燥后再用酒拌蒸 (《局方》)、火炮 (《急救》) 等法。明代亦有 "酒炒去刺" (《必读》) 的方法。清代除酒蒸、酒炒外, 还有酒浸焙焦 (《逢原》), 人乳拌蒸、鸡子清炒、当归汁煮 (《得配》) 和醋炒 (《治裁》) 等法。

现行的炮制方法有炒制（《中国药典》2020 年版）。

【炮制方法】

1. 净制　取原药材，除去杂质。用时捣碎。

2. 炒制　取净蒺藜，置炒制容器内，用文火加热，炒至微黄色，碾去刺，筛去刺屑。用时捣碎。

【质量标准】

1. 蒺藜　呈放射状五棱形（5 个分果瓣组成），直径 6～10mm；分果瓣呈斧状，长 3～6mm，背部黄绿色，隆起，有纵棱及多数小刺，并有对称的长刺和短刺各 1 对，两侧面粗糙，有网纹，灰白色；质坚硬；无臭，味苦、辛。

2. 炒蒺藜　本品多为单一的分果瓣，分果瓣呈斧状，长 3～6mm；背部棕黄色，隆起，有纵棱，两侧面粗糙，有网纹。气微香，味苦、辛。

【炮制作用】蒺藜生品味辛，其性开散，能散肝经风邪。常用于风热瘙痒，风热目赤，白癜风等。炒蒺藜常用。炒后辛散之性减弱，长于平肝潜阳，开郁散结，多用于肝阳头痛、眩晕、肝郁胸胁疼痛、乳汁不通；亦用于肾虚风热的目赤昏暗。

【炮制研究】研究显示，清炒法炮制后，其蒺藜总皂苷含量下降，蒺藜皂苷元 TTS 的含量有所增加。烘制法具有相同的作用，蒺藜经烘制后，蒺藜总皂苷含量下降，而蒺藜皂苷元 TTS 的含量显著增加。另外在不同炒制程度的蒺藜中，蒺藜呋甾皂苷 B 和蒺藜皂苷 K 的含量均呈先升高后降低趋势，两皂苷均在火候最佳时含量最高，且蒺藜总皂苷提取物的模拟炮制结果也证实了 2 种皂苷的含量随炮制时间的延长，呈先升高后降低趋势。这说明蒺藜炒制中有其他皂苷向蒺藜呋甾皂苷 B 和蒺藜皂苷 K 转化，但两皂苷并非蒺藜炒制过程化学反应的最终产物，在一定条件下可以继续转化成其他成分。

【临床应用】

1. 生用　常与防风、荆芥、蝉蜕、赤芍、当归等同用，有养血祛风、止痒的功效，如蒺藜消风饮（《中药临床应用》）。可与白菊花、牛蒡子、石膏等同用，有祛风清热作用，治头目昏暗、眼目赤肿、心胸烦闷，如白蒺藜散（《博济方》）。

2. 炒用　常与白芍、钩藤、菊花、赭石、牡蛎等同用，能平肝潜阳，用于肝阳上亢之头痛、头晕（如高血压），如平肝降压汤（《中药临床应用》）。亦常与当归尾（酒洗）、生地黄（酒浸）、柴胡、黄芩、密蒙花、羌活等配伍，有养血祛风、清肝明目的作用，用于目赤昏花、畏光多眵、痒痛流泪、胬肉白膜，如大明复光散（《古今医鉴》）。

【参考文献】

［1］曲福舟，李欢欢，王运浩，等．蒺藜炒制对长期给药大鼠肝肾毒性的影响［J］．山东中医杂志，2016，35（4）：347－349.

［2］于文兵，梁红秀，许衍菊．蒺藜皂甙对大强度训练大鼠血清 ALT、AST、CK、LDH、BUN 及睾丸的影响［J］．南京体育学院学报：自然科学版，2007，6（3）：38－40，49.

［3］李瑞海，冯琳．不同产地蒺藜药材中蒺藜皂苷元的 HPLC－ELSD 含量测定［J］．辽宁中医药大学学报，2009，11（10）：155－156.

［4］吕文伟，曲极冰，杨世杰．注射用蒺藜皂苷对麻醉开胸犬急性心肌梗塞的保护作用［J］．吉林大学学报（医学版），2005（1）：17－20.

［5］李瑞海，冯琳，马欣悦，等．炮制对蒺藜皂苷类成分的影

响 [J]. 中成药, 2015, 37 (7): 1526 – 1529.

　　[6] 袁芮, 王丽丽, 张龙霏, 等. 蒺藜炒制过程中蒺藜呋甾皂苷 B 和蒺藜皂苷 K 的变化规律及机制研究 [J]. 中国中药杂志, 2019, 44 (15): 3297 – 3304.

谷　芽

　　【来源】谷芽为禾本科植物稻 *Oryza saliva* L. 或粟 *Setaria italia* (L.) Beauv. 的成熟果实, 经发芽干燥而得。前者又称 "稻芽", 后者又称 "粟芽"。

　　【炮制历史沿革】宋代有 "炒令焦黑" (《圣惠方》)、微炒 (《总录》)。元代用焙法 (《活幼》)。明代用炒法 (《纲目》)。清代亦用炒法 (《便读》)。现行炮制方法有炒制 (《中国药典》2020 年版)。

　　【炮制方法】

　　1. 净制　取成熟而饱满的稻或粟, 用清水浸泡至六七成透, 捞出, 置能排水的容器内, 覆盖, 每日淋水 1 ~ 2 次, 保持湿润, 待须根长至 1cm 时 (粟芽须根长 6mm), 取出晒干, 除去杂质。本品出芽率不得少于 85%。

　　2. 炒制　取净谷芽, 置炒制容器内, 用文火加热, 炒至表面深黄色, 大部分爆裂, 取出晾凉, 筛去灰屑。

　　3. 炒焦　取净谷芽, 置炒制容器内, 用中火加热, 炒至表面焦黄色, 大部分爆裂时, 取出晾凉, 筛去灰屑。

　　【质量标准】

　　1. 谷芽　本品呈类圆球形, 直径约 2mm, 顶端钝圆, 基部略尖。外壳为革质的稃片, 淡黄色, 具点状皱纹, 下端有初生的细须根, 长 3 ~ 6mm, 剥去稃片, 内含淡黄色或黄白色颖果 (小米) 1 粒。气微, 味微甘。

2. 炒谷芽　本品形如谷芽，表面深黄色。有香气，味微苦。

3. 焦谷芽　本品形如谷芽，表面焦褐色。有焦香气。

【炮制作用】谷芽生品长于养胃消食，用于胃中气阴不足、食欲减退。炒谷芽性偏温，以健脾消食力胜，多用于脾虚食少。焦谷芽性温微涩，长于消食止泻，用于食积不化或饮食停滞、腹满便溏。

【炮制研究】谷芽（稻芽）含淀粉、蛋白质、脂肪、淀粉酶及维生素 B 等。谷芽生品、炒黄、炒焦品进行比较，结果表明，炒黄不影响淀粉酶的效力，炒焦则使淀粉酶降低很多，似可考虑少用。

【临床应用】

1. 生用

食欲不振：常与石斛、麦冬、山药、太子参等同用，能增强养胃和中、促进食欲的功能，可用于热病后期，胃中气阴两伤、知饥不欲食或不饥不食、形气不足。若脾失健运，可配伍甘草、砂仁、白术等，有启脾开胃、增进食欲的作用，如谷神丸（《澹寮方》）。亦可单用谷芽蒸露，代茶饮，有养胃进食的作用，如谷芽露（《中国医学大辞典》）。

2. 炒用

中虚食少：常与党参、炒白术、山药、砂仁、甘草等同用，有补脾启运、快胃进食作用，用于脾虚胃弱、饮食减少、食谷不化、大便不实。

3. 炒焦用

食积不化：常与麦芽、山楂、神曲、炒槟榔等同用，能增强消积化滞作用，可用于饮食积滞、脘腹痞满、不饥恶食。若兼大便不实者，方中药物均可用炒焦品。

【参考文献】

[1] 徐鹏，许娟，朱丽婷，等. 谷芽不同炮制品中 α - 淀粉酶激活剂的含量比较 [J]. 中国药业，2012，21（12）：18 - 19.

[2] 余文海. 谷芽对大鼠的抗过敏作用的评价 [J]. 国外医学（中医中药分册），2000，22（5）：297 - 298.

[3] 怀务平，赵泰济. 麦芽谷芽稻芽的炮制研究 [J]. 山东中医杂志，1997（9）：33 - 34.

[4] 冯孝义. 从酶学观点看中药消导药神曲、麦芽、谷芽、粟芽等的合理剂型和炮制方法 [J]. 新医学，1972（6）：51 - 52.

[5] 刘毅超. 谷芽酵素及其抗自由基的研究 [D]. 广州：广州大学，2017.

[6] 怀务平，赵泰济. 麦芽谷芽稻芽的炮制研究 [J]. 山东中医杂志，1997（9）：33 - 34.

麦 芽

【来源】 麦芽为禾本科植物大麦 *Hordeum uulgare* L. 的成熟果实经发芽干燥而得。

【炮制方法历史沿革】 晋代用熬（炒）令黄香（《肘后》）的方法。唐代用微炒（《千金》）、炒黄（《外台》）等法。宋代用微炒黄法（《圣惠方》）。元代有焙法（《活幼》）。明代有巴豆炒（《普济方》）、发芽（《品汇》）、炒熟（《宋氏》）、煨（《景岳》）等炮制方法。清代有炒黑（《得配》）、炒焦（《害利》）等方法。

现行的炮制方法有炒法（《中国药典》2020 年版）。

【炮制方法】

1. 麦芽　取成熟饱满的净大麦，用水浸泡六七成透，置能排水容器内，盖好，每日淋水 2～3 次，保持湿润，待叶芽长至 0.5cm 时，取出干燥。本品出芽率不得少于 85%。

2. 炒制　取净麦芽，置炒制容器内，用文火加热，炒至表面棕黄色，取出晾凉，筛去灰屑。

3. 炒焦　取净麦芽，置炒制容器内，用中火加热，炒至有爆裂声，表面呈焦褐色，取出晾凉，筛去灰屑。

【质量标准】

1. 麦芽　本品呈梭形，表面淡黄色，背面为外稃包围，具 5 脉；腹面为内稃包围。除去内外稃后，腹面有 1 条纵沟；基部胚根处生出幼芽和须根，幼芽长披针状条形，长约 5mm。须根数条，纤细而弯曲。质硬，断面白色，粉性。气微，味微甘。

2. 炒麦芽　本品形如麦芽，表面棕黄色，偶有焦斑。有香气，味微苦。

3. 焦麦芽　本品形如麦芽，表面焦褐色，有焦斑。有焦香气，味微苦。

【炮制作用】 生麦芽消食和胃，通乳。用于消化不良，乳汁郁积，乳癖。炒麦芽性偏温而气香，行气消食回乳，用于食积不消、妇人断乳。焦麦芽性偏温而味甘微涩，消食化滞，止泻，用于食积不消、脘腹胀痛、泄泻。

【炮制研究】 大麦发芽制成生麦芽后麦黄酮含量下降至原来的 5% 左右；但是生麦芽经炮制后，麦黄酮含量显著上升，与生麦芽相比，炒麦芽中麦黄酮含量上升了 6 倍，焦麦芽中麦黄酮含量上升了 20 倍左右，达到大麦未发芽时的含量水平。大麦经发芽、炒制后化学成分发生了显著变化。大麦经发芽后麦黄酮含量显著降低，但炒制后麦黄酮含量上升，尤其炒焦后麦黄酮含量与大麦相当。

【临床应用】

1. 生用

消化不良：可与谷芽、山楂、白术、陈皮等同用，治一般消化不良，对米、面积滞或果积（食水果过多而致消化不良）有化积开胃作用，如小儿消食方（《中药临床应用》）。食积化热者尤宜生用。

2. 炒用

（1）饮食停滞：可与山楂、神曲（麸炒）等同用，具有调和脾胃、消食化积的作用，治脾胃不和、饮食停滞、脘腹胀满、消化不良，如大山楂丸（《北京市中药成药选方集》）。若小儿乳积不消，时时吐乳，单味炒麦芽煎服即效。

（2）中虚食少：若脾胃虚弱，食少难消，脘腹胀闷，可与人参、白术（炒）、茯苓（去皮）、神曲（炒）、砂仁等配伍，具有健脾和胃、增进食欲的作用，如健脾丸（《准绳》）。

（3）回乳：妇人产后无儿食乳，乳汁郁积，乳房胀痛，可用本品大剂量（60～120g）煎服，或用炒麦芽 15g 为末，开水送服，效果明显。若产妇无儿食乳，乳房肿胀，坚硬疼痛难忍，则可与四物汤合用，并配合皮硝外敷以软坚散结，如回乳四物汤（《疡医大全》）。

3. 炒焦用

（1）食积泄泻：常与焦山楂、焦神曲、陈皮、茯苓等同用（即三仙散加味），能消食化积、和中止泻，可用于饮食停滞、大便泄泻、腹中肠鸣、胸脘痞满。

（2）脾虚泄泻：常与人参、白术、茯苓、炮姜、乌梅炭等同用，能补气益脾、和中止泻，用于脾胃虚寒、运化无权、大便溏泄。

【参考文献】

［1］余小华，杜兴邦，赵长军，刘永风．炒麦芽含药血清对MMQ 大鼠垂体瘤细胞 NGF、PRL 分泌表达的影响［J］．放射免疫学杂志，2009，22（1）：31 - 33.

［2］徐勇，戢翰升．炒麦芽含药血清中 α - 溴隐停移行成分高效液相色谱法定性定量分析［J］．时珍国医国药，2007，18（12）：3024 - 3026.

［3］黄琼中．炒麦芽配合溴隐停治疗高泌乳素血症疗效分析［J］．中国误诊学杂志，2010，10（16）：3865.

［4］金学万，郁乃祥．炒麦芽水煎剂中的胰淀粉酶激活剂研究［J］．中国中药杂志，1995（7）：408 - 409，447.

［5］谭丽霞．麦芽"炒香"对成分含量及其肠吸收的影响研究［D］．南昌：江西中医药大学，2019.

［6］周新华，欧五书，张天喜．麦芽、黄芩的炮制与效能的关系［J］．河南中医，1989，9（2）：38.

［7］朱建龙．麦芽不同炮制品的功效研究［J］．长春中医药大学学报，2011，27（4）：659 - 660.

［8］魏晴，王蒙，匡海学，等．麦芽及不同炮制品对小肠推进和胃排空的影响［J］．中国药师，2016，19（12）：2206 - 2208.

［9］王金辉，凌俊红，李铣，等．麦芽的化学成分及其炮制研究［C］∥中华中医药学会中药炮制分会．中华中医药学会第三届中药炮制分会学术会议论文集．北京：中华中医药学会中药炮制分会，2003：1.

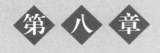

第八章

种子类药材的炮制

牵牛子

【来源】 牵牛子为旋花科植物裂叶牵牛 *Pharbitisnil*（L.）Choisy 或圆叶牵牛 *Pharbitir purpurea*（L.）Voigt 的干燥成熟种子。秋末果实成熟、果皮未开裂时采割植株，晒干，打下种子，除去杂质。

【炮制历史沿革】 南北朝时期有酒蒸法（《雷公》）。唐代有熬（《外台》），炒熟、石灰炒（《理伤》）等法。宋代炮制方法较多，有生姜酒制（《圣惠方》），麸炒（《博济》），童便制（《证类》），盐炒、米炒、蒸制、吴茱萸制（《总录》），爁制（《局方》）等炮制方法，并对炒制提出了微炒、炒熟、炒香、炒黄等不同要求。元代用盐炒（《宝鉴》）。明代除清炒和盐炒外，还有醋煮、水煮（《普济方》），酒蒸（《入门》），牙皂汁制（《保元》）等炮制方法。清代沿用了炒法和酒蒸，并将盐制改为盐水炒（《握灵》）。

现行的炮制方法有炒制（《中国药典》2020 年版）。

【炮制方法】

1. 净制 取原药材，除去杂质，洗净，干燥。用时捣碎。

2. 炒制 取牵牛子，置炒制容器内，用文火加热，炒至有爆裂声，鼓起，颜色加深，取出晾凉。用时捣碎。

【质量标准】

1. 牵牛子　呈三棱形，似橘瓣状，长4~8mm，宽3~5mm；表面灰黑色（黑丑）或淡黄白色（白丑）；种皮坚韧，背面有1条浅纵沟，腹面棱线下端有一点状种脐，微凹；质硬，横切面可见淡黄色或黄绿色皱缩折叠的子叶，微显油性；无臭，味辛、苦，有麻舌感。

2. 炒牵牛子　色泽加深，稍鼓起或有裂隙，微具香气。

【炮制作用】牵牛子味苦，性寒；有毒。归肺经、肾经、大肠经。具有泻下去积，逐水退肿，消痰涤饮，杀虫的功能。生品药力较猛，泻下力强，长于逐水消肿、杀虫攻积，用于水肿胀满、二便闭涩、虫积腹痛。炒后可降低毒性，药性缓和，免伤正气，消积之中略寓健脾作用，以涤痰饮、消积滞见长，用于痰饮喘咳、饮食积滞，亦用于水肿胀满或虫积而体质较差者。

【炮制研究】牵牛子为峻下逐水药，攻逐水饮，效力峻猛，易损伤正气。其原因是牵牛子的水浸出物含有刺激性很强的成分，刺激肠黏膜，增进肠蠕动，导致泻下。炮制后的牵牛子，由于质地疏松而利于各种成分的煎出，从而使浸出物含量明显增多。但脂肪油含量无大的变化。炮制后牵牛子的泻下作用明显减弱，毒性降低，其原因可能是加热炮制后牵牛子中的泻下成分遭受破坏所致。牵牛子经炒制后咖啡酸含量降低为原来的10%左右，炮制加热可能使具有强烈泻下作用的苷类分解，如牵牛子苷，起到缓和药性的目的；咖啡酸对高温不稳定，导致炒制后咖啡酸含量降低；牵牛子经炒制后，生物碱等成分的含量有减少。

传统理论认为，牵牛子经炒制后泻下作用缓和，临床使用更加安全。

【临床应用】

1. 生用

水肿胀满：本品与茴香（炒）为末，姜汤送服，能泻水消肿，用于水饮内停、水肿胀满、便秘、脉实正气未伤者，如禹功散（《儒门》）。若腹部胀满、形气俱实、二便秘涩者，常与甘遂、大戟、芫花、大黄等配伍，有泻水逐饮的作用，如舟车丸（《景岳》）。

2. 炒用

（1）痰饮喘咳：常与葶苈子、杏仁、厚朴等同用，能祛痰逐饮、通利气机，用于痰壅气滞、咳逆喘急、胸胁胀满、大便不利等。

（2）积滞便秘：常与木香、槟榔、青皮（醋炙）、莪术（醋炙）、大黄等配伍，能散郁破结、消积导滞，用于胸腹积滞、痞满结痛不通等，如木香槟榔丸（《中药成药制剂手册》）。若用本品与党参、槟榔、大黄等配伍，能消积化滞，治小儿食积、腹胀便秘等，如一捻金（《济南市中药成方选集》）。

【参考文献】

［1］田连起，张振凌，张本山．牵牛子药理、毒副作用及临床应用的研究进展［J］．光明中医，2008，23（11）：1864－1865.

［2］钮婧杰，孙延平，王秋红，等．牵牛子药理作用最新研究进展［J］．辽宁中医杂志，2020，47（5）：201－204.

［3］邝玲玲，徐霞．牵牛子的临床应用及安全性研究进展［J］．现代中医药，2018，38（2）：96－100.

［4］王初，孙建宇．炮制对牵牛子有效成分及药效的影响［J］．

医药导报，2008，27（7）：781 - 782.

　　[5] 田连起，郑玉丽，白吉星，等．牵牛子炮制前后咖啡酸的含量比较研究 [J]．中医学报，2011，26（5）：595 - 597.

酸枣仁

【来源】　本品为鼠李科植物酸枣 *Ziziphus jujuba* Mill. var. *spinosa*（Bunge）Hu ex H. F. Chou 的干燥成熟种子。秋末冬收成熟果实，除去果肉和核壳，收集种子，晒干。

【炮制历史沿革】　南北朝刘宋时代有蒸法（《雷公》）。宋代有微炒、炒香熟（《圣惠方》），酒浸（《百问》）等法。元代有酒浸（《丹溪》）及蛤粉炒（《世医》）的方法。明代除沿用炒法、酒浸、蒸制等法外，还有隔纸炒香（《普济方》）的方法。清代有单炒（《新编》）、炒研酒浸（《良朋》）和姜汁炒（《经纬》）等炮制方法。

　　现行的炮制方法有炒法（《中国药典》2020 年版）。

【炮制方法】

1. 净制　除去残留核壳。用时捣碎。

2. 炒制　取净酸枣仁，照清炒法炒至鼓起，色微变深。用时捣碎（《中国药典》2020 年版）。

【质量标准】

1. 酸枣仁　本品呈扁圆形或扁椭圆形，表面紫红色或紫褐色，平滑有光泽，有的有裂纹。有的两面均呈圆隆状突起；有的一面较平坦，中间有 1 条隆起的纵线纹；另一面稍突起。一端凹陷，可见线形种脐；另端有细小突起的合点。种皮较脆。气微，味淡。

2. 炒酸枣仁　本品形如酸枣仁。表面微鼓起，微具焦斑。略有焦香气，味淡。

【炮制作用】 据《证类》及《纲目》所辑各家之言，后唐《石药验》云："酸枣仁，睡多生使，不得睡炒熟。"亦即生熟异治说。历史上，酸枣仁的生熟异治之说至少延续了一千多年，并为许多医药大家所接受和推崇。而清《本草便读》认为生熟异治之说："亦习俗相沿，究竟不眠好眠，各有成病之由，非一物枣仁可以统治也。"

【炮制研究】 酸枣仁炮制前后挥发性成分的差异较大，经炒制后二酚基丙烷等成分的含量明显降低，在加热过程中会生成壬醛等新化合物，蜜炙后苯酚等成分明显增加。而采用清炒和微波烘烤对酸枣仁进行炮制，并对各样品中的总皂苷、酸枣仁皂苷 A、B 及总黄酮含量进行比较，发现清炒和微波烘烤对上述成分的含量均有明显影响，微波炮制品高于炒黄品。

【临床应用】

1. 生用

虚烦失眠：常与茯苓、知母、川芎、甘草同用，能养血安神、清热除烦，用于素体虚弱、营阴不足、虚热上扰、心烦失眠、眩晕等，如酸枣仁汤（《金匮》）。若心火偏旺者可加黄连；阴虚者可加生地黄、百合；气虚者可加太子参；素体痰湿者可与温胆汤合用。

2. 制用

（1）体虚多汗：常与人参、黄芪、五味子、山茱萸等同用，具有益气固表、敛阴止汗作用，用于体弱气虚、自汗频作或盗汗。若与地骨皮、生地黄、浮小麦、知母等配伍，具有滋阴清热、收敛止汗的作用。用于阴虚火旺、盗汗长久不愈或兼手足心热、午后潮热等。

（2）惊悸、失眠：常与人参、黄芪、当归、龙眼肉、远志（蜜炙）等配伍，具有益气补血、健脾养心的功效，用于气血两虚、惊悸怔忡、健忘失眠、倦怠食少、多汗等，如归脾汤（《济生方》）。若胆气虚怯，决断无权，恐惧不能入睡，或易惊醒，头晕目眩，心中惕惕然，可与茯神、人参、远志、石菖蒲，龙齿等同用，有益气定惊、安神定志的功效。

【参考文献】

［1］王朝顺. 酸枣仁炮制的历史沿革与现代药理的研究［J］. 中医药研究，1997（4）：57 – 59.

［2］王守勇，谢鸣. 酸枣仁汤组分配方对高架十字迷宫小鼠行为学及 β – 内啡肽的影响［J］. 中医药导报，2009，15（11）：56 – 58.

［3］夏寒星，酸枣仁汤抗抑郁实验研究［J］. 浙江中医药大学学报，2010，34（1）：52.

［4］蔡瑾瑾，陈璐. GC – MS 分析王不留行、决明子、酸枣仁炒制前后脂肪油成分的变化［J］. 中国实验方剂学杂志，2017，23（15）：31 – 34.

［5］隋利强，马嘉琪，李娜，等. 固相微萃取气质联用分析探讨炮制对酸枣仁挥发性成分影响［J］. 辽宁中医药大学学报，2017，19（9）：51 – 54.

［6］于定荣，杨梓懿，李超，等. 酸枣仁两种炮制方法的对比研究［J］. 陕西中医，2010，31（2）：219 – 220.

苦杏仁

【来源】 本品为蔷薇科植物山杏 *Prunus armeniaca* L. var. ansu Maxim. 、西伯利亚杏 *Prunus sibirica* L. 、东北杏 *Prunus mandshurica*（Maxim.）Koehne 或杏 *Prunus armeniaca*

L. 的干燥成熟种子。夏季采收成熟果实，除去果肉和核壳，取出种子，晒干。

【炮制历史沿革】苦杏仁的辅料炒有文献认为最早出于唐代《外台秘要》中"去皮尖双人（仁），麸炒黄"的记载。麸炒法因袭较广，自唐至清，历代沿用。燎烧制苦杏仁最早见于晋代的《肘后备急方》，曰"烧"。及至宋代，文献中始有燎制苦杏仁的具体方法，"铜针穿灯上，燎做声为度"或"灯上燎熟"。宋以后，燎烧法通常作为苦杏仁制炭的一种方法。

现行炮制方法有炒法、焯法（《中国药典》2020 年版）。

【炮制方法】

1. 净制　取原药材，除去杂质、残留的硬壳及霉烂者，筛去灰屑。用时捣碎。

2. 焯制　取净苦杏仁，置沸水中略烫，至外皮微胀时，捞出，用凉水稍浸，取出搓开种皮，晒干后簸去种皮，取仁。用时捣碎。

3. 炒制　取焯苦杏仁，置炒制容器内，用文火加热，炒至表面黄色，取出晾凉。用时捣碎。

4. 制霜　取焯苦杏仁，碾碎如泥状，照去油制霜法，用压榨机冷压榨除油或用粗草纸包裹反复压榨至油尽，碾细，过筛。

【质量标准】

1. 苦杏仁　本品呈扁心形，表面黄棕色至深棕色，一端尖，另端钝圆，肥厚，左右不对称，尖端一侧有短线形种脐，圆端合点处向上具多数深棕色的脉纹。种皮薄，子叶2，乳白色，富油性。气微，味苦。

2. 燀苦杏仁　本品呈扁心形。表面乳白色或黄白色，一端尖，另一端钝圆，肥厚，左右不对称，富油性。有特异的香气，味苦。

3. 炒苦杏仁　本品形如燀苦杏仁，表面黄色至棕黄色，微带焦斑。有香气，味苦。

【炮制作用】苦杏仁生品性微温而质润，长于润肺止咳，润肠通便。多用于新病喘咳（常为外感咳喘），肠燥便秘。燀苦杏仁可破坏酶，保存苷；去皮利于有效物质溶出，提高疗效，其作用与生品同。炒苦杏仁性温，长于温散肺寒，并可去小毒，常用于肺寒咳喘、久喘肺虚，用于肠燥便秘效亦佳。苦杏仁霜润燥作用显著减弱，无滑肠之虑，宣降肺气之力较强，用于脾虚便溏的喘咳患者。

【炮制研究】燀制和炒制对苦杏仁中脂肪酸组分基本无影响；但炮制后亚油酸相对含量降低，油酸相对含量升高。不同炮制方法苦杏仁的苦杏仁苷含量存在较大差异，其中，炒、燀苦杏仁含量较生苦杏仁低，这可能与炮制时间及贮存条件有关，或者在炮制过程中苦杏仁苷发生了水解。

【临床应用】

1. 生用（包括燀杏仁）

风热咳嗽：常与桑叶、菊花、连翘、甘草等同用，能疏风清热、宣肺止咳，用于风热犯肺、肺失肃降、气逆咳喘等，如桑菊饮（《条辨》）。

2. 炒用

（1）肺寒咳嗽：若素有痰疾，复感寒邪，致寒痰阻肺，肃降失职，咳嗽气促，咯痰白沫，可与细辛、干姜、五味子、半夏、紫菀、款冬花等同用，有温肺散寒、祛痰止咳作用。亦可与麻黄（去根节）、桑白皮（蜜炙）、紫苏子（隔纸炒）、陈皮（去白）等配用，有宣肺解表、化痰止咳之功，用于肺感风寒、咳嗽上气、痰气不利、呀呷有声，如华盖散（《局方》）。

（2）久患肺喘：配伍胡桃仁，具有补肺平喘作用，可用于久患肺喘、咳嗽不止、睡卧不宁，如杏仁煎（《杨氏家藏方》）。

3. 制霜用

咳喘便溏：凡脾气虚弱，大便不实而又咳逆气喘，皆可选用杏仁霜。如脾肺气虚、咳嗽痰白、神疲乏力、面色㿠白、大便不实，可与人参、黄芪、款冬花、陈皮、炙百部等同用，能补脾益肺、止咳化痰。

【参考文献】

［1］张学兰，徐维芬. 苦杏仁炮制研究［J］. 山东中医学院学报，1994（1）：56－58，73.

［2］孙建丽. 浅谈苦杏仁的炮制方法及临床应用［J］. 光明中医，2010，25（10）：1919－1920.

［3］李勉，高昕，李昌勤，等. 苦杏仁不同炮制品苦杏仁苷含量测定［J］. 河南大学学报（医学版），2006，25（4）：43－44.

［4］张丽美，杨书斌，孙立立，等. 苦杏仁及其炮制品脂肪油中脂肪酸组分的 GC－MS 分析［J］. 中成药，2007，29（5）：717－719.

［5］尚严，李进，刘伟，等. HPLC 测定苦杏仁不同炮制方法中苦杏仁苷的含量［J］. 中医学报，2011，26（7）：831－832.

桃　仁

【来源】 本品为蔷薇科植物桃 *Prunus persica* （L.）

Batsch 或山桃 *Prunus davidiana*（Carr.）Franch. 的干燥成熟种子。果实成熟后采收，除去果肉和核壳，取出种子，晒干。

【炮制历史沿革】汉代有去皮尖和熬法（《玉函》）。南北朝刘宋时代有白术乌豆制、酒蒸法（《雷公》）。唐代有"去皮尖，炒熟研如膏"（《产宝》）、酒煮法（《食疗》）。宋代增加了麸炒、炒焦（《圣惠方》），面炒（《博济》），黑豆汤浸炒（《总录》），童便浸（《局方》）及盐炒（《朱氏》）等炮制方法。元代新增焙法（《世医》）。明代又增加了吴茱萸炒、蛤壳粉炒、酒制、炒微黄、炙令微黑（《普济方》），水洗去毒（《奇效》），烧存性（《纲目》），盐水炒、黄连水炒法（《入门》）等。

现在主要的炮制方法有燀法和炒法（《中国药典》2020 年版）。

【炮制方法】

1. 净制　除去杂质。用时捣碎。

2. 燀制　取桃仁置沸水中，加热煮至种皮微膨起即捞出，在凉水中稍泡，捞起，搓开种皮与种仁，干燥，簸去种皮。用时捣碎。

3. 炒制　取燀桃仁，置炒制容器内，用文火加热，炒至黄色，取出晾凉。用时捣碎。

【质量标准】

1. 桃仁　呈扁长卵形，表面黄棕色至红棕色，密布颗粒状突起。一端尖，中部膨大，另端钝圆稍偏斜，边缘较薄。尖端一侧有短线形种脐，圆端有颜色略深不甚明显的合点，自合点处散出多数纵向维管束。种皮薄，子叶 2，类白色，富油性。气微，味微苦。

2. 燁桃仁 本品呈扁长卵形，表面浅黄白色，一端尖，中部膨大，另端钝圆稍偏斜，边缘较薄。子叶 2，富油性。气微香，味微苦。

3. 炒桃仁 本品呈扁长卵形，表面黄色至棕黄色，可见焦斑。一端尖，中部膨大，另端钝圆稍偏斜，边缘较薄。子叶 2，富油性。气微香，味微苦。

【炮制作用】桃仁味苦、甘，性平。归心经、肝经、大肠经。具有活血祛瘀，润肠通便的功能。炒桃仁偏于润燥和血，多用于肠燥便秘、心腹胀满等。

【炮制研究】桃仁主含苦杏仁苷、挥发油、脂肪油、蛋白质等。

桃仁不粉碎，直接煎煮，其水溶性浸出物的含量顺序为：燁桃仁≥炒桃仁＞带皮桃仁＞生桃仁，说明燁制去皮利于水溶性成分的溶出。粉碎煎煮时，生桃仁水溶性煎出物含量高于燁桃仁、带皮桃仁和炒桃仁。桃仁燁、炒、蒸制品中醇溶性浸出物含量均较生品降低。桃仁皮中水溶性成分也不容忽视，苦杏仁苷的含量依次为去尖桃仁＞不去尖桃仁≥去皮尖桃仁，说明皮中含有较多的苦杏仁苷，去皮尖可降低毒性。桃仁燁后去皮尖和不去皮尖灰分均低于生品，故认为燁制有净化药材作用。苦杏仁苷在煎液中的留存量甚微，故生桃仁入煎剂不会导致中毒。

【临床应用】

1. 生用（包括燁制品）

月经不调、闭经：常与当归、川芎、赤芍、红花等同用，具有活血调经的功效，用于瘀血阻滞所致的妇人经闭不行或经行不畅、量少或经期延长、色紫黯、有块、伴小腹疼痛拒按等，如桃红四物汤（《金鉴》）。

2. 制用

肠燥便秘：可与当归、郁李仁、枳壳（麸炒）、生地黄、火麻仁、大黄等同用，能清热润燥，用于大肠燥热、津枯液少、大便秘结、脘腹胀满，如通幽润燥丸（《中药成药制剂手册》）。

【参考文献】

［1］金建忠，薛玉涛. 对当前桃仁炮制方法的商榷［J］. 中成药研究，1984（6）：15.

［2］陈秦娥. 谈桃仁炮制后对临床疗效的影响［J］. 时珍国医国药，1997（1）：56.

［3］Kima YK, Koob B S, Gong D J, et al. Comparative effect of Prumus persica extract and tacrine（9 – amino – 1, 2, 3, 4 – tetrahy droacridine hydrochloride）on concentration of extracellular acetylcholine in the rat hippocampus［J］. J Ethnopharmacol, 2003, 87（2/3）：149 – 154.

［4］韩志强，李摒非. 浅谈桃仁的止咳作用［J］. 山西中医，1998，14（4）：36.

［5］许筱凰，李婷，王一涛，等. 桃仁的研究进展［J］. 中草药，2015，46（17）：2649 – 2655.

王不留行

【来源】 本品为石竹科植物麦蓝菜 *Vaccariasegetalis*（Neck.）Garcke 的干燥成熟种子。夏季果实成熟、果皮尚未开裂时采割植株，晒干，打下种子，除去杂质，再晒干。

【炮制历史沿革】 宋代，《证类本草》记载王不留行"为末"，明代《普济方》记载王不留行"捣罗为散"，明代的

《外科正宗》和清代的《外科大成》记载王不留行"碾"。这些记载都表明王不留行炮制有切制或粉碎的过程。

炮制历史上，王不留行的炮制方法有制炭、清蒸、酒蒸和清炒等。汉代《金匮要略方论》就有对王不留行"烧灰存性，勿令灰过"的炮制记载。清代的《医宗金鉴》再次出现这样的描述。南北朝《雷公炮炙论》有"拌湿蒸，浆水浸，烘干用"的记载。这种方法多次出现在历代的古籍中，至清代的《本草辑要》和《本草害利》等。而明代《医宗必读》只记载了王不留行"水浸焙"，没有"蒸"的步骤。明代《本草蒙筌》出现了酒蒸的炮制方法，并沿用到清代的《得配本草》。另外，明代的《外科正宗》和清代的《外科大成》记载王不留行"炒，碾"，这标志着炒制法在王不留行中得到应用。

现行炮制方法有炒制（《中国药典》2020 年版）。

【炮制方法】

1. 净制　取原药材，除去杂质，洗净，干燥。

2. 炒制　取净王不留行，照清炒法炒至大多数爆开白花。

【质量标准】

1. 王不留行　本品呈球形，直径约 2mm。表面黑色，少数红棕色，略有光泽，有细密颗粒状突起，一侧有 1 凹陷的纵沟。质硬。胚乳白色，胚弯曲成环，子叶 2。气微，味微涩、苦。

2. 炒王不留行　本品呈类球形爆花状，表面白色，质松脆。

【炮制作用】王不留行始载《神农本草经》，味苦，性平，归肝胃经。炒后体泡，易于煎出有效成分，且走散力较强，长于活血通经、下乳、通淋。常用于产后乳汁不下，经闭，通经，石淋，小便不利。如用于产后血虚，乳汁不行的通乳四物汤（《医略六书》）；用于气郁兼热，乳汁短少；还用治月经先后不定，腹痛，不孕；治泌尿系结石的驱尿石汤以及用于慢性前列腺炎的前列腺炎汤。

【炮制研究】 王不留行环肽 A、B、E 在王不留行中的含量均较低，而炮制后这 3 种成分含量变化不大，稍有下降的趋势，说明王不留行环肽类成分比较稳定，炮制对其影响较小。发现炮制品中 3 种成分的溶出率均比生品高，推测炮制能提高王不留行环肽 A、B、E 在水煎液中的溶出率。另外，王不留行炮制后多糖含量会有少量增加，而刺桐碱、王不留行黄酮苷的含量均有所降低。生品王不留行质坚硬，不经炮制某些有效成分则难以溶出，炮制后的王不留行质地松泡，利于有效成分煎出，且走散能力较强。王不留行炮制后发现其爆花率依次为油砂炒法 > 清炒法 > 中火酒炒法 > 润炒法 > 砂炒法。同时对不同炮制品进行黄酮成分的提取及含量测定，其黄酮含量与爆花率成正比，即油砂炒为王不留行最佳炮制方法。

【临床应用】

1. 生用

乳痈初起：常与蒲公英、瓜蒌仁、当归配伍，酒煎服（《本草汇言》）。

2. 制用（炒制品）

（1）经闭不通：常与当归、川芎、红花、香附等同用，能增强行血通经之效，可用于气血瘀滞、经闭不通或经行不畅、小腹疼痛。

（2）乳汁不下：常与当归（酒炙）、穿山甲（炒珠）、川芎同用，能养血、活血、催乳，用于乳汁不通，如涌泉散

（《北京市中成药方选集》）。

（3）结石、淋浊：常与金钱草、海金沙、冬葵子、滑石等同用，治疗泌尿系结石，如驱尿石汤（《北京市中草药制剂选编》）。若用于治疗慢性前列腺炎，则常与丹参、桃仁、赤芍、败酱草等同用，有活血消炎作用，如前列腺汤（《中药临床应用》）。上两方中的王不留行均宜炒用。

【参考文献】

[1] 周国洪，汪小根．王不留行炮制历史沿革及研究进展 [J]．海峡药学，2019，31（4）：38 - 40．

[2] 郭长强，苏德民，王立春．王不留行的炮制技术 [J]．中药材，2000，23（5）：301 - 303．

[3] 周国洪，唐力英，寇真真，等．炮制对王不留行中王不留行环肽 A、B、E 含量的影响 [J]．中国实验方剂学杂志，2016，22（4）：29 - 31．

[4] 周春旭，张欣，耿晓宇．王不留行炮制前后多糖含量的测定 [J]．人参研究，2021，33（1）：43 - 45．

[5] 曹斯琼，吴文平，罗宇琴，等．王不留行炮制前后的 UPLC 指纹图谱比较及刺桐碱和王不留行黄酮苷的含量测定 [J]．中国药房，2020，31（19）：2365 - 2370．

[6] 秦汝兰，鹿文蕾．不同炮制方法对王不留行总黄酮含量的影响 [J]．农技服务，2009，26（11）：137，140．

莱菔子

【来源】 本品为十字花科植物萝卜 *Raphanus sativus* L. 的干燥成熟种子。夏季果实成熟时采割植株，晒干，搓出种子，除去杂质，再晒干。

【炮制历史沿革】 宋代有微炒、炒黄（《圣惠方》），巴豆炒（《总微》）等炮制方法。元代有焙法（《活幼》）和蒸法

（《丹溪》）。明代除沿用前代的方法外，又增加了生姜炒（《禁方》）。清代炒法用得较广泛，亦用蒸法（《本草述》）。

现行炮制方法有炒制（《中国药典》2020年版）。

【炮制方法】

1. 净制　除去杂质，洗净，干燥。用时捣碎。

2. 炒制　取净莱菔子，照清炒法炒至微鼓起。用时捣碎（《中国药典》2020年版）。

【质量标准】

1. 莱菔子　本品呈类卵圆形或椭圆形，稍扁，表面黄棕色、红棕色或灰棕色。一端有深棕色圆形种脐，一侧有数条纵沟。种皮薄而脆，子叶2，黄白色，有油性。气微，味淡、微苦辛。

2. 炒莱菔子　本品形如莱菔子，表面微鼓起，色泽加深，质酥脆，气微香。

【炮制作用】　莱菔子味甘、辛，性平。归肺、脾、胃经。生品能升能散，长于涌吐风痰，用于食积气滞、嗳气吞酸、痰壅咳嗽。炒莱菔子改变药性，转升为降；鼓起爆裂，质变酥脆，利于粉碎和煎出有效成分。长于消食除胀、降气化痰。南宋陈衍《宝庆本草折衷》载："《续说》云：张松谓萝卜子治气结成块，心腹胀满，小肠气痛及下水滞，消宿食。今多炒用。"这说明当时莱菔子炒后主用于降气、除胀、消食，似与后世将炒莱菔子归入消食药类，主用于消食导滞、降气化痰有渊源。

【炮制研究】　对莱菔子生品、清炒品和烘制品中莱菔素以及脂肪油含量进行了测定，并比较了脂肪油炮制前后的物理常数、化学组分的变化，结果表明炮制前后以上指标都有不同程度的变化。研究表明，生莱菔子在水浸过程中萝卜苷会快速分解，说明生莱菔子进入体内的药效物质与炒莱菔子不同，推测这可能为莱菔子炮制"生熟异治、生升熟降"的物质基础，也进一步证明莱菔子炮制"杀酶保苷"的机制。研究表明，炒制品中萝卜苷和芥子碱含量最高，"杀酶保苷"效果最好。莱菔子生品和炒品脂肪油含量相近，水煎液中炒品含量高于生品。生、炒品脂肪油中均检出了芥酸、油酸、亚油酸、亚麻酸、11 - 二十碳烯酸、棕榈酸、硬脂酸、花生酸等。炒制有利于莱菔子中脂肪油在水煎液中的溶出，但对其组分和含量没有影响。另外，炮制有利于样品总成分及芥子碱的溶出。

【临床应用】

1. 生用

风痰壅盛：可用本品为末，温水调服，能宣吐风痰（《胜金方》）。

2. 制用

（1）食积腹胀：常与山楂、神曲、陈皮等同用，能消食积、和脾胃，用于饮食积滞、脘腹痞满胀痛、恶食嗳腐，如保和丸（《中药成药制剂手册》）。

（2）喘咳痰多：常与炒紫苏子、炒白芥子同用，具有降气消痰作用，可用于痰壅气滞、咳嗽喘逆、痰多胸痞、食少难消，如三子养亲汤（《韩氏医通》）。

【参考文献】

［1］吕文海，谭鹏，姜虹玉．莱菔子炮制历史沿革探析［J］. 中药材，2004，27（12）：953 - 955.

［2］罗雪梅．莱菔子烫熨腹部治疗腹胀 36 例疗效观察［J］. 长春中医药大学学报，2009，25（3）：377.

［3］苏公伟，刘爱华．莱菔子的临床应用［J］. 实用中医内科杂

志，1999，13（4）：25.

[4] 朱立俏，张元元，于绍华，等．莱菔子炮制前后 HPLC 指纹图谱及主要成分含量变化研究 [J]．中药新药与临床药理，2018，29（5）：614－621.

[5] 高思佳，王计瑞，秦伟瀚，等．莱菔子炮制前后 HPLC 特征图谱及 4 种成分含量变化研究 [J]．中国中医药信息杂志，2021，28（5）：70－75.

[6] 孙忠迪，王群，李书云，等．炮制对莱菔子中脂肪油的含量影响及 GC－MS 分析 [J]．中国实验方剂学杂志，2013，19（1）：67－69.

[7] 翟文君，李丽，吕文海．炮制与用法对莱菔子－苦杏仁药对中总成分及芥子碱溶出的影响 [J]．中国实验方剂学杂志，2014，20（23）：6－9.

[8] 李贵海，巩海涛，刘逢琴．炮制对莱菔子部分成分的影响 [J]．中国中药杂志，1993（2）：89－91，126.

芥　子

【来源】本品为十字花科植物白芥 *Sinapis alba* L. 或芥 *Brassica juncea*（L.）Czern. et Coss. 的干燥成熟种子。前者习称"白芥子"，后者习称"黄芥子"。夏末秋初果实成熟时采割植株，晒干，打下种子，除去杂质。

【炮制历史沿革】唐代有蒸熟（《千金》）和微熬（《外台》）的方法。宋代有微炒和"炒熟，勿令焦"（《证类》）的要求。明代有微炒（《入门》）和炒黑（《大法》）的方法。清代炒后研末用者较广泛（《说约》等）。

现行炮制方法有炒制（《中国药典》2020 年版）。

【炮制方法】

1. 净制　除去杂质。用时捣碎。

2. 炒制　取净芥子，照清炒法炒至淡黄色至深黄色（炒白芥子）或深黄色至棕褐色（炒黄芥子），有香辣气。用时捣碎（《中国药典》2020 年版）。

【质量标准】

1. 白芥子　呈球形，直径 1.5 ~ 2.5mm。表面灰白色至淡黄色，具细微的网纹，有明显的点状种脐。种皮薄而脆，破开后内有白色折叠的子叶，有油性。气微，味辛辣。

2. 黄芥子　较小，直径 1 ~ 2mm。表面黄色至棕黄色，少数呈暗红棕色。研碎后加水浸湿，则产生辛烈的特异臭气。

【炮制作用】生品力猛，辛散作用和通络散结作用强，多用于胸胁闷痛、关节疼痛、痈肿疮毒。炒后可缓和辛散走窜之性，以免耗气伤阴，并善于顺气豁痰，且能提高煎出效果。常用于咳嗽气喘，特别适于寒痰喘咳，亦治食积成痞。如《沈氏尊生书》云："炒缓，生则力猛。"

【炮制研究】白芥子主要含有白芥子苷、芥子碱、多糖、黄酮、芥子酸、黏液质等，其中芥子碱多以芥子碱硫氰酸盐的形式存在。

炒芥子中有效成分芥子苷含量比生芥子有所增加。白芥子炮制以后芥子碱硫氰酸盐的含量均降低，但均达到《中国药典》（2020 年版）规定的 0.5% 的标准。且以微炒品含量降低较小，这与古今白芥子均要求"微炒"的方法相一致。样品水煎液中，以炒制品含量较高，且随炮制时间延长、炮制程度的加重，煎出率增加。同时，水煎液中芥子碱硫氰酸盐的含量也增加。这可能是由于炮制后种皮破裂，有利于成分的煎出，同时，再次证明种子类药物炒黄法炮制能提高煎出效果，利于有效成分的溶出。

【临床应用】

1. 生用

胸满胁痛：常与甘遂、大戟同用，能祛痰逐饮，用于痰饮停滞胸膈所致的胸满胁痛、筋骨牵引作痛、走易不定、痰唾稠黏或夜间喉中痰鸣、多流涎唾等，如控涎丹（《三因》）。

2. 制用

（1）咳嗽气喘：常与炒紫苏子、炒莱菔子同用，能温化寒痰、降气消食，用于痰壅气滞、咳嗽喘逆、痰多胸闷、食少难消等，如三子养亲汤（《韩氏医通》）。

（2）食积成痞：常与三棱、炒莱菔子、山楂肉、黄连（一半吴茱萸制去吴茱萸，一半益智仁制去益智仁）等同用，能消积化痞，用于食积成痞，如连萝丸（《杂病源流犀烛》）。

【参考文献】

［1］沈海葆，彭国平，解正平. 芥子炮制前后有效成分芥子甙的含量比较［J］. 中药通报，1987（4）：20－22.

［2］张振凌，杨海玲，张本山，等. 炮制对白芥子中芥子碱硫氰酸盐含量及煎出量的影响［J］. 中国中药杂志，2007，32（19）：2067－2069.

［3］欧敏锐，吴国欣，林跃鑫. 中药白芥子研究概述［J］. 海峡药学，2001，13（2）：8－11.

［4］罗跃龙，何华妙，刘青凤，等. 炮制对黄芥子中芥子碱硫氰酸盐含量的影响［J］. 湖南中医杂志，2015，31（3）：154－155.

［5］谭朝阳，于静，崔培梧，等. 黄芥子中芥子酶活性的测定及炮制对其活性的影响［J］. 湖南中医杂志，2015，31（5）：175－176.

菟丝子

【来源】 本品为旋花科植物南方菟丝子 *Cuscutaaustralis*

R. Br. 或菟丝子 *Cuscuta chinensis* Lam. 的干燥成熟种子。秋季果实成熟时采收植株，晒干，打下种子，除去杂质。

【炮制历史沿革】晋代有酒浸法（《肘后》）。南北朝刘宋时代用苦酒黄精汁浸（《雷公》）。唐代亦用酒浸法（《千金翼》）。宋代除继承前代方法外，增加了盐炒（《总录》）、酒蒸（《局方》）、酒浸炒作饼（《洪氏》）、酒浸炒（《朱氏》）等炮制方法。明代除沿用前代各法外，又增加了酒煮（《普济方》）、炒法（《纲目》）、酒煨作饼（《保元》）和米泔淘洗（《大法》）等法。清代有白酒糯米泔制（《说约》）、酒米拌炒（《得配》）、四物汤制（《拾遗》）、甜酒浸煮（《增广》）、盐水炒（《医醇》）、酒洗（《四要》）等方法，并对炮制作用有较多的论述。

现行炮制方法有净制、盐炙、炒法、酒制等。

【炮制方法】

1. 净制　除去杂质，洗净，干燥。

2. 盐炙　取净菟丝子，照盐炙法炒至微鼓起。

3. 炒制　取净菟丝子，置炒制容器中，用文火炒至微黄色，有爆裂声时，取出，晾凉。

4. 酒制　取净菟丝子，加适量水，煮制开裂，不断搅拌，待水液被吸尽，呈黏丝稠粥状时，加入黄酒和白面拌匀，取出，压成饼。切成约 1cm 小方块，干燥。每 100kg 菟丝子，用黄酒 15kg，白面 15kg。

【质量标准】

1. 菟丝子　本品呈类球形，表面灰棕色至棕褐色，粗糙，种脐线形或扁圆形。质坚实，不易以指甲压碎。气微，味淡。

2. 盐菟丝子　本品形如菟丝子，表面棕黄色，裂开，略有香气。

3. 炒菟丝子　本品表面黄棕色，可见裂口，气微香，味淡。

4. 酒菟丝子饼　本品呈小方块状，表面灰棕色或黄棕色，微有酒气。

【炮制作用】菟丝子生品以养肝明目力胜，多用于目暗不明。酒菟丝子饼可增强温补脾肾的作用，并能提高煎出效果，用于阳痿、遗精、遗尿、脾虚便溏或泄泻。炒菟丝子与生品功用相似，但炒后可提高煎出效果，故临床上宜生用者可考虑炒后入药。盐灸品与酒灸品则略有区别，盐灸品能平补阴阳，酒灸品则偏于温补脾肾。

【炮制研究】有学者对多种炮制方法展开试验，包括水浸菟丝子蒸煮至吐丝状制饼法、清炒法、粉碎浸煮后行制饼处理法、盐灸法、拌黄酒蒸后制饼法，检测各法制成的生品多糖、总黄酮、水煎出物等成分含量。结果表明，水煎液中多糖、黄酮含量均较高，而又以浸煮制饼、水浸煮至吐丝粉碎含量最高，醚性浸出物和还原糖含量无多大差别，认为采用水浸煮至菟丝子吐丝，再行制饼操作法最为理想。

有学者对菟丝子清炒品、生品、酒炒品、菟丝饼浸出物展开对比。结果显示，相较生品，各炮制品含有的浸出物量均有程度不等的增加，且较易行粉碎处理，不管用热浸或冷浸操作，浸出率均为菟丝饼大于酒炒品，酒炒品大于清炒品，清炒品大于生品，但在应用冷浸法处理时，对制饼和酒炒的浸出率进行统计，无多大区别。

有报道指出，将菟丝子进行 90 分钟的煎煮后其煎出物的含量较高的为高压法，清炒法居其次，后为生品，且清炒煎出物呈较脆显示，应用高压煎煮，获取的煎出物较为黏稠，生品黏性更大，干后质地较为坚硬。

【临床应用】

1. 生用

目暗不明：常与熟地黄、女贞子、桑葚、枸杞子等同用，有补肾益精、养肝明目作用，如驻景丸（《千金》）。

2. 盐炙用

（1）阳痿早泄：常与枸杞子、五味子、覆盆子、车前子等同用，能补肾填精，如五子衍宗丸（《中药成药制剂手册》）。

（2）遗精滑泄：若肾阴虚者，常与熟地黄、山茱萸、鹿角胶（炒珠）、龟甲胶（炒珠）、枸杞子等同用，能滋阴补肾，如左归丸（《中药成药制剂手册》）。若偏肾阳虚者，则常与肉桂、制附子、鹿角胶（炒）、山茱萸、枸杞子等同用，能温补肾阳、填精补髓，如右归丸（《中药成药制剂手册》）。

（3）滑胎：常与阿胶、续断、桑寄生等同用，能补肾安胎，如寿胎丸（《参西录》），原方用炒菟丝子，亦可用盐菟丝子增强其补肝肾作用。若与黄芪、当归、白芍、艾叶炭等同用，能助气养血、安胎和胃，如保产无忧丸（《中药成药制剂手册》）。

3. 酒制用

（1）尿频、遗尿：常与桑螵蛸（酒炙）、牡蛎（煅）、肉苁蓉（酒润）、五味子、鸡内金（微炙）、鹿茸（酒炙）

同用，能温肾缩尿，如菟丝子丸（《世医》）。

（2）大便溏泄：可与人参、黄芪、炒白术、木香、补骨脂等同用，能增强补脾肾、止泄泻的作用。

【参考文献】

［1］张振凌，刘艳芳．菟丝子炮制历史沿革研究［C］//中华中医药学会中药炮制分会2009年学术研讨会论文集．北京：中华中医药学会中药炮制学会，2009.

［2］李吉莹，冯利．菟丝子炮制研究综述［J］．湖北成人教育学院学报，2016，22（123）：36－38.

［3］顾漫．菟丝子的现代药理研究及临床应用［J］．中药材2003，26（z1）：101－104.

葶苈子

【来源】 本品为十字花科植物播娘蒿 *Descurainia sophia* (*L.*) Webb. ex Prantl. 或独行菜 *Lepidium apetalum* Willd. 的干燥成熟种子。前者习称"南葶苈子"，后者习称"北葶苈子"。夏季果实成熟时采割植株，晒干，搓出种子，除去杂质。

【炮制历史沿革】 汉代有"熬黄黑色"（《玉函》）的方法。晋代有"熬令紫色，捣如泥"（《肘后》）的记载。南北朝刘宋时代有与糯米同焙去米（《雷公》）的方法。唐代有熬法（《外台》）和炒法（《颅囟》）。宋代有隔纸炒（《圣惠方》）、清炒（《证类》）等法。炮制程度又有炒香熟、炒黄、微炒等区别。明代炮制方法较多，除炒法外，还有糯米炒、酒炒、浆水制、黑枣制、制霜（《普济方》），炙制（《医学》），蒸制（《入门》）等炮制方法。清代除沿用糯米炒、焙制、酒炒、蒸制等方法外，并增加了醋炒法

（《串雅外》）。

现行炮制方法有净制、炒法等。

【炮制方法】

1. 净制　取原药材，除去杂质，筛去灰屑。

2. 炒制　取净葶苈子，置炒制容器内，用文火加热，炒至有爆声，并有香气逸出时，取出晾凉。

【质量标准】

1. 南葶苈子　呈长圆形略扁。表面棕色或红棕色，微有光泽，具纵沟 2 条，其中 1 条较明显。一端钝圆，另端微凹或较平截，种脐类白色，位于凹入端或平截处。气微，味微辛、苦，略带黏性。

2. 北葶苈子　呈扁卵形。一端钝圆，另端尖而微凹，种脐位于凹入端。味微辛辣，黏性较强。

3. 炒葶苈子　本品形如葶苈子，微鼓起，表面棕黄色。有油香气，不带黏性。

【炮制作用】葶苈子生品力速而较猛，降泄肺气作用较强，多用于胸水积滞和全身水肿的实证。炒后药性缓和，免伤肺气，可用于实中挟虚患者的咳嗽喘逆，腹水胀满。同时，炒后外壳破裂，酶受破坏，易于煎出有效成分，利于苷类成分的保存。

【炮制研究】以芥子苷作为含量指标，对葶苈子炒制前后进行比较，发现炒葶苈子中芥子苷是生品的 1.77 倍；炒品水煎液中含苷量是生品的 2.73 倍。故葶苈子炒用是有道理的，可以增强止咳效果；且炒后杀酶保苷，使苷煎出率升高，减少生品中有刺激性的芥子油。

实验研究显示，不同剂量葶苈子生品、炒品、炒老品

均有显著的镇咳、祛痰作用，相同剂量生品、炒品的效果
要优于炒老品，而生、炒品之间无显著性差异；不同剂量
葶苈子生品、炒品均有显著利尿作用，而炒老品无利尿作
用。急性毒性实验显示，葶苈子生品有一定毒副作用，但
毒性较低，可以耐受。炒制以后可使其毒副作用明显降低，
能进一步提高用药的安全性。

【临床应用】

1. 生用

（1）胸水：常与大黄、芒硝、杏仁、甘遂等同用，有
泻热逐水之功，如大陷胸丸（《伤寒》）。亦可与陈大戟、
陈甘遂、薤白、三七等同用，能利水逐饮，如胸渗丸（《实
用专病专方临床大全》）。

（2）水肿：与紫苏子、大枣肉同用，有降气平喘、利
水消肿的作用，治饮停上焦，喘满不得卧，面身水肿，小
便不利，如苏葶定喘丸（《删补名医方论》）。亦可与郁李
仁、白术、牵牛子（生、熟各半）、桑白皮、泽泻等配伍，
有分利湿热、泻水消肿的作用，如葶苈丸（《济生方》）。

2. 炒用

（1）痰饮喘咳：本品与大枣合用，能泻肺行水，下气
平喘，如葶苈大枣泻肺汤（《金匮》）。若于上方中加麻黄、
杏仁或者加党参、桑白皮，均可增强其平喘消肿的作用。

（2）肺痈：可与桔梗、薏苡仁、贝母、金银花、甘草
等同用，有清热解毒作用，治肺痈咳唾脓血，如葶苈薏苡
泻肺汤（《张氏医通》），方中葶苈子宜炒用。亦可用葶苈
大枣泻肺汤治肺痈初起、尚未成脓、喘咳不能卧者，有泻
肺平喘作用。

【参考文献】

[1] 李红伟，李孟，石延榜，等．清炒炮制对北葶苈子中脂肪油的影响 [J]．中国新药杂志，2016，25（24）：2821－2825.

[2] 周喜丹．葶苈子化学成分及饮片鉴别研究 [D]．北京：中国中医科学院，2015.

[3] 周喜丹，唐力英，周国洪，等．南北葶苈子的最新研究进展 [J]．中国中药杂志，2014，39（24）：4699－4708.

[4] 阿嘎茹．《普济方》中葶苈子的配伍应用分析与研究 [D]．哈尔滨：黑龙江中医药大学，2017.

柏子仁

【来源】 柏子仁为柏科植物柏 *Platycladus orientalis* (L.) Franco 的干燥成熟种仁。秋、冬二季采收成熟种子，晒干，除去种皮，收集种仁。

【炮制历史沿革】 南北朝时期用酒黄精制（《雷公》）。唐代用熬（《外台》）的方法。宋代有去油（《博济》）、炒（《证类》）、酒浸焙炒（《总录》）等法。明代有蒸制（《品汇》），酒黄精制（《蒙筌》），去壳取仁、微炒去油（《入门》），隔纸焙去油（《景岳》），酒制（《大法》），蒸熟去皮壳、捣作饼（《乘雅》）等炮制方法。清代有去壳醇酒浸（《握灵》），微炒去油（《钩元》《逢原》），微焙压去油（《辨义》），蒸后取仁炒、研去油（《害利》）等法。

现行炮制方法有净制、制霜法等（《中国药典》2020年版）。

【炮制方法】

1. 净制　取原药材，除去杂质及残留的种皮，筛去灰屑。

2. 炒制 取净柏子仁，置炒制容器内，用文火加热，炒制油黄色，有香气逸出为度，取出晾凉。

3. 制霜 取净柏子仁，碾成泥状，用布包严，经加热后，压榨去油，碾细。

【质量标准】

1. 柏子仁 呈长卵形或长椭圆形，表面黄白色或淡黄棕色，外包膜质内种皮，顶端略尖，有深褐色的小点，基部钝圆；质软，富油性，断面白色；气微香，味淡。

2. 炒柏子仁 表面油黄色，偶见焦斑，具焦香气。

3. 柏子仁霜 松散状粉末，淡黄色，气微香。

【炮制作用】生柏子仁润肠力胜，常用于肠燥便秘。生品气味不佳，易致恶心或呕吐，炒后可降低副作用，故临床多炒用，常用于心烦失眠、心悸怔忡、阴虚盗汗。柏子仁去油制霜后可避免滑肠致泻的副作用，用于心神不宁、失眠健忘而又大便溏泄者。

【炮制研究】柏子仁主含脂肪油、挥发油、皂苷、黄酮及木脂素等。实验对生柏子仁和柏子仁霜用纸层色谱法做了定性分析，结果显示，在 R_f 值 0.70 处，柏子仁霜有一深蓝色荧光斑点，而柏子仁没有，说明炮制前后化学成分有一定的变化；药理学实验表明，柏子仁霜有明显的镇静安神作用，显著高于生柏子仁。柏子仁炒制后脂肪油含量降低，制霜后降低程度更大，柏子仁霜脂肪油含量以不超过 5% 为宜。其炮制目的是除去部分油脂，以免滑肠致泻，确保养心安神之效。

有实验比较了生柏子仁和柏子仁霜对小鼠阈下催眠剂量的异戊巴比妥钠的协同作用，结果表明，二者有非常显著的差别，即柏子仁霜对阈下催眠剂量的异戊巴比妥钠有显著的协同作用。另有研究用生柏子仁、炒柏子仁和柏子仁霜对动物灌服，小鼠用量为成人用量的 100 倍时，各样品均无明显的滑肠致泻作用。

柏子仁炒制后脂肪油有所降低，制霜后降低程度大。柏子仁霜脂肪油含量以不超过 5% 为宜，其炮制目的是除去部分油脂，以免滑肠致泻，确保养心安神之效。

【临床应用】

1. 生用

便秘：常与桃仁、杏仁（炒，去尖皮）、炒郁李仁等同用，能润肠通便，如五仁丸（《世医》）。若大肠有燥热，便秘腹胀，再加生地黄、熟大黄、火麻仁等，如五仁润肠丸（《处方集》）。

2. 炒用

（1）失眠、惊悸、健忘：常与酸枣仁、生地黄（酒洗）、天冬、当归身（酒洗）、茯苓（去皮）等配伍，有滋阴养血、补心安神的作用，如天王补心丹（《摄生秘剖》）。

（2）阴虚盗汗：常与牡蛎、麻黄根、五味子、生地黄、麦冬等同用，能养心敛汗，用于阴虚盗汗；若营血不足，心肾失调所致的精神恍惚，惊悸多梦，健忘盗汗，则与枸杞子、熟地黄、茯神、当归、麦冬等同用，能养心安神、滋阴补肾，如柏子养心丸（《体仁汇编》）。

3. 制霜用

失眠、惊悸、健忘或盗汗：如治失眠、惊悸的天王补心丹及用于阴虚盗汗的柏子仁丸（《成方切用》），方中柏子仁均炒研去油用。

【参考文献】

［1］张志杰.酸枣仁、柏子仁的炮炙研究［J］.黑龙江中医药，1983（2）：52-53.

［2］刘博骥，魏雅蕾，李广雷，等.柏子仁的化学成分研究进展［A］.中华中医药学会.中华中医药学会中药化学分会第九届学术年会论文集（第一册）［C］.中华中医药学会：中华中医药学会，2014：3.

［3］徐新刚，闫雪生，张振鑫.柏子仁生品及霜品中总皂苷的含量测定［C］∥中华中医药学会中药制剂分会.2009全国中药创新与研究论坛学术论文集.北京：中华中医药学会，2009：5.

［4］刘震营，王玲娜，张永清.柏子仁本草考证［J］.中成药，2020，42（8）：2133-2136.

薏苡仁

【来源】 薏苡仁为禾本科植物薏苡 *Coix lacryma - jobi* L. var. mayuen（Roman.）Stapf 的干燥成熟种仁。秋季果实成熟时采割植株，晒干，打下果实，再晒干，除去外壳、黄褐色种皮及杂质，收集种仁。

【炮制历史沿革】 南北朝时期有糯米炒和盐汤煮（《雷公》）的方法。宋代有"微炒黄"（《圣惠方》）和糯米炒（《局方》）等法。炒法一直沿用至今。明代又有盐炒（《医学》）的方法。清代增加土炒（《本草述》）、姜汁拌炒（《逢原》）、拌水蒸透（《拾遗》）等炮制方法。

现行炮制方法有净制、清炒、麸炒法等（《中国药典》2020年版）。

【炮制方法】

1. 净制　取原药材，除去皮壳及杂质，筛去灰屑。

2. 炒制 取净薏苡仁，置炒制容器内，用文火加热，炒至表面微黄色，略鼓起，取出晾凉。

3. 麸炒制 取麸皮撒入热锅内，用中火加热至冒烟时，投入净薏苡仁，炒至表面黄色，微鼓起，取出，筛去麸皮，晾凉。每100kg薏苡仁，用麸皮10kg。

【质量标准】

1. 薏苡仁 呈宽卵圆形或长椭圆形，表面乳白色，光滑，偶有残存的黄褐色种皮；一端钝圆，另一端较宽而微凹，有1个淡棕色种脐；背面圆凸，腹面有1条较宽而深的纵沟；质坚实，断面白色，粉性；气微，味微甜。

2. 炒薏苡仁 微鼓起，表面浅黄色。

3. 麸炒薏苡仁 微鼓起，表面黄色。

【炮制作用】薏苡仁生品性偏寒凉，长于利水渗湿，清热排脓，除痹。用于小便不利，水肿，肺痈，肠痈，风湿痹痛，筋脉挛急及湿温病在气分。炒薏苡仁和麸炒薏苡仁性偏平和，二者功效相似，长于健脾止泻，炒薏苡仁渗湿作用稍强，麸炒薏苡仁健脾作用略胜，常用于脾虚泄泻。

【炮制研究】有学者研究了清炒法、麸炒法、土炒法、微波加热法、水润透炒法5种不同炮制方法对薏苡仁有效成分甘油三油酸酯及其外观的影响，结果表明水润透炒法得到薏苡仁炮制品的甘油三酯类成分含量最高。另外，还有人通过HPLC–ELSD法测定薏苡仁中甘油三油酸酯的含量，比较了麸炒前后薏苡仁有效成分甘油三油酸酯的含量变化，结果表明麸炒可使甘油三油酸酯含量升高。同时也比较了薏苡仁不同炮制品中的甘油三油酸酯的含量变化情况，结果发现，薏苡仁不同炮制品中甘油三油酸酯的含量明显高于生品（土炒品0.7618% >清炒品0.7016% >麸炒品0.5682% >生品0.5442%），薏苡仁炮制品中甘油三油酸酯的含量升高，其中土炒薏苡仁显著升高。

崔小兵首次提出麸炒物质焦香健脾的共同物质基础是麦麸与药物含有的糖、氨基酸及蛋白质等物质经过Maillard反应的产物，具体为糠醛、2-甲基丁醛、3-甲基丁醛、5-羟甲基糠醛、半胱氨酸、胱氨酸及半胱氨酸葡萄糖苷，经过麸炒后，这些物质较清炒品及生品含量升高，且麸炒药物表面刮取物的含量最高，表明麸炒产生的物质能够吸附在药材表面。张令志等采用HPLC法比较了生薏苡仁、麸炒薏苡仁、清炒薏苡仁中5-羟甲基糠醛及糠醛含量的变化情况，结果发现加热及麦麸都可促进5-羟甲基糠醛、糠醛的产生，而麸炒薏苡仁中5-羟甲基糠醛及糠醛的含量较高。

【临床应用】

1. 生用

（1）水肿：可与杜仲、黄芪、狗脊、菟丝子等同用，有补肾益脾、祛湿消肿的功效，如薏苡杜仲汤（《中药临床应用》）。

（2）痹证：可与络石藤、豨莶草、防己等同用；偏寒者，可与麻黄等同用，如麻杏薏苡甘草汤（《金匮》），用于风湿患者一身尽疼；湿重者可加苍术、防己。

（3）肺痈：常与苇茎、桃仁、冬瓜子等同用，能清肺祛痰、排脓消痈，用于肺痈胸痛、咳吐腥臭脓痰，如苇茎汤（《千金》）。

（4）肠痈：常与牡丹皮、桃仁、瓜蒌等同用，能清热活血、排脓消痈，如薏苡仁汤（《准绳》）。若与败酱草、冬瓜仁、牡丹皮、桃仁、金银花等同用，其清热排脓作用更强，如肠痈方（《中药临床应用》）。

（5）湿温初起：可与厚朴、白豆蔻、杏仁、滑石等同用，能宣畅气机、清利湿热，如三仁汤（《条辨》）。

2. 炒用

泄泻：常与党参、白术、山药、茯苓、砂仁等同用，能益气健脾、渗湿止泻，如参苓白术散。

【参考文献】

［1］龙普民，李力. 炒薏苡仁的炮制工艺优选［J］. 贵州科学，2017，35（4）：18 – 20.

［2］李丹. 薏苡仁炮制方法的研究进展［J］. 中外医学研究，2018，16（35）：185 – 187.

［3］田洪星，徐剑. 薏苡仁炮制研究进展［J］. 亚太传统医药，2016，12（23）：80 – 82.

［4］周宇，吴孟华，罗思敏，等. 薏苡仁炮制历史沿革考证［J］. 中国中药杂志，2020，45（11）：2694 – 2701.

车前子

【来源】 车前子为车前科植物车前 *Plantago asiatica* L. 或平车前 *Plantago depressa* Willd. 的干燥成熟种子。夏、秋二季种子成熟时采收果穗，晒干，搓出种子，除去杂质。

【炮制历史沿革】 宋代有酒浸（《总录》）、微炒（《局方》）、焙制（《宝产》）、酒蒸（《济生方》）等炮制方法。明代增加米泔水浸（《醒斋》）和酒煮（《瑶函》）的方法。清代除沿用宋代方法外，又增加酒炒（《金鉴》）、青盐水炒（《活幼》）等炮制方法。

【炮制方法】

1. 净制　取原药材，除去杂质，筛去灰屑。

2. 炒制　取净车前子，置炒制容器内，用文火加热，炒至略有爆声，并有香气逸出时，取出放凉。

3. 盐炙　取净车前子，置炒制容器内，用文火加热，炒至略有爆声时，喷淋盐水，炒干，取出放凉。每100kg车前子，用食盐2kg。

【质量标准】

1. 车前子　呈椭圆形、不规则长圆形或三角状长圆形，略扁；表面黄棕色至黑褐色，有细皱纹，一面有灰白色凹点状种脐；质硬。气微，味淡，嚼之带黏性。

2. 炒车前子　略鼓起，色泽加深，略有焦香气。

3. 盐车前子　本品形如车前子，表面黑褐色。气微香，味微咸。

【炮制作用】　车前子生用利水通淋，多用于淋证、水肿等。盐炙后，借盐润下之功。增强补肝肾、明目、利水的作用。加热炒裂后，还易于煎出有效成分。

【炮制研究】　文献报道，黄酮类植物成分至少具有35种不同的生物活性，其中包含与车前子功效相同的利尿、化痰等作用。前人从车前子中所获得的有效成分车前苷亦属黄酮类，为了探讨炮制对车前子中的黄酮类成分的影响，分别对盐炙品（取车前子750g，放入白瓷盘内，将食盐10g用常水50mL溶解后，倒入车前子拌匀，焖润15分钟，放入烘箱60℃烘2小时，至干，然后取出放入锅内炒至鼓起，具香气时取出）、清炒品（方法同盐炙，不加食盐）、生品进行了定性、定量分析。发现3种不同炮制品提取物黄酮类定性反应一致，都为正反应。纸色谱、紫外光谱、红外光谱比较，结果都是一致的。黄酮类成分定量分析表明，清炒品黄酮类含量较高，盐炒品次之，生品较低，即清炒和盐炙可提高黄酮类成分的含量。

【临床应用】

1. 生用

（1）淋证：常与木通、萹蓄、瞿麦、滑石等同用，能清热泻火、利水通淋，如八正散（《局方》）。

（2）水肿：常配伍泽泻、茯苓皮、冬瓜皮等，有增强利水消肿的作用。若慢性肾炎水肿见有肾阳虚证候者，可与附子、茯苓、泽泻等同用，如济生肾气丸（《济生方》）。

（3）痰热咳嗽：车前子甘寒滑利，常与杏仁、桑白皮、黄芩、知母等配伍，有清肺化痰的作用。或与金银花、蚤休、大青叶、桔梗、胆南星等配伍，用于小儿肺炎，有止咳、祛痰、平喘之功，如病毒肺炎合剂（《中西医结合儿科试用新方》）。

（4）肝火目赤：常与菊花、龙胆、黄芩、羌活等同用，能清肝经积热，如车前子散（《瑶函》）。

2. 炒用

湿浊泄泻：多与白术、薏苡仁、茯苓、麸炒泽泻、猪苓等同用，能实脾、利湿、止泻。亦可用本品炒焦研末服，治小儿单纯性消化不良。

3. 盐炙用

眼目昏暗，肝肾不足，视物昏花：常与熟地黄、枸杞子、桑葚、菟丝子等同用，能益肝明目。

【参考文献】

[1] 吴光杰，田颖刚，谢明勇，等．车前子多糖对便秘模型小鼠通便作用的研究 [J]．食品科学，2007，28（10）：514-516.

[2] 王东，袁昌鲁，林力，等．车前子多糖对小肠运动障碍小鼠的影响 [J]．中华中医药学刊，2008，26（6）：1188-1189.

[3] 刘川玉，周劲刚，何洁，等．车前子不同炮制品对慢性功能性便秘的疗效 [J]．中国实验方剂学杂志，2011，17（16）：259-261.

[4] 刘川玉，唐建红．车前子炮制方法和用法考析 [J]．中国中医药现代远程教育，2010，8（11）：87.

沙苑子

【来源】本品为豆科植物扁茎黄芪 *Astragalus complanatus* R. Br. 的干燥成熟种子。秋末冬初果实成熟尚未开裂时采割植株，晒干，打下种子，除去杂质，晒干。

【炮制历史沿革】沙苑子炮制方法，最早见于唐代孙思邈的《银海精微》有"沙苑蒺藜，形如羊肾者，慢火略炒"的记载。金元时期沙图穆苏的《瑞竹堂经验方》有"沙苑蒺藜，炒"的记载。明代是沙苑子炮制发展的全盛时期。在唐金元代炮制方法的基础上，又有李梴的《医学入门》曰："沙苑蒺藜，去壳取子，微炒。"清代沙苑子的炮制大致沿用明代，如尤乘的《药品辨义》曰："沙苑蒺藜，焙用，代茶。"张璐的《本经逢原》曰："沙苑蒺藜，酒蒸捣用。"孙望林的《良朋汇集》曰："沙苑蒺藜，酒洗炒。"吴仪洛的《本草从新》曰："沙苑蒺藜，炒用。亦可代茶。"

现行炮制方法有净制、盐炙法（《中国药典》2020年版）、酒炙法等。

【炮制方法】

1. 净制 除去杂质，洗净，干燥。

2. 盐炙 取净沙苑子，炒干（《中国药典》2020 年版）。

【质量标准】

1. 沙苑子 本品略呈肾形而稍扁，表面光滑，褐绿色或灰褐色，边缘一侧微凹处具圆形种脐。质坚硬，不易破碎。子叶 2，淡黄色，胚根弯曲，长约 1mm。气微，味淡，嚼之有豆腥味。

2. 盐沙苑子 形同沙苑子，表面褐色至黑褐色，微有咸味。

【炮制作用】沙苑子生品缩尿力强，多用于肝虚目昏，尿频遗尿。盐炙后药性更平和，能平补阴阳，并可引药入肾，增强补肾固精的作用，多用于肾虚肝痛、梦遗滑精、白浊带下。

【炮制研究】杨梅素 $-3-O-\beta-D-$葡萄糖苷、毛蕊异黄酮葡萄糖苷、沙苑子苷 B 和沙苑子苷 A4 个黄酮苷及其所对应的苷元毛蕊异黄酮、芒柄花素、鼠李柠檬素，是沙苑子中含量较高且具有药效活性的代表性黄酮类化合物，研究这些化合物炮制前后的含量变化。炮制后 4 个黄酮苷类成分均呈下降趋势，其质量分数分别下降了 23.29%、35.71%、15.17%、8.81%。而 3 个黄酮苷元类成分均呈上升趋势，其质量分数分别上升了 5.05%、7.89%、22.93%。

【临床应用】

1. 生用

目昏不明：沙苑子三钱，芜蔚子二钱，青葙子三钱。共研细末。每次一钱，日服 2 次（《吉林中草药》）。

2. 盐炙用

腰酸、有梦而遗、小便或黄：用沙苑子 10g，莲须 2g，五味子 5g，龙骨 10g，干地黄 10g，怀山药 12g，山茱萸 10克，牡丹皮 10g，泽泻 10g，白茯苓 12g。每日 1 剂，中晚各服 1 次，淡盐汤送下。

【参考文献】

［1］陆燕萍，陈滴文，邱凤邹，等. 沙苑子炮制沿革及炮制作用探讨［J］. 中国现代药物应用，2008，2（12）：23－24.

［2］黄崇刚，李恒华，梅小利，等. 沙苑子补肾固精的作用研究［J］. 中国实验方剂学杂志，2011，17（1）：123－126.

［3］刘静，王景霞，高飞，等. 沙苑子对肾阳虚高脂血症大鼠的降脂作用及机制研究［J］. 北京中医药大学学报，2016，39（12）：998－1005.

［4］张清安，范学辉，张志琪，等. 沙苑子酚类提取物的抗氧化能力研究［J］. 天然产物研究与开发，2012，24（7）：955－958.

芡　实

【药材来源】芡实为睡莲科植物芡 *Euryale ferox* Salisb. 的干燥成熟种仁。秋末冬初采收成熟果实，除去果皮，取出种子，洗净，再除去硬壳（外种皮），晒干。

【炮制历史沿革】唐代有蒸后晒干，去皮取仁（《食疗》）的方法。宋代仍用蒸法（《济生方》）。明代则用炒制（《景岳》）和防风汤浸（《纲目》）的方法。清代仍沿用炒法（《说约》），并有"甘平炒温"（《正义》）的记述。

现行炮制方法有净制、炒法等（《中国药典》2020 年版）。

【炮制方法】

1. 净 制　取原药材，除去杂质及残留硬壳。用时捣碎。

2. 炒 制　取净芡实，置炒制容器内，用文火加热，炒至淡黄色，取出晾凉。用时捣碎。

3. 麸炒制　取麦麸撒入热锅内，用中火加热，待麦麸冒烟时，投入净芡实，拌炒至表面呈微黄色时取出，筛去麦麸，晾凉。用时捣碎。每 100kg 芡实，用麸皮 10kg。

【质量标准】

1. 芡实　呈类球形，多为半球形破粒，表面有红棕色类种皮，一端黄白色，约占全体 1/3，有凹点状的种脐痕，除去内种皮显白色；质较硬，断面白色，粉性；无臭，味淡。

2. 炒芡实　表面淡黄色至黄色，偶有焦斑。

3. 麸炒芡实　表面微黄色或黄色，略有香气。

【炮制作用】芡实生品性平，涩而不滞，补脾肾而兼能祛湿，常用于遗精、带下、白浊、小便不禁，兼有湿浊者尤宜。炒后性偏温，补脾和固涩作用增强，适用于纯虚之证和虚多实少者；清炒芡实和麸炒芡实功效相似，均以补脾固涩力胜。主要用于脾虚泄泻和肾虚精关不固的滑精；亦可用于脾虚带下。

【炮制研究】芡实炒制品与生品对 DPPH 的清除活性无明显差异，其中醇提物品比生品清除率升高 3.10%，水提物品比生品清除率升高 14.63%。总抗氧化能力比较：芡实炒制品比生品升高 20.65%。芡实炒制后总黄酮有所升高，抗氧化作用高于生品。

【临床应用】

1. 生用

（1）梦遗漏精：可与莲须、龙骨、乌梅肉、山药等同用，能补肾涩精，如玉锁丹（《杨氏家藏方》）。

（2）脾肾两虚，带下稀白：常与党参、莲子肉、艾叶（炒焦）、附子、补骨脂等同用，如参莲艾附汤（《中医妇科治疗学》）。

（3）湿热带下，黄稠而臭：可与黄柏、土茯苓、车前子、生薏苡仁、椿根皮等同用。

2. 炒用

（1）脾气虚弱，泄泻急迫：常与人参、白术、升麻、煨肉豆蔻、炒薏苡仁等同用，有补脾益气、涩肠止泻的作用，如甘缓汤（《罗氏会约医镜》）。

（2）腰膝酸软，头昏耳鸣，四肢无力等：常与锁阳、巴戟天（制）、补骨脂（盐炒）、牡蛎（煅）、熟地黄等同用，能温肾固精，如锁阳固精丸。

【参考文献】

［1］赵翾，李红良，叶倩雯．芡实多糖的粗提取及其对羟自由基的清除效果［J］．食品与发酵工业，2010，36（11）：177–182.

［2］刘玉凤，王保国，李会娟，等．芡实多糖的分离纯化及抗氧化作用研究［J］．济宁医学院学报，2011，34（6）：392–394.

［3］沈蓓，吴启南，陈蓉，等．芡实提取物对 D–半乳糖衰老小鼠学习记忆障碍的改善作用［J］．中国老年学杂志，2012，32（20）：4429–4431.

［4］刘志国，赵文亚. 芡实多糖对小鼠抗运功性疲劳作用的研究［J］. 中国农学通报，2012，28（21）：269 – 271.

瓜蒌子

【来源】 瓜蒌子为葫芦科植物栝楼 *Trichosanthes kirilowii* Maxim 或双边栝楼 *Trichosaruhes rosthornii* Harms 的干燥成熟种子。秋季采摘成熟果实，剖开，取出种子，洗净，晒干。

【炮制历史沿革】 宋代用清炒、炒令香熟（《证类》）的方法。明代有去壳膜微炒（《品汇》），乳汁炒香、制霜（《蒙筌》），蛤粉炒（《醒斋》）等法。清代有焙制（《握灵》）、炒制（《必用》）、麸炒（《治裁》）等炮制方法。

现行炮制方法有净制法（《中国药典》2020 年版）、炒法、制霜法等。

【炮制方法】

1. 净制 取原药材，除去杂质及干瘪的种子，洗净，干燥。用时捣碎。

2. 炒制 取净瓜蒌子，置炒制容器内，用文火加热，炒至微鼓起，取出晾凉。用时捣碎。

3. 制霜 取净瓜蒌仁，碾成泥状，用布包严后蒸至上气，压去油脂，碾细。

【质量标准】

1. 瓜蒌子 呈扁平卵圆形或扁平椭圆形，表面浅棕色或棕褐色，光滑，沿边缘有一圈明显的沟纹；顶端较尖，有种脐，基部钝圆或较狭；种皮坚硬，内种皮灰绿色气微味淡。

2. 炒瓜蒌子 较大而扁。表面棕褐色，沟纹明显而环边较宽。顶端平截。

【炮制作用】生瓜蒌子寒滑之性明显，长于清肺化痰、滑肠通便，常用于痰热咳嗽、痰热结胸、肠燥便秘。炒瓜蒌子寒性减弱，能理肺化痰，用于痰浊咳嗽。瓜蒌子霜功专润肺祛痰，但滑肠作用显著减弱，且能避免恶心、腹泻，用于肺热咳嗽、咯痰不爽、大便不实的患者。

【炮制研究】瓜蒌子所含脂肪油可致泻，且作用较强。采用小肠推进法比较了瓜蒌子与瓜蒌霜（含油38%）及瓜蒌油组小鼠的致泻作用。结果表明，与生品比较，瓜蒌子制成霜剂可使致泻副作用减弱，去油可缓和瓜蒌子的泻下作用。

【临床应用】

1. 生用

（1）痰热咳嗽：常与桑白皮，茯苓、浙贝母、黄芩等配伍，具有清热化痰之功，用于咳嗽痰稠黄、发热、胸闷，如清金化痰丸（《统旨方》）。

（2）痰热结胸：可与小枳实、小黄连、仙半夏、生大黄等配伍，如陷胸承气汤（《通俗伤寒论》）。

（3）肠燥便秘：取其润肠兼清痰热的作用，常与火麻仁、桃仁、柏子仁等同用。

2. 炒用

痰浊咳嗽：常与半夏、陈皮、炒白芥子、紫菀、款冬花等同用，能理肺气、化痰浊。

【参考文献】

［1］修彦凤，王兴发，吴弢，等. 瓜蒌子的炮制历史沿革［J］. 中草药，2003，34（12）：103 – 105.

［2］周延馥. 瓜蒌子制霜的炮制工艺研究［J］. 中成药研究，1984（2）：38.

　　[3] 修彦凤，程雪梅，刘蕾，等. 不同瓜蒌子饮片的成分比较
[J]. 中草药，2005，36（1）：33 - 35.

韭菜子

　　【来源】 本品为百合科植物韭菜 *AUiumtubrosum* Rottl.
ex Spreng. 的干燥成熟种子。秋季果实成熟时采收果序，晒
干，搓出种子，除去杂质。

　　【炮制方法历史沿革】 韭菜子入药已有数千年历史，其
最早的炮制方法是酒浸焙，见于汉《华氏中藏经》。宋代炮
制韭菜子有酒煮炒干、酒浸焙，也有不加辅料直接炒和蒸
熟炒等方法。元代尚用炒和酒浸炒的炮制方法，还首创了
以枣并酒炮制韭子的方法。明代除沿用前人的酒浸炒、酒
浸焙、枣并酒炙、炒、蒸炒的方法以外，在《普济方》中
又首次提出韭子"以醋汤煮"。到了清代除枣并酒炙的方法
没有被沿用外，其他方法都被承袭，而且在《得配本草》
中又有"治带浊，醋炒，酒下"的方法。清代，最普遍的
炮制方法是"蒸燥炒，研用"。

　　现行炮制方法有炒法、盐水炙法（《中国药典》2020
年版）。

　　【炮制方法】

　　1. 净制　除去杂质。

　　2. 盐炙　取净韭菜子，照盐水炙法炒干（《中国药典》
2020 年版）。

　　3. 炒制　取韭菜子，放入锅内，用微火加热，稍炒至
有香气时，取出放凉（《集成》）。

　　4. 酒炙　取净韭菜子，照酒炙法炒干（《福建》）。

　　【质量标准】 本品呈半圆形或半卵圆形，略扁，表面黑

色。一面突起，粗糙，有细密的网状皱纹，另一面微凹，皱纹不甚明显。顶端钝，基部稍尖，有点状突起的种脐。质硬。气特异，味微辛。

【炮制作用】韭菜子生品辛温散寒，其性偏燥，适用于肾虚而兼寒湿的腰膝酸软冷痛，妇人带下。盐炙后辛味减弱，并引药入肾，增强补肾固精作用，用于阳痿、遗精、尿频、遗尿，其疗效较生品更佳。

【炮制研究】韭菜子具有降低肾阳虚小鼠肾上腺中维生素 C 含量和延长肾阳虚小鼠耐寒死亡时间的作用。韭菜子经盐炙后其降低肾阳虚小鼠肾上腺中维生素 C 含量作用进一步增强，生韭菜子在成人日服剂量 100 倍时起效，而盐韭菜子在成人日服剂量 60 倍时起效，辅料食盐和韭菜子具协同增效作用。韭菜子经酒炙后延长肾阳虚小鼠耐寒死亡时间的作用进一步增强，生韭菜子在成人日服剂量 140 倍时起效，而酒韭菜子在成人日服剂量 80 倍时起效，辅料黄酒和韭菜子具协同增效作用。

韭菜子生品和盐炙品均可显著提高肾阳虚小鼠血浆促肾上腺皮质激素和血清睾酮的含量，并能提高肾阳虚小鼠交配能力，其中盐炙品提高血浆促肾上腺皮质激素含量的作用强于生品。韭菜子生品和盐炙品均可显著提高肾阳虚大鼠睾丸脏重系数，并能提高各级生精细胞数量，其中盐炙品提高初级精母细胞、一次级精母细胞和精子细胞数量的作用强于生品。

【临床应用】

1. 生用

（1）腰膝酸软冷痛：可与胡芦巴、淫羊藿、补骨脂、杜仲、胡桃仁等同用，有温肾助阳、祛寒止痛的作用。

（2）妇人白带：可单用本品研末服。亦可与桑螵蛸、煅龙骨同用，如韭子汤（《中药临床应用》）。

2. 盐炙用

（1）肾虚阳痿：可与肉苁蓉、淫羊藿、仙茅、巴戟天、熟地黄、附子等同用，有温补下元的作用，治疗命门火衰、精气虚寒的阳痿。

（2）遗精滑泄：常与五味子、桑螵蛸、煅龙骨、煅牡蛎、菟丝子、茯苓等同用，能益肾壮阳、涩精止遗。

（3）尿频、遗尿：常与益智仁、覆盆子、金樱子、桑螵蛸、五味子等配伍，有补肾助阳、固涩缩尿的作用。

【参考文献】

［1］褚小兰，范崔生．中药韭菜子炮制历史的沿革［J］．中成药，1994（5）：11－12.

［2］何娟，李上球，刘戈，等．韭菜子醇提物对去势小鼠性功能障碍的改善作用［J］．江西中医学院学报，2007，19（2）：68－70.

［3］陈达．韭菜子盐炙工艺及质量标准研究［D］．成都：成都中医药大学，2018.

胡芦巴

【来源】 胡芦巴为豆科植物胡芦巴 *Trigonelia foenum - graecum* L. 的干燥成熟种子。夏季果实成熟时采割植株，晒干，打下种子，除去杂质。

【炮制方法历史沿革】 宋代有炒（《圣惠方》）、酒浸炒（《妇人》）、海金沙制（《朱氏》）等炮制方法。元代则有酒浸、芝麻炒、盐炒（《瑞竹》）的方法。明代多用辅料炮制，有酒洗微炒（《入门》），酒浸蒸、酒浸焙（《纲目》），生芝麻炒、海金砂巴豆制、山茱萸炒、火炮（《普济方》）等法。清代有酒洗（《说约》）、炒（《金鉴》）、酒蒸（《得配》）、酒浸炒（《汇纂》）等炮制方法。

现行炮制方法有净制、炒制、盐炙法等（《北京市中药饮片炮制经验》1960 年版）。

【炮制方法】

1. 净 制　取原药材，除去杂质，洗净，干燥。用时捣碎。

2. 炒制　取净胡芦巴，置炒制容器内，用文火加热，炒至有爆裂声，逸出香气，色泽加深，取出晾凉。用时捣碎。

3. 盐炙　取净胡芦巴，用盐水拌匀，闷润至盐水被吸尽，置炒制容器内，用文火加热，炒至鼓起，有香气，取出晾凉。用时捣碎。每 100kg 胡芦巴，用食盐 2kg。

【质量标准】

1. 胡芦巴　略呈斜方形或矩形，表面黄绿色或黄棕色，平滑。两侧各具深斜沟一条，相交处有点状种脐；质坚硬，不易破碎；种皮薄，胚乳呈半透明状，具黏性；子叶 2，淡黄色，胚根弯曲，肥大而长；气香，味微苦。

2. 炒胡芦巴　微鼓起，有裂纹，表面黄棕色，气香。

3. 盐胡芦巴　微鼓起，色泽加深，气香，味微咸苦。

【炮制作用】胡芦巴生品长于散寒逐湿，多用于寒湿脚气。炒胡芦巴与生品相似，但苦燥之性稍缓，温补肾阳作用略胜于生品，逐寒湿作用稍逊于生品，兼具温肾逐湿作用。盐制可引药入肾、温补肾阳力专，用于寒疝疼痛、阳痿、肾虚腰痛。胡芦巴加热炒制后还有利于提高煎出效果。

【炮制研究】实验表明，胡芦巴不同炮制品中都含有胡芦巴碱，和淘洗法相比，淋洗法损失胡芦巴碱较少；随着干燥温度升高，胡芦巴碱含量呈下降趋势。按照传统的方法和标准制备炒胡芦巴，文火炒制约 4 分钟所得到的炒胡芦巴中胡芦巴碱含量最高。

【临床应用】

1. 生用

寒湿脚气：与破故纸、木瓜同用，有温散寒湿、舒筋止痛的作用，如胡芦巴丸（《杨氏家藏方》）。

2. 炒用

（1）肾虚冷胀：常与炮附子、硫黄同用，具疏泄寒气的作用。

（2）痛经：可与小茴香、艾叶、当归、香附、延胡索等同用，能温经散寒、理气止痛。

3. 盐炙用

（1）疝气疼痛：常与吴茱萸、川楝子、茴香、巴戟天等同用，能温肾散寒止痛。

（2）肾虚腰痛：常与附子、补骨脂、杜仲、怀牛膝等同用，能温补肾阳、散寒止痛。

（3）阳痿遗精：常与淫羊藿（羊油炙）、补骨脂（盐水炙）、阳起石（煅酒炙）、沙苑子、韭菜子等同用，能补肾壮阳，用于肾阳不足的阳痿遗精、腰腿酸软、精神疲倦、腰腹冷痛，如强阳保肾丸。

【参考文献】

［1］张嫣之，毛新民．胡芦巴总皂苷对大鼠酒精性脂肪肝的治疗作用及机制初探［D］．乌鲁木齐：新疆医科大学，2006.

［2］张瑜，毛新民．胡芦巴总皂苷对非酒精性脂肪肝大鼠的治

疗作用［D］. 乌鲁木齐：新疆医科大学，2006.

　　［3］荆宇，赵余庆. 胡芦巴化学成分和药理作用研究进展［J］. 中草药，2003，34（12）：1146 – 1149.

　　［4］史江华，李多伟，逢敏杰，等. 胡芦巴研究新进展［J］. 西北药学杂志，2007，22（3）：153 – 155.

黑芝麻

【来源】 本品为脂麻科植物脂麻 *Sesamum indicum* L. 的干燥成熟种子。秋季果实成熟时采割植株，晒干，打下种子，除去杂质，再晒干。

【炮制方法历史沿革】 东晋时期《抱朴子》中记载："用上党胡麻三斗，淘净甑蒸，令气遍。日干，以水淘去沫再蒸，如此九度。以汤脱去皮，簸净，炒香为末，白蜜或枣膏丸弹子大。每温酒化下一丸，日三服。"南北朝时期《雷公炮炙论》中记载胡麻："凡修事，以水淘去浮者，晒干，以酒拌蒸，从巳至亥，出摊晒干。臼中舂去粗皮，留薄皮，以小豆对拌，同炒。豆熟，去豆用之。"唐朝《备急千金要方》中记载："纯黑乌麻及旃檀色者，任多少与水拌令润，勿使太湿，蒸令气遍即下。暴干再蒸，往返九蒸九暴讫，捣，去皮作末。"五代《蜀本草》中记载："细研涂发长头。白蜜蒸为丸服，治百病。叶作汤沐，润毛发，滑皮肤，益血色。"宋代《太平圣惠方》中记载，"微炒别捣""炒焦"。清代《本草经解》中记载："脂麻仁色黑者良。酒蒸晒。"

　　现行炮制方法有净制、炒制（《中国药典》2020 年版）。

【炮制方法】

1. 净制　取原药材，除去杂质，洗净，干燥。用时捣碎即可。

2. 炒制　取净黑芝麻，置炒制容器内，用文火加热，炒至有爆裂声、逸出香气为度，取出晾凉。用时捣碎。

【质量标准】本品呈扁卵圆形，表面黑色，平滑或有网状皱纹。尖端有棕色点状种脐。种皮薄。气微，味甘，有油香气。

【炮制作用】芝麻生品现已少用。古代医家认为生用化痰，凉血解毒，可治小儿瘰疬、浸淫恶疮、小儿头疮等。一般多用炒黑芝麻，炒后香气浓，能补益肝肾、填精补血、润燥通便，用于肝肾不足的头痛、头昏，眼花耳鸣、须发早白或脱发、肠燥便秘、妇人乳少等。

【炮制研究】黑芝麻经炒后，能产生浓郁的香气，据分析气味的成分约有 40 种，主要是低分子的醛、呋喃及酮的衍生物，其中主要呈味质的是乙酰对二氮杂苯。化学成分脂肪油，为油酸、亚油酸、棕榈酸、硬脂酸、花生酸等甘油酯，并含芝麻素、芝麻林酚素、芝麻酚、胡麻苷、车前糖、芝麻糖等。炒黑芝麻具有补肝肾、益精血、润肠燥作用，可用于精血亏虚、头晕眼花、耳鸣耳聋、须发早白、病后脱发、肠燥便秘等。

【临床应用】

1. 生用

（1）瘰疬：治小儿瘰疬，可用本品与连翘为末，频频食之（《简便单方》）。

（2）皮肤疮疡：《普济方》治浸淫恶疮，用本品生捣敷之。治小儿头疮，本品生用嚼敷（《从新》）。

2. 炒用

（1）肝肾不足或病后虚弱：可用黑芝麻（炒）、桑叶（去梗筋，晒枯）等分，为末，以糯米饮捣丸，常服，有补益肝肾、养血润燥的作用，用于肝肾不足、眼目昏暗、皮肤燥涩等，如桑麻丸（《医级》）。

（2）气虚肠燥便秘：可用炒黑芝麻（研末），与鸡蛋、蜂蜜，用沸水冲成蛋花糊，常服，治虚秘，对一般肾虚也有作用（《中药临床应用》）。

（3）乳汁缺乏：可用炒黑芝麻研末，加盐少许食之，有养血生乳的作用，治妇人乳少（《纲目》）。

【参考文献】

[1] 崔微，鞠成国，刘政扬，等．黑芝麻炮制历史沿革及现代应用研究［J］．中国现代中药，2019，21（5）：673－676.

[2] 刘鹏，孙美玲，李淑军，等．炮制对黑芝麻油脂的理化性质及润肠通便作用的影响［J］．特产研究，2017，39（4）：17－20.

[3] 李淑军，刘鹏，付智慧，等．黑芝麻炮制前后芝麻素含量变化与抗氧化活性研究［J］．特产研究，2016，38（4）：24－27，43.

白扁豆

【来源】 本品为豆科植物扁豆 Dolichos lablab L. 的干燥成熟种子。秋、冬二季采收成熟果实，晒干，取出种子，再晒干。

【炮制历史沿革】 宋代有炒制（《博济》）、焙制（《苏沈》）、蒸制（《普本》）、姜汁略炒（《局方》）、火炮（《总微》）等炮制方法。元代用煮制、姜汁浸去皮（《世医》），炒熟去壳生姜烂煮（《活幼》），微炒（《瑞竹》）等法。明代有微炒黄、姜制、煮烂去皮（《普济方》），炒熟去壳（《粹言》）等方法。清代有连皮炒（《备要》），炒黑（《逢原》），同陈皮炒、醋制（《得配》）等法。

现行炮制方法有净制、炒制（《中国药典》2020 年版）。

【炮制方法】

1. 净制 取原药材，除去杂质。用时捣碎。

2. 扁豆衣 取净扁豆置沸水中，稍煮至皮软后，取出放冷水中稍泡，取出，搓开种皮与仁，干燥，筛取种皮（其仁亦药用）。

3. 炒制 取净扁豆或扁豆仁，置炒制容器内，用文火加热，炒至微黄色，略带焦斑，取出晾凉。用时捣碎。

【质量标准】

1. 白扁豆 呈扁椭圆形或扁卵圆形，表面淡黄白色或淡黄色，平滑，略有光泽，一侧边缘有隆起的白色半月形种阜；质坚硬；种皮薄而脆，子叶 2 片，肥厚，黄白色；气微，味淡，嚼之有豆腥气。

2. 扁豆衣 呈不规则的卷缩状种皮，乳白色，质脆易碎。

3. 炒白扁豆 表面微黄色，略有焦斑，有香气。

【炮制作用】生白扁豆长于消暑化湿，多用于暑湿内蕴、呕吐泄泻或消渴饮水。扁豆衣作用与白扁豆相同，但力弱，无壅滞之弊，主要用于祛暑化湿弱而不壅滞。炒白扁豆性温微香，能启脾和胃，长于健脾化湿，用于脾虚泄泻、白带过多。

【炮制研究】用薄层扫描法和钼蓝比色法对比白扁豆炮

制前后磷脂成分的变化。结果表明，白扁豆经炒制，总磷脂含量减少6.5%~9.4%，这可能是由于磷脂成分易氧化分解，在高温炒制过程中引起磷脂成分的破坏所致。其磷脂组成分主要为磷脂酰胆碱，含量在70%以上，其次为磷脂酰乙醇胺，约占总磷脂的20%。白扁豆经炒制后其磷脂酰胆碱的摩尔百分比较生品减少18%~25%，而其他组分的相对摩尔百分比则因组分中磷脂酰胆碱含量的降低而略有增高，推测白扁豆经炒制后，氧化分解的主要成分为磷脂酰胆碱。扁豆含有对人体红细胞的非特异性凝集素。凝集素A不溶于水，无抗胰蛋白酶活性，可抑制大鼠生长，甚至引起肝脏区域性坏死，加热后则毒性大减。凝集素B可溶于水，能抗胰蛋白酶活性，加压蒸气消毒或煮沸1小时后，活力损失94%~86%。因此扁豆加热炮制能去毒。

【临床应用】

1. 生用

（1）暑湿吐泻：常与青蒿、滑石、白茯苓、西瓜翠衣等配伍，有清暑利湿作用，用于外感暑湿、发热恶寒、汗出、头晕、呕吐泄泻，如雷氏清凉涤暑法（《时病》）。

（2）消渴饮水：常与黄芪、天花粉、麦冬、生地黄同用，有增强生津止渴作用，可用于气阴两伤、口渴引饮、形体消瘦、神疲乏力（《中药临床生用与制用》）。

2. 炒用

（1）脾虚泄泻：常与人参、白术、茯苓、莲子肉等同用，能益气健脾、渗湿止泻，可用于脾气虚弱、食少乏力、大便泄泻，如参苓白术散（《局方》）。

（2）带下：常与炒白术、山药、炒芡实、莲子肉等配伍，具有健脾化湿、固涩止带之效，用于脾虚湿盛、带下绵绵、神疲乏力。亦可用白扁豆炒黄为末，米饮调服，治赤白带下（《永类钤方》）。

【参考文献】

［1］徐佐林．白扁豆的加工炮制工艺［J］．中成药研究，1984（1）：44.

［2］刘有能．浅析白扁豆的加工炮制［J］．中医药学报，1989（1）：40.

［3］刘振启，刘杰．白扁豆的鉴别与药食研究［J］．首都医药，2014，21（9）：48.

［4］王明芳．土炒白扁豆质量控制与补脾止泻作用研究［D］．太原：山西中医药大学，2017.

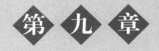

第九章

矿石类药材的炮制

赤石脂

【**来源**】 本品为硅酸盐类矿物多水高岭石族多水高岭石，主含四水硅酸铝〔$Al_4(Si_4O_{10})(OH)_8 \cdot 4H_2O$〕。采挖后，除去杂石。

【**炮制历史沿革**】 汉代将赤石脂碎、筛末（《玉函》）。南北朝有水飞法（《雷公》）。宋代有烧灰（《圣惠方》），煅制（《局方》），醋淬（《圣惠方》），煅、醋淬七次（《济生方》）。明、清时期除沿用上法外，尚有醋炒、研如粉、煨（《奇效》）等法。

现行的炮制方法有净制、煅制（《中国药典》2020年版）。

【**炮制方法**】

1. 净制 取原药材，除去杂质，捣碎或研粉。

2. 煅制 取净赤石脂，置无烟炉火上，用武火加热，煅至红透，取出，放凉，捣成粗末。

3. 炒制 取赤石脂研细，炒至红色变深，取出，放凉。

4. 醋制 取净赤石脂，碾成细粉，用醋及适量清水调匀，搓条，切段，干燥。置无烟炉火上，用武火加热，煅至红透，取出，放凉，研粉。每100kg赤石脂，用醋30kg。

【**炮制作用**】 赤石脂味甘、涩性温。归大肠经、胃经。具有涩肠止泻，收敛止血，敛疮生肌功效。用于久泻久痢，崩漏带下，便血，外治疮疡不敛，湿疹脓水浸淫。无论水飞、火煅、醋淬，作用均相似，但经火煅醋淬后，能增强其固涩收敛作用。

【炮制研究】X 射线衍射分析结果表明，赤石脂可由高岭石、褐铁矿、伊利石（即水云母）、白云母、蛇纹石、赤铁矿等组成，其含量不均匀。热分析曲线特征分别与高岭石、褐铁矿的热效应相当。煅赤石脂热分析曲线特征为吸热 240℃（微）、320℃（微）、590℃（肩）、放热 460℃（微）、954℃（中）；及 150～500℃多次失水，说明样品内有部分高岭石和褐铁矿存留，只是表面已赤铁矿化。

赤石脂中黏土矿物组分是决定其化学性质的主要成分，不同产地的样品中，黏土矿物以高岭石或水云母为主，赤石脂的可溶性等也随之有变化，尤其对赤石脂中铁化合物的物相组成、粒度等对 Fe 的溶出率影响很大。样品入汤剂的水溶出率，生品样为 0.34%，煅品样为 0.66%，这与煅制过程中高岭石与共存矿物颗粒间充分崩解增大了自由界面有关。Mg、Fe、Ca 以及微量元素相对集中于酸溶部分，说明共存的碳酸盐褐铁矿较高岭石更富集多种微量元素。这一点对生、煅样品是一致的。

煅制方法不同，水溶性浸出物量不同。煅块醋淬品最高，其次为煅块非醋淬品，而煅条品最低，经统计学处理，从煎出物量这一因素看，以煅块醋淬为宜。赤石脂煅制后某些元素的含量发生了改变，其中就 Al 而言，两种煅制法均能使之明显降低，而对 Mn 也有影响。若采用煅条法则 Mn 被破坏较大。且煅块品较煅条品止血作用增强。

【临床应用】

1. 久泻　常与禹余粮同用，可治泻痢日久、滑泄不禁，如赤石脂丸（《总微》）。

2. 久痢　常与干姜、粳米同用，能温中涩肠止痢，可治虚寒久痢，如桃花汤（《伤寒》）。

3. 崩中漏下　常与海螵蛸（烧灰）、侧柏（微炙）同用，能增强固涩、止血作用，可治妇人漏下、淋漓不止，如赤石脂散（《总录》）。

4. 疮疡久溃　配伍制乳香、制没药、血竭、冰片研末外敷，可治诸疮，如天然散（《外科十三方考》）。

5. 外伤　常与寒水石、大黄为末，以新汲水调涂伤处，可治火所伤、赤烂热痛，如赤石脂散（《医方大成》）。

【参考文献】

［1］李然，鞠俭奎，刘立萍. 基于本草及古代医籍探析赤石脂的配伍应用［J］. 中华中医药学刊，2017，35（2）：364 – 366.

［2］周灵君. 中药炉甘石、赤石脂炮制机理及效应评价研究［D］. 南京：南京中医药大学，2012.

［3］蔡文山. 肉豆蔻炮制方法探讨［J］. 海峡药学，2003，15（5）：85 – 86.

［4］张太山，张成元，徐明善，等. 赤石脂炮制工艺研究［J］. 中药材，1993（5）：27 – 28.

赭　石

【来源】本品为氧化物类矿物刚玉族赤铁矿，主含三氧化二铁（Fe_2O_3）。采挖后，除去杂石。

【炮制历史沿革】汉唐时打碎后用（《金匮》）。宋代有火煅醋淬法（《斗门方》），火煅醋淬七遍、捣研水飞令极细（《局方》），烧令紫色（《圣惠方》），煅研（《总录》）。明、清还有煨制法（《普济方》）、煨醋淬（《本草述》）、酒醋煮制（《纲目》）。

现行炮制方法有净制法、煅制法（《中国药典》2020年版）。

【炮制方法】

1. 净制　取原药材，除去杂质，砸碎或碾细。

2. 煅制

（1）醋赭石：取净赭石砸成小块，置耐火容器内，用武火加热，煅至红透，立即倒入醋液淬制，如此反复至质地酥脆，淬液用尽为度，放冷，研成粗粉每 100kg 赭石，用醋 30kg。

（2）煅赭石：取净赭石砸成小块，置耐火容器内，用武火加热，煅至红透，放冷，刷去灰尘。或取净赭石小块，置铁锅内盖严，以炭火煅至红透，取出，放冷，研细。

【炮制作用】生赭石性味苦寒，具有平肝潜阳、清火降逆下气的作用，用于眩晕耳鸣、呕吐、噫气、呃逆、喘息以及血热所致的吐血、衄血。醋赭石味甘、涩，性平，经火煅醋淬缓和了苦寒之性，引药入肝经血分，具有养血益肝、收敛止血的作用，用于吐血、衄血、崩漏下血、泄泻。煅赭石作用与醋赭石相似，煅后使质地酥脆，易于粉碎和煎出有效成分。

【炮制研究】《本草纲目》记载应煅赤醋淬之，张锡纯则主张生用，目前，有人从生、煅赭石单煎液中检测微量元素的含量变化，对此进行过探讨，认为赭石煅后有利于 Fe、Mn、Cu、Zn 等微量元素的溶出及有害物质 As 的减除。

通过研究赭石复方中 Fe、Mn、Cu、Zn、As 的含量与单煎药的含量区别，发现在各复方赭石群煎液中的含量远高于赭石单煎液，并高于大多数赭石单煎液与相应的无赭石群煎液含量之和，表明复方汤剂中诸药物成分间的复合作用是赭石中 Fe 等微量元素溶解量大幅度增加的主要因素。各复方煅赭石群煎液均比相应的生赭石群煎液 Fe 元素的含量低，与单煎液所得结果相反。有害物质 As 在大多数煅赭石群煎液中低于相应的生赭石群煎液，但其降低值远低于生活用水水质标准。

药理实验表明，赭石内服后有收敛作用，保护胃肠黏膜面，吸收入血后能促进血细胞的新生。研究认为，赭石煅淬后部分 Fe^{3+} 可以被还原成 Fe^{2+}，服用后在胃液吸收，并随后在小肠内与糖类或氨基酸结合，进入小肠上皮细胞，由其中的载铁蛋白贮存，在机体缺铁时，Fe 元素从铁蛋白中释放，快速地进入血浆，其中的大部分被运送至骨髓内用于合成血红素。赭石中含有十万分之一的砷盐，长期服用有慢性砷中毒的可能。煅制后能降低赭石中毒性元素 As 的含量。赭石中含有对人体有害的 Pb、As 和 Ti 等微量元素，煅淬后的赭石中 As 的含量大大减少，且赭石质地松脆，使有效成分易于溶出，Mn、Fe、Al、Ca、Mg、Si 等的溶出量皆增加，尤其是 Ca 的溶出量增加了 30 倍。有学者对赭石用不同方法炮制所得炮制品做含砷量比较，结果其含砷量依次为：生品干研 > 煅干研 > 煅醋淬干研 > 生品水飞 > 煅水飞 > 煅醋淬水飞。

【临床应用】

1. 生用

（1）头痛眩晕：常与怀牛膝、生龙骨、生牡蛎、生龟甲、白芍、玄参等同用，如镇肝息风汤（《参西录》）。

（2）呃逆、呕吐：常与旋覆花、人参、生姜、炙甘草、半夏、大枣同用，具有降逆止呕作用，如旋覆代赭汤（《伤寒》）。

（3）喘息：常与党参、白芍、生芡实、生山药、山茱萸、龙骨、牡蛎、炒紫苏子同用，如参赭镇气汤（《参西录》）。

（4）吐血、衄血：常与炒瓜蒌仁、白芍、清半夏、竹茹、炒牛蒡子、甘草同用，如寒降汤（《参西录》）。

2. 煅制用

（1）崩漏下血、头晕眼花：常与禹余粮（火煅、醋淬）、煅紫石英、煅赤石脂、乳香、没药、五灵脂同用，如震灵丹（《世医》）。

（2）肠风泄泻：配伍炮姜、龙骨、炮附子，如代赭丸（《总录》）。

（3）吐血、衄血：赭石一味，火煅醋淬，研末内服（《斗门方》）。

【参考文献】

［1］傅兴圣，刘训红，田金改，等. 磁石炮制前后的理化分析［J］. 药物分析杂志，2012，32（3）：483－487.

［2］吴锦斌，巩江，倪士峰，等. 磁石的药用研究概况［J］. 安徽农业科学，2010，38（17）：9375－9376.

［3］韩军涛. 磁石的研究应用概述［J］. 中医研究，2008（7）：63－64.

　　[4] 丁泽明，周长征，康怀兴. 磁石的炮制研究进展［J］. 山东中医杂志，2003（9）：573－574.

磁　石

【来源】本品为氧化物类矿物尖晶石族磁铁矿，主含四氧化三铁（Fe_3O_4）。采挖后，除去杂石。

【炮制历史沿革】梁代有"炼水饮之，亦令人有子"的记载（《别录》）。南北朝时期有用五花皮、地榆、故棉、东流水煮三日夜，捣细，水飞的炮制方法（《雷公》）。唐、宋有"研，水淘去赤汁，干之研之"（《外台》），"如入汤剂，即杵，水淘去赤汁使"（《局方》）；醋制："醋淬七遍，捣碎细研，水飞过""陈醋浸七遍，捣碎细研"（《圣惠方》）、"煅，醋淬七遍捣研如粉（《总录》）"；酒制："烧，酒淬七遍，细研"（《圣惠方》）。

　　现行的方法有煅淬法，净制法（《中国药典》2020 年版）。

【炮制方法】

1. 净制　取原药材，除去杂质，砸碎。

2. 煅制　取净磁石，砸成小块，置耐火容器内，用武火煅至红透，趁热倒入醋液内淬制，冷却后取出，反复煅淬至酥脆，取出，干燥，碾成粗粉。每 100kg 磁石，用醋 30kg。

【质量标准】

1. 磁石　本品为不规则的碎块。灰黑色或褐色，条痕黑色，具金属光泽。质坚硬。具磁性。有土腥气，味淡。

2. 煅磁石　本品为不规则的碎块或颗粒。表面黑色。质硬而酥。无磁性。有醋香气。

【炮制作用】生磁石擅长平肝潜阳，镇惊安神，多用于惊悸、失眠、头晕目眩。煅磁石聪耳明目，补肾纳气力强，并易于粉碎与制剂，多用于耳鸣、耳聋、视物昏花、白内障、肾虚气喘、遗精等。

【炮制研究】通过对磁石煅制前后含砷量进行比较，发现经煅醋淬后的磁石砷含量显著降低，与生品比较降低了5~25倍。可见磁石粉碎程度大时，其表面积增大，更易除去砷；其水煎液中含砷量在煅淬后更低。

【临床应用】

1. 生用

（1）心悸失眠：常与朱砂、神曲同用，具有平肝潜阳、镇心安神作用，可用于阴虚阳亢所致的心悸、失眠、耳鸣、头晕、视物昏花等，如磁朱丸（《千金》）。

（2）肝阳上亢，头目眩晕：常与石决明、牡蛎、龙骨、白芍、生地黄等同用。

2. 制用（煅制品）

（1）耳鸣、耳聋：常与熟地黄、山茱萸、五味子、山药、石斛等同用，如烧肾散（《圣惠方》）。

（2）白内障：常与五味子、熟地黄、枸杞子、石斛等同用，具有补肝肾明目作用，如补肾明目丸（《银海精微》）。

（3）肾虚作喘：常与赭石、五味子、胡桃肉等同用，能增强益肾纳气作用，可用于肾虚不能纳气、动则气喘。磁石一味，烧令赤，醋淬，更烧，投入酒中，吸尽酒，水飞，蒸饼为丸（《圣惠方》玄石紫粉丹）。

（4）失眠：常与熟地黄、当归、白芍、酸枣仁等补血养心药同用，也可治缺铁性贫血、神经衰弱失眠者。

（5）遗精：常与煅龙齿、肉苁蓉（酒浸）、茯苓、人参、鹿茸等同用，具有补肾益气固精作用，如磁石丸（《三因方》）。

【参考文献】

［1］傅兴圣，刘训红，田金改，等．磁石炮制前后的理化分析［J］．药物分析杂志，2012，32（3）：483 - 487.

［2］韩军涛．磁石的研究应用概述［J］．中医研究，2008，21（7）：封3 - 封4.

［3］丁泽明，周长征，康怀兴．磁石的炮制研究进展［J］．山东中医杂志，2003，22（9）：573 - 574.

［4］华勇继，林仁逯．磁石炮制方法的探讨［J］．中成药，1991，13（12）：21.

金礞石

【来源】　本品为鳞片状集合体。呈不规则块状或碎片，无明显棱角。棕黄色或黄褐色，带有金黄色或银白色光泽。质脆，用手捻之，易碎成金黄色闪光小片。具滑腻感。气微，味淡。

【炮制历史沿革】　宋代有细研（《圣惠方》），炭火烧一伏时法（《总微》）。明代有硝煅（《医学》），煨金色（《保元》），煅法（《瑶函》）。清代有硝石煅研末水飞法（《本草述》）。

现行炮制方法有煅制、火硝制、烤制法（《烤制法》）。

【炮制方法】

1. 净制　取原药材除去杂石和泥沙。

2. 煅制　取净金礞石，砸成小块，置无烟的炉火上或置适宜的容器内，煅至红透，取出，放凉，碾碎。

3. 火硝制

（1）取煅过的净金礞石，加等量火硝混合，置适宜容器内，煅至烟尽取出，晾凉，用水适量共研细，再加多量水，搅拌，倾去混悬液，下沉部分再按上法反复数次，合并混悬液，静置后，分取沉淀，干燥。

（2）取金礞石与火硝等量间层放在容器中，每层约寸许，装三四层，用大火煅成金黄色，取出碾细水飞。取含细粉的上层液沉淀后，干燥即可（《集成》）。

4. 烤制　先将铺好金礞石饮片的煅盘放入中药烤制箱，预热烤箱，见煅盘变红后，再煅烤 30 分钟，冷后取出（《烤制法》）。

【质量标准】

1. 金礞石　呈不规则块状或碎片，无明显棱角。棕黄色或黄褐色，带有金黄色或银白色光泽。质脆，用手捻之，易碎成金黄色闪光小片。具滑腻感。气微，味淡。

2. 煅金礞石　煅后呈疏松块状。金黄色，光泽比生品弱，质酥松，碎片呈麦麸状。

【炮制作用】金礞石煅后其质地疏松，易于粉碎，也便于入药发挥疗效，同时增加了平肝祛痰作用。硝煅可增强下气坠痰功效。

【炮制研究】用原子吸收光谱法、原子荧光光谱法测定金礞石及煅金礞石重金属，Cu、Pb、Cd、Cr、Hg、As 在生品及煅制品中分别为生品 6.04g/kg、18.31g/kg、1.87g/kg、27.47g/kg、0.036g/kg、16.46g/kg，煅制品 2.83g/kg、14.31g/kg、2.37g/kg、19.39g/kg、0.177g/kg、13.68g/kg；

采用重铬酸钾氧化 – 外加热法测定有机质，按照《中国药典》（2020 年版）中规定的浸出物测定方法测定浸出物，结果有机质生品为 5.94g/kg、煅制品为 5.99g/kg；浸出物水冷浸生品为 0.62%、煅制品为 5.99%，水热浸出物生品为 0.39%、煅制品为 0.62%；醇冷浸出物生品为 0.27%、煅制品为 0.16%，醇热浸出物生品为 0.30%、煅制品为 0.19%。有学者采用原子发射光谱分析金礞石及煅金礞石，认为高温煅烧后可减少部分有害元素。

【临床应用】

1. 生用

妇人食症，块久不消，攻刺心腹疼痛：青礞石二分（末），木香一分（末），硇砂半两（不夹石者，细研），朱砂一分（细研），粉霜二分（研入），巴豆三分（去皮、心，研，纸裹压去油）。上药都研令匀，以糯米饭和丸，如绿豆大。每服空心以温酒下二丸，取下恶物为效（《圣惠方》礞石丸）。

2. 煅用

（1）咳嗽咳痰：金礞石（煅）40g，沉香 20g，黄芩 320g，熟大黄 320g。以上四味，粉碎成细粉，过筛，混匀，用水泛丸，干燥，即得（《丹溪心法附余》礞石滚痰丸）。

（2）痰壅气闭，狂癫痫症，语言错乱等：现代临床常用甘草、玄明粉、队金、硼砂、金礞石（煅）、白矾、朱砂、竹沥膏、生姜汁、冰片、薄荷脑组成的祛风化痰丸。

【参考文献】

［1］蒋楠. 藏药金礞石研究进展［J］. 新中医，2019，51（1）：26 – 29.

［2］刘善新，靳光乾，杨青. 金礞石炮制历史及现代研究概况

［J］. 中成药, 2012, 34 (5): 921 - 923.

　　［3］姜仲良. 金礞石炮制方法的改进［J］. 中成药, 1990 (12): 45.

　　［4］姜仲良. 中药金礞石炮制方法的改进［J］. 中成药研究, 1987 (8): 42.

药名索引
（按拼音排序）